Anke Werani

Symptomorientierte Diagnostik bei Aphasien

Anke Werani

Symptomorientierte Diagnostik bei Aphasien

Eine neurolinguistische Aufgabensammlung

Westdeutscher Verlag

Zugl., Diss., Univ. München 1996

Dissertation an der Ludwig-Maximilians-Universität München, 1996.

Alle Rechte vorbehalten
© 1997 Westdeutscher Verlag GmbH, Opladen

Der Westdeutsche Verlag ist ein Unternehmen der Bertelsmann Fachinformation.

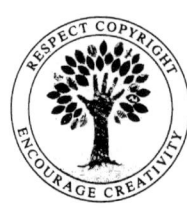

Das Werk einschließlich aller seiner Teile ist urheberrechtlich geschützt. Jede Verwertung außerhalb der engen Grenzen des Urheberrechtsgesetzes ist ohne Zustimmung des Verlags unzulässig und strafbar. Das gilt insbesondere für Vervielfältigungen, Übersetzungen, Mikroverfilmungen und die Einspeicherung und Verarbeitung in elektronischen Systemen.

http://www.westdeutschervlg.de

Umschlaggestaltung: Christine Huth, Wiesbaden
Druck und buchbinderische Verarbeitung: Rosch-Buch, Scheßlitz
Gedruckt auf säurefreiem Papier
Printed in Germany

ISBN 3-531-12978-3

Inhalt

Einleitung 9
Ziele 11
Konzeption 12

1	**Einführung in die Aphasiologie** 13	
1.1	Entwicklung der Aphasieforschung 13	
1.1.1	Probleme der Aphasieforschung 14	
1.1.2	Syndromklassifizierung versus Symptombeschreibung 15	
1.2	Aspekte der psycholinguistischen Sprachverarbeitungsforschung 18	
1.2.1	Entwicklung der Psycholinguistik 18	
1.2.2	Psycholinguistische Modellbildung 20	
1.3	Aspekte der kognitiven Neuropsychologie 22	
1.3.1	Einführung in die kognitive Neuropsychologie 22	
1.3.2	Grundannahmen der kognitiven Neuropsychologie 24	
1.4	Zusammenfassung 27	
2	**Modelltheoretische Grundlagen der Sprachverarbeitung** 29	
2.1	Generelle Strategien der Sprachverarbeitung 29	
2.1.1	Autonome und kontrollierte Verarbeitung 31	
2.1.2	Serielle, parallele und inkrementelle Verarbeitung 32	
2.1.3	Modelle der Sprachrezeption 35	
2.1.4	Modelle der Sprachproduktion 36	
2.2	Darstellung des Sprachverarbeitungsmodells 39	
2.2.1	Die konzeptuelle Ebene 43	
2.2.2	Die verbal-semantische Ebene 45	
2.2.3	Die sensumotorische Ebene 58	
2.2.4	Verarbeitungsstrategien 59	
2.3	Zusammenfassung 65	

3	Beeinträchtigungen der Sprachverarbeitung	67
3.1	Einleitung	67
3.2	Aphasie	68
3.3	Beeinträchtigungen auf der Wort- und Satzebene	74
3.3.1	Störungen auf Wortebene	75
3.3.1.1	Störungen der Wortproduktion	75
3.3.1.2	Störungen des Wortverständnisses	77
3.3.1.3	Hypothesen und Erklärungsversuche zu Störungen der Wortproduktion und des Wortverständnisses	78
3.3.2	Störungen auf Satzebene	82
3.3.2.1	Störungen der Satzproduktion	82
3.3.2.2	Störungen des Satzverständnisses	83
3.3.2.3	Hypothesen und Erklärungsversuche zu Störungen der Satzproduktion und des Satzverständnisses	85
3.4	Erläuterung der Symptome anhand des Modells	88
3.4.1	Thesen zu Störungen auf Wortebene	89
3.4.2	Thesen zu Störungen auf Satzebene	97
3.5	Zusammenfassung	100
4	Entwicklung eines Untersuchungsinstruments zur Erfassung sprachlicher Leistungen bei Aphasikern	101
4.1	Einleitung	101
4.2	Konzeption und theoretischer Rahmen des Untersuchungsinstruments	103
4.2.1	Aufbau des Untersuchungsinstruments	103
4.2.2	Materialbeschreibung	106
4.2.3	Durchführung	107
4.2.4	Auswertung der Ergebnisse	108
4.3	Darstellung der einzelnen Aufgaben des Untersuchungsinstruments	112
4.3.1	Beurteilung der Spontansprache und des Kommunikationsverhaltens	113
4.3.2	Untersuchung phonologischer Prozesse	120
4.3.2.1	Auditiver Input	120

4.3.2.1.1	Phonemdiskrimination: Wort - Wort	120
4.3.2.1.2	Phonemdiskrimination: Neologismus - Neologismus	123
4.3.2.1.3	Lexikalische Entscheidungsaufgabe: Wort - Neologismus	126
4.3.2.2	Auditiver Input und artikulatorischer Output	128
4.3.2.2.1	Nachsprechen von Wörtern	128
4.3.2.2.2	Nachsprechen von Neologismen	131
4.3.2.2.3	Nachsprechen von Sätzen	134
4.3.3	Untersuchung semantischer Prozesse	136
4.3.3.1	Semantisches System mit auditivem Input	136
4.3.3.1.1	Referentielles Wortverständnis	137
4.3.3.1.2	Referentielles Satzverständnis	144
4.3.3.1.3	Relationales Wortverständnis	149
4.3.3.1.4	Relationales Satzverständnis	151
4.3.3.2	Semantisches System mit visuellem Input	152
4.3.3.2.1	Beurteilung von Objektabbildungen mit fehlenden Details	153
4.3.3.2.2	Bild-Bild-Zuordnung	156
4.3.3.3	Semantisches System und phonologischer Output	160
4.3.3.3.1	Benennen von Objekten	161
4.3.3.3.2	Reime finden	165
4.3.3.3.3	Homonyme-Entdeckungsaufgabe	168
4.3.3.3.4	Beschreiben von Situationen/Handlungen	170
4.4	Patientenuntersuchung mit der Aufgabensammlung	174
4.5	Zusammenfassung	183
5	**Ausblick**	184
Anhang		186
Literatur		215

Einleitung

Wahrnehmen und Erkennen, Lernen und Erinnern, Fühlen und Wissen, Denken und Sprechen - all diese Funktionen beruhen auf Leistungen des Gehirns. Die Sprache des Menschen, insbesondere seine Sprachverarbeitung, ist nach wie vor ein Phänomen, mit dem sich die Neurowissenschaften beschäftigen. In den Neurowissenschaften wird unter dem Begriff "Sprache" die Fähigkeit verstanden, Wörter zu gebrauchen und sie zu Sätzen zu verbinden, um Konzepte, d.h. Ideen, Gedanken etc., anderen mitteilen zu können, oder um gesprochene Worte zu erfassen und in Konzepte zu verwandeln. Das wirksamste Kommunikationsmittel - insbesondere für abstrakte Konzepte - ist die menschliche Sprache.

Die Beschäftigung des Menschen mit dem Gehirn hat eine lange Tradition und reicht bis in die prähistorische Vergangenheit zurück (Oeser & Seitelberger, 1988): Die ersten medizinischen Schriftstücke, die nach ihrem Entdecker "Papyrus Smith" genannt werden und aus Ägypten stammen, datieren wahrscheinlich aus der Zeit um 1700 v. Chr. Sie enthalten Schilderungen von Kopfverletzungen und chirurgischen Eingriffen, Darstellungen von Gehirnfurchen und -windungen und von Funktionsstörungen. Beispielsweise enthält eines dieser Schriftstücke die Beschreibung einer Verletzung im Schädel, die zur Folge habe, daß der Betroffene beim Gehen den Fuß nachziehe und der Sprache nicht mehr mächtig sei.

In der Antike war es bereits eine formulierte Theorie, daß höhere geistige Funktionen, wie die der menschlichen Erkenntnisfähigkeit, vom Gehirn bedingt seien. Alkmaion von Kroton hob bereits im 6. Jahrhundert v. Chr. die zentrale Rolle des Gehirns für die Erkenntnis hervor: "Das Gehirn ist es, das die Wahrnehmungen des Hörens, Sehens und Riechens gestattet; aus diesen entstehen Gedächtnis und Vorstellung, aus Gedächtnis und Vorstellung aber, wenn sie sich gesetzt haben und zur Ruhe gekommen sind, bildet sich das Wissen" (op. cit.: S. 3). Diese zephalozentrische These stand im Gegensatz zu der kardiozentrischen These von Aristoteles, der den Zentralsitz der Sinne im Herzen und nicht im Gehirn sah. Herophilos und Erasistratos, zwei alexandrinische Gelehrte im 4. Jahrhundert v. Chr., begannen mit systematischen Hirnsektionen in vivo beim Menschen; dadurch erreichte die Hirnforschung einen Wissensstand, der erst im 17. Jahrhundert überboten werden konnte. Claudius Galenus von Pergamon (131-200 n. Chr.) baute die Lokalisationstheorie von Herophilos und Erasistratos weiter aus und verband sie mit der aristotelischen Erkenntnislehre.

Für das gesamte Mittelalter ist charakteristisch, daß keine empirischen Hirnforschungen mehr betrieben wurden. Durch die Scholastik wurden zum einen die aristotelische Erkenntnistheorie und zum anderen die anatomisch-physiologische Lehre Galenus' als unantastbare Autoritäten übernommen. In der Folgezeit wurden diese traditionellen Vorstellungen als kuriose Irrtümer oder "Hirnmythologie" abgetan, und es wurde die Ansicht vertreten, daß nur naturwissenschaftliche Untersuchungen von diesen Mythologien befreien könnten. Zur alten Hirnmythologie zählte vor allem die Annahme "animalischer Geister", die in den Gehirnhöhlen angesiedelt seien und Phantasie, Denken und Gedächtnis hervorbrächten oder, nach einer anderen Theorie, durch die engen "Gänge" der Gehirnwindungen "huschten".

Ende des 18. Jahrhunderts begann die naturphilosophische Epoche. Franz Josef Gall entwickelte einen phrenologischen Atlas, der in spekulativer Form Auskunft über Zusammenhänge zwischen den Oberflächenstrukturen des Schädels und den 40 verschiedenen seelischen Kräften gibt. Die Theorie der "Phrenologie" wurde jedoch durch die Entdeckung Paul Pierre Brocas widerlegt, als dieser die cerebrale Lokalisation sprachlicher Artikulationsfähigkeit aufzeigte. Dieser Ansatz, der zur Lokalisationstheorie oder Zentrenlehre gerechnet wird, wurde Anfang des 19. Jahrhunderts der alternative Forschungsansatz zur Phrenologie. In der zweiten Hälfte des 19. Jahrhunderts standen klassisch-konnektionistische Modelle im Mittelpunkt der Diskussion, als deren Begründer Carl Wernicke und Theodor Meynert angesehen werden können. Das wesentliche Merkmal dieser Epoche war die Erstellung von Diagrammen (wie zum Beispiel das Wernicke/Lichtheim-Schema (Lichtheim, 1884)), mit denen erstmals versucht wurde, die Gehirnfunktionen zu systematisieren. Kritisiert wurden die Schüler Wernickes und Meynerts vor allem von Henry Head, der sie als "diagram makers" bezeichnete, die aus Punkt- und Strichzeichnungen die funktionelle Architektur des Gehirns rekonstruieren wollten.

Head vertrat eine ganzheitliche Betrachtung und war somit richtungsweisend für die Entstehung klassisch-holistischer Modelle, die zu einem späteren Zeitpunkt von Kurt Goldstein mittels dessen gestaltpsychologischer Vorstellungen weiterentwickelt wurden.

Der wissenschaftliche Fortschritt wurde durch den 2. Weltkrieg gehemmt; nach dem Krieg kam nur allmählich ein wissenschaftlicher Diskurs in Gang. Die neue Generation konnte nur schwer an den traditionellen Theorien anknüpfen, da der historische Lauf der Wissenschaftsentwicklung unterbrochen war. Neue Forschungsansätze, insbesondere bezüglich der Erforschung gestörter Sprache, entstanden erst wieder in den 60er Jahren (Hillert, 1990).

Die heutige Forschung diskutiert vor allem zwei kontroverse Richtungen: den Modularismus und den Holismus. Im Modularismus geht man davon aus, daß der menschliche Geist aus verschiedenen Subsystemen mit unterschiedlichen Fähigkeiten besteht. Im Holismus nimmt man dagegen an, daß der menschliche Geist nicht unterteilbar ist und von grundlegenden Prinzipien bestimmt wird.

Obwohl die Gedächtnisforschung auf eine sehr lange Tradition zurückblicken kann, steht eine konkrete Theorie des Gedächtnisses immer noch aus (Schmidt, 1991). Ansatzweise konnte darauf hingewiesen werden, daß anatomische Untersuchungen am Gehirn und der Einfluß auf funktionale Ausfälle eine wesentliche Rolle spielen.

Ziele

In der vorliegenden Arbeit werden die theoretische Modellbildung der Psycholinguistik und die klinisch-neuropsychologische Forschungsrichtung betrachtet und aufeinander bezogen. Theorie und Praxis verbinden sich auf folgende Weise: Ein theoretisches Sprachverarbeitungsmodell der psycholinguistischen Forschung soll aphasische Symptome beschreiben und erklären, um somit für die Praxis, d.h. für Diagnose und Therapie, verwendbar zu sein.

Zunächst war es notwendig, theoretische Grundlagen zu erarbeiten. Hierfür wurden zum einen Modelle zur Sprachverarbeitung aus der psycholinguistischen Forschung dargelegt und zum anderen Modelle aus der klinisch-neuropsychologischen Forschung. Die Modelle aus den genannten Bereichen wurden aufeinander bezogen und mittels dieser theoretischen Erkenntnisse ein eigenes Modell entwickelt, das eine geeignete Grundlage für die Erfassung von Sprachstörungen nach Hirnschädigung bieten könnte (Werani, 1993). Dieses Modell liegt nun vor und soll die Basis darstellen, um ein Untersuchungsinstrument zu entwickeln, das für die Diagnose und die Therapie in der sprachtherapeutischen Praxis Vorteile bringt. Die Untersuchungsaufgaben werden für die spezifischen Verarbeitungskomponenten und -prozesse des Modells erarbeitet. Einzelne Symptome des Patienten können dann genau beschrieben und erklärt werden; somit kann eine exakte Diagnose gewährleistet und im Anschluß ein individuelles Therapieprogramm erstellt werden.

Der psycholinguistischen Forschung wird häufig "Praxisferne" vorgeworfen und die entwickelten Modelle werden als theoretische Konstrukte bezeichnet, die nichts mit dem sprachtherapeutischen Alltag gemein haben. Dabei ist theoretischer Erkenntnisgewinn bezüglich der Sprachverarbeitung gerade im sprachtherapeutischen Bereich von immenser Wichtigkeit. Erst wenn ein Symptom eines Patienten korrekt beschrieben und die Störung funktional eingeordnet werden kann, ist eine effiziente Therapie möglich. Der Modellgedanke wird nun allmählich im praktischen Bereich aufgenommen und es entstehen zunehmend Aufgabensammlungen, die nach demselben Prinzip vorgehen.

Mit dem hier entwickelten Untersuchungsinstrument soll es gelingen, aphasische Symptome eindeutig zu beschreiben, die zugrundeliegenden funktionellen Störungen zu erkennen und somit Anweisungen für eine effektive Therapie geben zu können.

Konzeption

Die vorliegende Arbeit umfaßt vier Kapitel, die zusammengefaßt folgenden Inhalt haben: Im ersten Kapitel wird eine Einführung in die Aphasiologie gegeben. Es wird zunächst auf die Aphasiologie als eigenen Forschungszweig innerhalb der kognitiven Wissenschaften eingegangen. Die Psycholinguistik und die kognitive Neuropsychologie werden in ihren Grundzügen erläutert, da sie für die Theoriebildung der Aphasiologie eine wesentliche Rolle spielen. Im zweiten Kapitel wird auf modelltheoretische Grundlagen der Sprachverarbeitung eingegangen. Es werden generelle Strategien der Sprachverarbeitung erläutert und das der Arbeit zugrundeliegende Sprachverarbeitungsmodell wird dargestellt. Im dritten Kapitel wird auf Beeinträchtigungen der Sprachverarbeitung eingegangen. Es werden zunächst die einzelnen Aphasiesyndrome besprochen, um sie der symptomorientierten Forschung gegenüberstellen zu können. Anschließend werden Störungen auf Wort- und auf Satzebene erläutert und abschließend werden einzelne Symptome auf Wort- und auf Satzebene anhand des Modells dargestellt. Im vierten Kapitel wird dann ein Untersuchungsinstrument entwickelt, das auf den vorhergehenden theoretischen Annahmen basiert. Die einzelnen postulierten Module werden mit Hilfe von unterschiedlichen Aufgaben untersucht. Die Aufgabensammlung wird in die Untersuchung phonologischer und semantischer Prozesse unterteilt. Abschließend wird exemplarisch eine Patientin mit der Aufgabensammlung untersucht, die Ergebnisse werden analysiert und anhand des Modells dargestellt.

1 Einführung in die Aphasiologie

1.1 Entwicklung der Aphasieforschung

Bis in die 80er Jahre war die Aphasieforschung ein relativ unbedeutendes Forschungsgebiet am Rande der Neurologie. Heute gehört sie im Rahmen der kognitiven Neuropsychologie als anerkannter Zweig zu den kognitiven Wissenschaften (Coltheart, 1984; Seron, 1982).

Die Aphasiologie als Teilgebiet der kognitiven Neuropsychologie betrachtet Sprache und Sprachverarbeitung vom Standpunkt der Pathologie aus. Charakteristisch ist für dieses Teilgebiet, daß es aus den Bereichen aller kognitiven Modalitäten die gestörte Sprachfähigkeit nach Hirnschädigung herausgreift.

Den Wandel zum anerkannten Forschungsgebiet erreichte die Aphasiologie durch eine Wende in Linguistik und Psychologie. Die allgemeine Zielsetzung ging dahin, die Strukturen des Wissens und die psychischen Verarbeitungsprozesse des Menschen zu erforschen; die Untersuchung aphasischer Störungen nach umschriebenen Hirnläsionen gewann zunehmend an Bedeutung. Es wurde versucht, aus Störungen der Sprache nach Hirnschädigung kognitive Strukturen und Verarbeitungsprozesse abzuleiten.

Die moderne Aphasiologie ist stark von den Untersuchungsmethoden der kognitiven Neuropsychologie beeinflußt. Es sollen Zusammenhänge zwischen der Sprache und denjenigen Teilen des Nervensystems, die der Sprachverarbeitung zugrunde liegen, erfaßt werden. Sie geht dabei nicht nur von pathologischen Phänomenen aus, sondern greift inzwischen auch die Sprache-Gehirn-Beziehung bei gesunden Probanden auf. Dieser Orientierung an der Psycholinguistik liegt die Annahme zugrunde, daß durch die psycholinguistische Erforschung der Grundlagen der Sprachverarbeitung auch die Planung der Aphasietherapie verbessert werden kann (Blanken, 1991).

Durch den Einfluß der kognitiven Neuropsychologie werden zudem Sprachstörungen nicht mehr isoliert betrachtet, sondern immer auch andere Störungsfaktoren, wie zum Beispiel Gedächtnisstörungen oder Aufmerksamkeitsstörungen, mit einbezogen.

1.1.1 Probleme der Aphasieforschung

Ergebnisse der Aphasieforschung werden sowohl von der Psycholinguistik als auch der kognitiven Neuropsychologie mit großem Interesse verfolgt. Jedoch gibt es nicht nur Befürworter dieser Entwicklung, sondern ebenso viele Skeptiker, die an Forschungslogik und -methodik zweifeln. Nach Cohen et al. (1988) sind drei problematische Punkte innerhalb der Aphasieforschung zu bedenken:

Eine nicht unproblematische Grundannahme ist die sogenannte "Fraktionierungshypothese" (Caramazza, 1984). Diese besagt, daß Rückschlüsse, die man aus selektiven Beeinträchtigungen bei Hirnschädigungen auf die unbeeinträchtigten Verarbeitungsprozesse des Menschen zieht, nur dann valide sind, wenn als Voraussetzung gilt, daß bei einer Beeinträchtigung alle übrigen Funktionen ungestört weiterarbeiten. Die "Fraktionierungshypothese" basiert auf einem modularen Ansatz. Gegner des modularen Ansatzes argumentieren, daß dieses Konzept unvereinbar mit allen medizinischen Vorstellungen von Krankheit als einem höchst dynamischen Geschehen von Störungen und Gegenregulationen sei (Powell, 1981; Sergent, 1984). Ein modularer Ansatz widerspricht ihrer Meinung nach der gesamten neurophysiologischen Grundlagenforschung; ebenso spreche die Plastizität des Gehirns dafür, daß sich nach einer Hirnläsion durchaus neuartige Interaktionsmuster herausbilden können. Aphasische Störungen dürfen nicht als statische Größe aufgefaßt werden, denn sie sind ein dynamisches Geschehen, dessen Gesetzlichkeit bislang weder von der Neurologie noch von der Psychologie adäquat erfaßt werden konnte.

Ein weiteres Problem stellt nach Cohen et al. (1988) die Definition "selektiver Beeinträchtigungen" dar. Die Frage ist, ob es wirklich typische Beeinträchtigungen bei Aphasikern gibt. Es treten beispielsweise Minderleistungen auf, die auch bei anderen Hirngeschädigten auftreten. Es läge daher näher, Aphasiker nicht mit Hirngesunden zu vergleichen, sondern mit anderen, nicht aphasischen Hirngeschädigten. Eine ausschließlich aphasische Beeinträchtigung ist dann diejenige, die bei Aphasikern, jedoch nicht bei andersweitig hirngeschädigten Kontroll-Probanden, vorkommt. Aufgrund dieser Tatsache soll darauf hingewiesen werden, daß die Befunde der Aphasieforschung weit weniger "objektiv" sind, als man gemeinhin annimmt. Wiederum wird das Rückschließen von aphasischen Sprachstörungen auf normale Sprachverarbeitung in Frage gestellt.

Als dritten problematischen Punkt der Aphasieforschung sollen domänspezifische oder domänübergreifende Störungen angesprochen werden, und hierbei vor allem die Frage nach dem Verhältnis zwischen sprachlichen und kognitiven Störungen. Als Argument wird hier angeführt, daß bei Aphasikern keine "domänspezifische", also rein sprachliche Beeinträchtigung vorliegt, da nachgewiesen wurde, daß Aphasiker bei Untersuchungen nicht nur bei verbalem Material schlechter abschneiden, sondern auch bei nonverbalem Material schlechtere Ergebnisse erzielen als andere Hirngeschädigte. Somit kann wiederum nicht ein einzelnes Modul betroffen sein, sondern müssen domänübergreifend mehrere Bereiche in Mitleidenschaft gezogen worden sein.

Alle drei Punkte wenden sich gegen die Kernannahme der Modularität des Gehirns. Bis zum heutigen Zeitpunkt wurden jedoch in der Literatur viele Belege für dieses Konzept gefunden. Gerade durch das Aufdecken verschiedener Dissoziationen konnten mehrere Module nachgewiesen werden (vgl. z. B. Ellis & Young, 1991). Ein wesentlicher Punkt ist, daß auch keinerlei Ambitionen bestehen, diesen Modulen eine exakte physiologische Grundlage zuzuordnen; es handelt sich bei den erstellten modularen Modellen um rein funktionelle Annahmen. Ebenso schließt der modulare Ansatz das genannte Problem der domänspezifischen und domänübergreifenden Beeinträchtigungen nicht aus. Die Beeinträchtigung eines spezifischen Moduls kann natürlich Beeinträchtigungen in anderen, auch domänübergreifenden Bereichen verursachen.

Auf die Kernannahme der Modularität und weitere Annahmen des modularen Ansatzes, die auch der Entwicklung des Untersuchungsinstruments zugrunde liegen, wird in 1.3.2 und 3.4 näher eingegangen.

1.1.2 Syndromklassifizierung versus Symptombeschreibung

Trotz vieler Gegenargumente hat sich der Modularismus in der kognitiven Neuropsychologie und somit in der Aphasiologie durchgesetzt und zu einem Paradigmenwechsel geführt: das Forschungsinteresse wendet sich von der Syndromklassifizierung ab und wendet sich der Symptombeschreibung zu. Für die Symptomorientierung werden einerseits psycholinguistische Sprachverarbeitungsmodelle und andererseits Untersuchungsmethoden der kognitiven Neuropsychologie benötigt; auf diese beiden Punkte wird in 1.2 und 1.3 genauer eingegangen. Zunächst soll jedoch der Paradigmenwechsel erläutert werden.

In der modernen Aphasiologie herrschte in den letzten 20 Jahren - vor allem in Deutschland und den USA - der Syndromansatz vor. Im folgenden wird auf die wichtigsten Annahmen dieses Ansatzes eingegangen:

Der Syndromansatz geht auf Wernicke (1906) zurück. Wernicke ging in seinem Modell davon aus, daß der gesprochenen Sprache eine gewisse "Überlegenheit" bezüglich der geschrieben Sprache zuzuschreiben sei. Die geschriebene Sprache sei in diesem Sinne abhängig von der gesprochenen Sprache. Wernicke zieht aus diesem Sachverhalt die Schlußfolgerung, daß eine Beeinträchtigung der gesprochenen Sprache immer eine Beeinträchtigung der geschriebenen Sprache mit sich bringt. Diese Annahme wurde in den modernen Syndromschulen in der Weise übernommen, daß die Supramodalität nicht nur beibehalten, sondern ausgesprochen betont wurde. Dies spiegelt sich in den gängigen Definitionen des Begriffes "Aphasie" wider: Bei einer aphasischen Störung sind alle expressiven und rezeptiven Modalitäten wie das Sprechen, Verstehen, Lesen und Schreiben beeinträchtigt (vgl. u.a. Poeck, 1989). Die Unterordnung der Schriftsprache führte zu deren Vernachlässigung und fast stiefmütterlichen Behandlung, indem sie nur für differentialdiagnostische Zwecke (Differenzierung von Dysarthrien, Sprechapraxien etc.) herangezogen wurde. Somit konnte diese grundlegende Annahme aufrecht erhalten bleiben. Erst mit dem Einsetzen gezielter schriftsprachlicher Untersuchungen und der Darstellung isolierter linguistischer Schriftsprachstörungen konnte die Supramodalität und damit auch der Syndromansatz in Frage gestellt werden.

Ferner herrscht im Syndromansatz der lokalistische Ansatz vor, d.h. es wird angenommen, daß ein direkter Zusammenhang zwischen den verschiedenen Standardsyndromen und spezifischen Hirnläsionen besteht. Zunächst wurde dies für Aphasien vaskulärer Ätiologie angenommen. In der Praxis zeigt sich jedoch, daß selbst Aphasien vaskulärer Ätiologie nicht immer dem erwarteten Störungsbild entsprechen; hinzu kommt, daß eine Aphasie auch durch andere Ätiologien (z.B. Schädelhirntrauma oder Tumor) bedingt sein kann, bei denen der bisher postulierte Zusammenhang nicht aufrecht erhalten werden kann.

Eine weitere Kernannahme des Syndromansatzes besagt, daß aphasische Patienten trotz der variablen Ausprägung einzelner Symptome demselben Syndrom zugeordnet werden können. Die gängige Syndromklassifikation mit dem Aachener Aphasie Test (AAT, Huber et al., 1983) sieht eine Einteilung in vier Standardsyndrome (globale, Broca-, Wernicke- und amnestische Aphasie) und zwei Sonderformen (Leitungsaphasie und transkortikale Aphasien) vor. Diese Einteilung erfolgt maßgeblich aufgrund der Beurteilung der Spontansprache. In weiteren Aufgabengruppen wird der Schweregrad der Beeinträchtigung anhand standardisierter Tests ermittelt. Vernachlässigt wird dabei, wie es zu den verschiedenen Symptomen kommt; es wird lediglich eine Skala zur Differenzierung der Schwere der Beeinträchtigung des semantischen Systems nach der Häufigkeit semantischer Neologismen, phonematischer oder semantischer Paraphasien und Wortfindungsstörungen vorgegeben. Zur Einschätzung des Schweregrades spielt somit weniger die Qualität der Fehler eine Rolle, als vielmehr die Quantität der Fehlleistungen.

Eine weitere Schwierigkeit des Syndromansatzes besteht darin, daß teilweise gleiche Symptome verschiedenen Syndromen zugeordnet werden können, und andererseits Symptome, die mit einem bestimmten Syndrom assoziiert werden nicht auftreten. Somit entsteht eine große Heterogenität innerhalb der Syndromgruppen. Es muß also auch die Annahme von homogenen Patientengruppen verworfen werden. Eine Abkehr vom Syndromansatz erscheint unumgänglich und die Notwendigkeit offensichtlich, das Hauptaugenmerk auf die beeinträchtigten Störungsmechanismen zu richten.

Insgesamt ist davon auszugehen, daß die traditionellen Syndromklassifizierungen zu grobmaschig sind, zumal diese Zusammenfassung zu Syndromen auf der Betrachtung anatomisch gestörter Areale basiert und nicht auf funktionellen Aspekten.

Das Problem, ob nun die klassischen Syndrome für die aphasiologische Analyse geeignet sind oder nicht, stellt eine Kernfrage der aphasiologischen Forschung dar; hieraus entstanden zwei Ansätze innerhalb der Aphasiologie.

Der erste Ansatz versucht, die alten groben Gruppierungen durch neue feinmaschigere und auch theoretisch begründete Kategorien zu ersetzen. Unter anderen befürwortet Shallice (1979) diesen Ansatz, obwohl er davon ausgeht, daß dadurch noch mehr Syndrome entstehen und die Komplexität der Klassifikation zunimmt.

Der zweite Ansatz lehnt die Syndromklassifizierung ab, da einerseits keine Notwendigkeit und andererseits keine Möglichkeit darin gesehen wird, Patienten in Kategorien einzuteilen. Vertreter dieses Ansatzes argumentieren, daß eine Einteilung in Syndromklassen nicht notwendig ist, um effektive Aphasiologie zu praktizieren. Durch die hohe Variabilität der Störungen nach Hirnschädigung ist eine Einteilung in Syndrome nach diesem Ansatz nicht möglich. Jeder Patient muß als einzigartiger Fall behandelt werden, der getrennter Erklärung bedarf (Caramazza, 1986). Der Vorteil einer Störungsbeschreibung anhand eines

Modells liegt darin, daß eine Klassifikation umgangen, und anhand des Modells eine funktionelle Erklärung des Symptoms vorgenommen wird.

Zu Beginn der Erforschung von Sprachstörungen wurden Patienten mit Sprachstörungen aufgrund einer Gehirnverletzung in Kategorien eingeteilt, d.h. die Störung wurde einem Syndrom zugeordnet. Durch den Paradigmenwechsel befaßt sich die Aphasiologie heute mit der Beschreibung von Symptomen, die anhand von Sprachverarbeitungsmodellen analysiert und erklärt werden sollen. Wesentlich ist, daß Symptome anhand von funktionalen Modellen beurteilt werden. In der vorliegenden Arbeit wird von Funktionsstörungen ausgegangen, die anhand eines Modells analysiert und interpretiert werden können.

Im folgenden werden Aspekte der psycholinguistischen Sprachverarbeitungsforschung und der kognitiven Neuropsychologie erläutert, da diese beiden Disziplinen für die Theoriebildung der modernen Aphasiologie eine wichtige Rolle spielen.

1.2 Aspekte der psycholinguistischen Sprachverarbeitungsforschung

1.2.1 Entwicklung der Psycholinguistik

Die psycholinguistische Sprachverarbeitungsforschung kann auf eine dynamische Entwicklung zurückblicken. Dies liegt vor allem daran, daß zahlreiche Wissenschaftsgebiete an der Erforschung der Sprachverarbeitung beteiligt sind. Dennoch ist es bis heute nicht gelungen, eine gleichzeitig alle Aspekte umfassende und dennoch ausreichend spezifische Theorie zu entwickeln. Die moderne Sprachverarbeitungsforschung entstand letztlich mit der Herausbildung ihrer "Elterndisziplinen": Psychologie und Linguistik. Beide Wissenschaftszweige erlangten um die Jahrhundertwende den Stand eigener Forschungsdisziplinen.

In der Psychologie war es Wundt (1904, 1918), der als erster die bisherigen psychologischen Forschungsprinzipien auch auf die Sprache anwendete. Fast 50 Jahre später legte dann Bühler (1965) das Fundament für die heutige Sprachpsychologie. Als Mitglied der Prager Schule betrachtete er vor allem die funktionalen Abhängigkeiten des Sprachverhaltens von der kommunikativen Umwelt.

Von Seiten der Linguistik waren es zunächst die Strukturalisten in Europa und Amerika, die mit ihrer behavioristischen Sichtweise die Sprachverarbeitungsforschung prägten.

Anfang der 50er Jahre entstand die Psycholinguistik in den USA. Das Ziel eines neu gegründeten Komittees unter Osgood war es, daß all diejenigen, die mit der menschlichen Sprache als Forschungsgebiet zu tun haben (also Linguisten, Informationstheoretiker, Mediziner, Psychologen etc.) gemeinsam zusammenarbeiten und daß jede Disziplin Beiträge zur Sprachverarbeitung leisten kann. Durch solch eine Zusammenfassung von Wissen aus den verschiedenen Disziplinen erhoffte man sich, mehr über die menschliche Sprache aussagen zu können.

In der Anfangszeit war die Psycholinguistik dadurch sehr von den Strömungen der Psychologie und der Linguistik abhängig. Eine Forschungsphase, in welcher der Einfluß des psychologischen Neobehaviorismus groß und der Einfluß linguistischer Theorien gering war, wurde von einer Forschungsphase abgelöst, in der die Linguistik durch die Entwicklung der Transformationsgrammatik durch Chomsky (1965) an Dominanz gewann und der Einfluß psychologischer Theorien in den Hintergrund gedrängt wurde. In dieser stark linguistisch beeinflußten Phase wurde jedoch die Psycholinguistik zu einer Art methodischen Hilfsdisziplin degradiert, deren Aufgabe es war, die von der Grammatiktheorie bestimmten Vorgaben experimentell zu überprüfen.

Erst nach rund 15 Jahren, zu Beginn der 70er Jahre, als die durch die Grammatiktheorie aufgezwungene Einseitigkeit der Sprachverarbeitungsforschung für ein weiteres Fortkommen nicht mehr ausreichte (Hörmann, 1981), konnte sich die Psycholinguistik aus der Abhängigkeit von der Linguistik lösen.

Die kognitive Wende machte dann den Weg frei für die Psycholinguistik, eine eigene Forschungsdisziplin darzustellen - in die Sprachverarbeitungsforschung kam dadurch frischer Wind. Es wurde vor allem ein wesentlicher Punkt berücksichtigt, daß nämlich nicht nur die Semantik und die Syntax eine Rolle spielen, sondern daß auch die Vielzahl der pragmatischen Aspekte für die Sprachverarbeitung wichtig sind. Es wurde erkannt, daß das komplexe Gebiet der Sprachverarbeitung nur bewältigt werden kann, wenn man verschiedene Ebenen beachtet.

1.2.2 Psycholinguistische Modellbildung

Die Psycholinguistik ist heute die Wissenschaft, die sich mit den Prozessen des Sprachverstehens, der Sprachproduktion und des Spracherwerbs befaßt. Ein Hauptthema der Psycholinguistik ist die Erforschung der Sprachverarbeitung. Dazu werden Modelle erstellt, die aus der Betrachtung des Sprachverhaltens von Normalsprechern gewonnen werden. Diese Modelle stellen in abstrakter Form die menschliche Sprachverarbeitung systematisch dar, und es wird spekuliert, welche Module und Verarbeitungsprozesse bei der Sprachverarbeitung beteiligt sind.

Bezüglich der Struktur des menschlichen Gehirns werden in der heutigen Forschung vor allem zwei kontroverse Richtungen diskutiert: der Modularismus und der Holismus. Im Modularismus wird angenommen, daß der menschliche Geist ein unterteilter Komplex ist, dessen Subsysteme verschiedene Fähigkeiten haben. Dieses Konzept wurde aus der Computertechnologie übernommen und wird u.a. von Chomsky (1980) und Fodor (1983) diskutiert. Die Modularitätshypothese nimmt im kognitiven System einzelne Komponenten an, die autonom Informationen verarbeiten, und spielt bei der Modellbildung eine wesentliche Rolle. Dem Modellgedanken liegt somit der modularistische Ansatz zugrunde. Im Holismus wird hingegen angenommen, daß der Geist ein unteilbares Ganzes ist, das von grundlegenden Prinzipien bestimmt wird; im heutigen Holismus wird das klassisch-holistische Gedankengut fortgeführt. Trotz einer mittlerweile langen Tradition der Gedächtnisforschung, steht eine konkrete Theorie des Gedächtnisses immer noch aus (Schmidt, 1991).

Innerhalb der Sprachverarbeitung wird dem mentalen Lexikon eine wesentliche Rolle zugeschrieben, da angenommen wird, daß das mentale Lexikon jener Teil des Gedächtnisses ist, der unser gesamtes Wortwissen enthält. Aitchison (1987) beispielsweise verwendet den Begriff "mentales Lexikon", um den menschlichen "Wortspeicher" zu kennzeichnen; Schwarz (1992) bezeichnet mit "mentalem Lexikon" den Teil des Langzeitgedächtnisses, der sämtliche Informationen über die Wörter einer Sprache gespeichert hat.

Um Hinweise über die Struktur des mentalen Lexikons zu bekommen, werden vor allem vier Bereiche zu Rate gezogen: Sprechfehler bei Normalsprechern, Wortfindungsstörungen bei Personen mit Sprachstörungen nach Hirnschädigung, psycholinguistische Experimente und Ergebnisse linguistischer Analysen

(Aitchison, 1987). In der vorliegenden Arbeit werden Ergebnisse psycholinguistischer Untersuchungen vor allem zur Modellbildung herausgegriffen.

In der kognitiven Psychologie unterscheidet man bezüglich der Abspeicherung von Wissen zwei Modelltypen. Modelle des ersten Types gehen davon aus, daß ein konzeptuelles System besteht, in dem sowohl nonverbales Wissen (Wahrnehmungsinhalte, Gedanken, Erinnerungen etc.) als auch sprachliches Wissen (d.h. wortsemantisches Wissen) gespeichert ist. Modelle des zweiten Typs gehen von zwei separaten Bedeutungssystemen aus. Es wird ein speziell sprachliches Bedeutungssystem angenommen, welches das gesamte Wortwissen enthält und bei der Sprachproduktion bzw. -rezeption die mentalen Wortrepräsentationen erstellt. Des weiteren wird ein nonverbales Bedeutungssystem postuliert, das Konzepte enthält. Eine Differenzierung dieser beiden Modelltypen erweist sich als sehr schwierig (vgl. Kelter, 1990).

Das Problem der Modellbildung soll im folgenden kurz illustriert werden: Einer Lautrepräsentation wird mehr oder weniger automatisch ein Konzept zugeordnet. Aus dieser Zuordnung entsteht die Einheit "Wort". Ein Konzept enthält nonverbale Informationen, wie beispielsweise Emotionen, oder nicht unmittelbar aktiviertes Wissen (vgl. Aitchison, 1987). Das jeweils aktivierte Wissen ist zudem vom Kontext beeinflußbar. Um diesen Sachverhalt zu erläutern, wird ein Beispiel gegeben: das wahrgenommene Objekt sei ein Apfel. Angenommen, man wäre sehr hungrig, so würde dieser Apfel unmittelbar Bedeutungen wie: +Obst, +schmackhaft, +eßbar aktivieren. Weitere Inhalte des Konzeptes "APFEL"[1] könnten sein, daß Apfelbäume im Frühjahr nicht weiß wie Kirschbäume, sondern rosa erblühen, daß Äpfel im Herbst geerntet werden, wie die Apfelernte vor sich geht, daß Äpfel zum Kernobst gehören etc., all diese Informationen werden in obiger Situation nicht unbedingt aktiviert.

Die Frage, ob sprachliche und konzeptuelle Informationen in einem einzigen konzeptuellen System abgespeichert sind oder ob das Wortwissen getrennt vom nonverbalen Wissen repräsentiert ist und diese beiden Systeme interagieren, kann im Rahmen dieser Arbeit nicht ausdiskutiert werden. In der vorliegenden Arbeit wird jedoch davon ausgegangen, daß das Wortwissen im mentalen Lexikon innerhalb vom konzeptuellen System repräsentiert ist. Das Wortwissen stellt dabei die "Schlüsselfunktion" dar: durch das Wortwissen werden bestimmte Teile des Konzeptes aktiviert und umgekehrt werden Konzepte durch das Wortwissen in gesprochene "Sprache" transformiert. Eine differenzierte Modellvorstellung wird in 2.2 gegeben.

---

[1] In Anführungszeichen gesetzte Versalien stehen für mentale Repräsentationen.

1.3 Aspekte der kognitiven Neuropsychologie

1.3.1 Einführung in die kognitive Neuropsychologie

In den 70er Jahren wurde das Wissenschaftsgebiet "kognitive Neuropsychologie" neu aufgegriffen. Die kognitive Neuropsychologie versucht, grundlegende Einsichten der kognitiven Verarbeitung zu erlangen. Diese Einsichten sollen ein besseres Verständnis für die Probleme hirnverletzter Menschen geben und zur Entwicklung besserer Therapien führen (Howard und Hatfield, 1987). Die kognitive Neuropsychologie befaßt sich mit den Störungen aller Modalitäten kognitiver Fähigkeiten und versucht, diese durch die Erstellung kognitiver Prinzipien zu erklären. Die kognitiven Prinzipien beruhen auf der Annahme, daß einzelne Verarbeitungsprozesse aus mehreren Komponenten bestehen. Es geht darum, Gesetzmäßigkeiten bezüglich beeinträchtigter Komponenten bei Patienten mit Hirnschädigungen zu finden und davon auf intakte Prozesse der kognitiven Verarbeitung zu schließen.

Kognitive Neuropsychologie stellt nach Campbell (1987) eine Konvergenz von kognitiver Psychologie und Neuropsychologie dar: "Neuropsychologie ist kognitiv in dem Maße, als sie die Bemühungen unterstützt, Mechanismen kognitiver Funktionen wie etwa Denken, Lesen, Schreiben, Sprechen, Erkennen oder Erinnern zu klären und dazu Beweise aus der Neuropathologie benutzt" (zitiert nach Ellis & Young, 1991, S. 14).

Ellis (1983) und Coltheart (1986) legen der kognitiven Neuropsychologie zwei Ziele zugrunde, die stark ineinandergreifen. Erstens soll die kognitive Struktur bei beeinträchtigten und bei intakten kognitiven Leistungen erklärt werden; ausgegangen wird dabei von einem Modell, das die intakten kognitiven Funktionsweisen abbildet. Störungen im kognitiven Bereich können sodann innerhalb des Modells als die Beeinträchtigung einer Komponente oder eines Prozesses erklärt werden. Zweitens sollen Schlußfolgerungen über die intakten kognitiven Prozesse aus bestimmten Gesetzmäßigkeiten eingeschränkter und intakter Fähigkeiten gezogen werden. Die erhaltenen kognitiven Verarbeitungsprozesse bei hirnverletzten Patienten sollen also Aufschluß über die intakten Verarbeitungsprozesse geben.

Eine wesentliche Methode der Erkenntnisgewinnung in der kognitiv-neuropsychologischen Forschung stellt die Betrachtung von Dissoziationen und Assoziationen dar (vgl. Ellis & Young, 1991).

Behauptungen darüber, wie mentale Vorgänge organisiert sein könnten, werden oft auf der Betrachtung von Dissoziationen aufgebaut. Es wird davon ausgegangen, daß das kognitive System aus verschiedenen Komponenten aufgebaut ist, die eng zusammenhängen. Eine Dissoziation wird dann angenommen, wenn die Fähigkeit einer Komponente gestört ist, die einer anderen Komponente jedoch intakt bleibt. Zum Beispiel kann das Lesen von Wörtern gestört sein, das Erkennen von Gesichtern jedoch nicht: es liegt eine Dissoziation zwischen diesen Fähigkeiten vor. Die kognitive Neuropsychologie schließt aus der Analyse solcher Dissoziationen auf einzelne Komponenten des normalen kognitiven Systems. Aus obigem Beispiel würde gefolgert werden, daß es eine Komponente gibt, die für das Lesen von Wörtern verantwortlich ist und eine andere Komponente, die für das Erkennen von Gesichtern zuständig ist.

Eine sogenannte "doppelte Dissoziation" wird gebildet, indem zwei Befunde von Patienten gegenübergestellt werden, die "spiegelbildliche" Störungen aufweisen, d.h. Patient A kann keine Wörter mehr lesen, jedoch Gesichter erkennen, während Patient B Wörter lesen kann, aber keine Gesichter mehr erkennt. Doppelte Dissoziationen liefern eindeutigere Hinweise auf die Existenz separater Subsysteme, sie liegen jedoch so selten vor, daß Modelle der kognitiven Neuropsychologie oft nur mit einfachen Dissoziationen belegt werden können.

Zeigt ein Patient Defizite, die auf zwei verschiedene Leistungen zurückzuführen sind, so bezeichnet man dies als Assoziation. Es kann zu einem Zusammenhang zwischen Defiziten kommen, weil ein kognitiver Prozeß beeinträchtigt ist, der zur Lösung verschiedener Aufgaben benötigt wird. Es wird angenommen, daß die Beeinträchtigung einer Komponente zu einer Störung weiterer Komponenten führt; so kommt es zu Störungen bei verschiedenen Aufgaben.

Bei auftretenden Beeinträchtigungen muß genau analysiert werden, ob eine Dissoziation, eine doppelte Dissoziation oder eine Assoziation vorliegt. Als Methode werden hierfür in der kognitiven Neuropsychologie Einzelfallstudien durchgeführt. Die Einzelfallstudie steht im Widerspruch zur traditionellen Neuropsychologie, in welcher vor allem Patientengruppen untersucht wurden. Es werden somit normalerweise nur Durchschnittswerte ermittelt, die verschiedenen Vergleichsgruppen gegenübergestellt werden. Dabei gehen wertvolle individuelle Unterschiede zwischen Patienten verloren, die derselben Gruppe angehören (vgl. Shallice, 1979).

1.3.2 Grundannahmen der kognitiven Neuropsychologie

Im folgenden werden die Grundannahmen der kognitiven Neuropsychologie erläutert. Es werden Grundlagen geschaffen, um die Argumentation neuropsychologischer Forschung bezüglich der Sprachverarbeitung nachvollziehen zu können. Zu den Grundannahmen gehören die Modularitätshypothese, der Isomorphismus, die Transparenzannahme und die konvergierenden Operationen.

Modularitätshypothese
Der nicht unumstrittene modulare Ansatz, gehört zu den Kernannahmen der kognitiven Neuropsychologie. Er geht auf grundlegende Arbeiten von Marr (1976; 1982) und Fodor (1983) zurück. Er besagt, daß das gesamte kognitive System aus einzelnen Subsystemen aufgebaut ist. Die Subsysteme unterscheiden sich bezüglich ihrer Struktur und Funktion, d.h. sie folgen jeweils eigenen Gesetzmäßigkeiten. Die Subsysteme fungieren sozusagen als Module.

Präzisiert wurde der Modularitätsbegriff bei Fodor (1983). Er geht davon aus, daß das gesamte Kognitionssystem aus drei Mechanismen besteht: den Transduktoren, den Inputsystemen und den zentralen Prozessen. Die Transduktoren entsprechen den sensorischen Rezeptoren, die äußere Reize aufnehmen und Repräsentationen erstellen, die als Eingabe für die Inputsysteme dienen. Die Inputsysteme sind die eigentlichen Module der Kognition; sie vollziehen die bereichsspezifische Verarbeitung und operieren auf den jeweiligen Repräsentationen der Transduktoren. Bei den zentralen Prozessen handelt es sich um die allgemeinen Denk- und Problemlöseprozesse; diese sind nach Fodor nur schwer zu erforschen. Gegenstand der Untersuchung von Sprachprozessen sind die modularen Inputsysteme.

Fodor (1983) faßt die Eigenschaften kognitiver Module folgendermaßen zusammen:

(1) Module arbeiten gebiets- bzw. bereichsspezifisch, d.h. jedes Modul kann nur eine ganz spezielle Art des Informationseingangs akzeptieren.

(2) Operationen von Modulen sind zwingend: "You can't hear speech as noise even if you would prefer to." (Fodor, 1983, S. 53). Module sind demnach nicht steuerbar; ein Modul nimmt, wenn ein angemessener Informationseingang gegeben ist, automatisch die Verarbeitung auf, unabhängig ob die Verarbeitung willentlich gewünscht wird oder nicht. Diese Annahme ist stark umstritten. Es ist anzunehmen, daß diese Eigenschaft nicht auf alle Module zutrifft.

(3) Eigenschaft der "Verkapselung von Informationen", d.h. jedes Modul besitzt eine eigene Form der Verarbeitung, die unabhängig vom gesamten kognitiven System vor sich geht.
(4) Module sind mit ganz bestimmten Strukturen des Nervensystems verbunden; Fodor begründet dies damit, daß bestimmte Module charakteristische und spezifische pathologische Muster zeigen.
(5) Vage formuliert Fodor die Hypothese, daß Module angeboren sind, d.h. Teil der genetischen Ausstattung seien. Er nimmt an, daß Module sowohl durch Lernprozesse als auch durch genetische Vererbung entstehen können.
(6) Informationsaufnahmeprozesse, die mit der Wahrnehmung der Außenwelt zu tun haben, sind modular organisiert; dagegen kann es zentrale Anteile des mentalen Prozesses geben, die in ihrer Organisation nicht modular sind. Aus dieser Annahme folgert Fodor, daß "kognitive Prozesse höherer Ordnung" wie das Denken, die Entscheidungsbildung etc. das Produkt von Operationen darstellt, die nicht den Eigenschaften der kognitiven Module folgen. Er postuliert sogar, daß diese zentralen Prozesse, da sie nicht modular organisiert sind, der wissenschaftlichen Untersuchung nicht zugänglich sind.

Fodors Theorie wurde u.a. von Shallice (1984) heftig kritisiert. Die Kritik betraf neben anderem die Vereinfachung, mit der Fodor seine Theorie vorstellte. Shallice meinte, dadurch würde dem Leser, der nicht direkt mit neuropsychologischen Erscheinungen konfrontiert sei, das eigentliche Problem, das das kognitive System an die Wissenschaft stellt, nicht gezeigt werden. Fodors Theorie sei zwar plausibel und die Spekulation, daß das Kognitionssystem aus Modulen aufgebaut sei, durchaus korrekt, jedoch fehle noch jeglicher Beweis. Außerdem zweifelt Shallice die Schlußfolgerung bezüglich der Eigenschaften der modularen Organisation an. Die Feststellung Fodors, daß die Hälfte der kognitiven Fähigkeiten nicht modular aufgebaut sei und deshalb diese "höheren kognitiven Prozesse" der Wissenschaft nicht zugänglich seien, steht nach Shallice im gänzlichen Widerspruch dazu, daß ein modular angelegtes kognitives System die kognitiven Verarbeitungsprozesse zu erklären vermag.

Auf der Modularitätshypothese basiert die Theoriebildung der kognitiven Neuropsychologie. Einzelne Module werden aus Dissoziationen abgeleitet. Ausgehend von verschiedenen Modulen lassen sich auch isoliert auftretende Störungen erklären. Das "mentale" Leben wird also durch das multiple Zusammenwirken der einzelnen Module ermöglicht. Innerhalb des Gehirns sind die

Module abgeschlossene Entitäten, so daß bei einer Gehirnverletzung die Aktivität einiger Module beeinträchtigt ist, während andere Module intakt bleiben. Die angenommene Organisation der verschiedenen Module kann in "Informationsverarbeitungsdiagrammen" ausgedrückt werden.

Isomorphismus

Nach Shallice (1981) besteht eine weitere Grundannahme der kognitiven Neuropsychologie darin, daß zwischen der Organisation mentaler Prozesse und den physiologischen Grundlagen des Gehirns eine Art Informationsaustausch besteht. Diese Annahme wird als Isomorphismus bezeichnet.

Transparenz

Die Annahme der Transparenz geht davon aus, daß die pathologischen Leistungen eine Grundlage bilden, um herauszufinden welche Module eines Systems gestört oder unterbrochen sind (Caramazza, 1984). Das Gesamtbild aller Leistungen, intakter und gestörter Art, die ein Patient nach einer Gehirnläsion zeigt, muß dafür sorgfältig analysiert werden. Nach Caramazza müssen bei der Analyse einige Punkte beachtet werden. Zum Beispiel ist ein Problem die Variation der sogenannten "Normalität", denn auch zwischen sprachgesunden Individuen besteht ein interindividueller Unterschied. Diese Unterschiede können verschiedene Module betreffen, zum Beispiel verbale oder mathematische Fähigkeiten. Dieser Faktor ist sehr wesentlich und weist vor allem darauf hin, daß die prämorbide Persönlichkeit bei einem Gehirnverletzten berücksichtigt werden muß. Ein weiterer kritischer Punkt besteht nach Caramazza in kompensatorischen Operationen. Bei der Annahme, daß isolierte Bereiche beeinträchtigt sind und deshalb nur bestimmte Funktionen betroffen sind, muß berücksichtigt werden, daß das gesamte kognitive System kompensatorische Verarbeitungsstrategien benutzt. Ein dritter Punkt ist, daß aus Störungen auch Effekte auftreten können, die hypothetisch im Modell gar nicht berücksichtigt sind.

Konvergierende Operationen

Als vierte Grundannahme der kognitiven Neuropsychologie seien die konvergierenden Operationen genannt. Als konvergierende Operation bezeichnen Garner, Hake & Eriksen (1956) theoretische Schlußfolgerungen, die durch zwei oder mehr unterschiedliche Quellen gestützt werden. Eine theoretische Schlußfolgerung über das kognitive System ist demnach reliabler, wenn sie durch Befunde aus der kognitiven oder experimentellen Psychologie und Befunden aus der Neuropsychologie gestützt wird. Eine Behauptung, die von zwei Argumentationsrichtungen unterstützt wird, kann mit geringerer Wahrscheinlichkeit auf einer falschen Annahme oder gar einem Artefakt beruhen, als eine einseitig unterstützte Annahme.

In der vorliegenden Arbeit dienen psycholinguistische und kognitiv-neuropsychologische Grundlagen als Ausgangspunkt für das weitere Vorgehen.

1.4 Zusammenfassung

In diesem einführenden Kapitel wurde die Entwicklung der Aphasiologie erläutert und auf Einflüsse der psycholinguistischen und der kognitiv-neuropsychologischen Forschung eingegangen, die beide Sprachverarbeitungsforschung betreiben und zu einem Paradigmenwechsel innerhalb der Aphasieforschung geführt haben.

Die psycholinguistische Forschung versucht primär, vom "normalen" Sprachvorgang Rückschlüsse auf zugrundeliegende Sprachverarbeitungsmechanismen zu ziehen und diese in theoretischen Modellen darzustellen. Zunehmend wird versucht, diese Modelle durch Ergebnisse der Aphasiologie zu verifizieren.

Erweitert wird die Sprachverarbeitungsforschung durch Strömungen der kognitiv-neuropsychologischen Forschung. Diese Forschungsrichtung hat sich aus dem klassischen neuropsychologischen Ansatz heraus entwickelt. Ziel dieser Richtung ist es, von pathologischen Störungsbildern über normale Verarbeitungsprozesse Aussagen machen zu können.

Beide Bereiche haben dasselbe Forschungsziel, daher ist es wesentlich, daß ein interdisziplinärer Austausch beider Disziplinen stattfindet. Das Fundament für einen neuen Ansatz in der Aphasiologie entstand durch die Entwicklung der modularistischen Theorie in der Psycholinguistik und deren Einfluß auf die kognitive Neuropsychologie. Zu den wesentlichen Grundannahmen der kognitiven Neuropsychologie gehören die Modularitätshypothese, der Isomorphismus, die Transparenzannahme und die konvergierenden Operationen.

Aufgrund des Einflusses dieser Erkenntnisse kam es des weiteren innerhalb der Aphasiologie zu einem Paradigmenwechsel; von den Annahmen des Syndromansatzes kann weder die Supramodalität noch die neuroanatomische Lokalisierbarkeit noch die Homogenität der aphasischen Syndromgruppen aufrecht erhalten werden. Der Syndromansatz rückt in den Hintergrund, und in den Vordergrund tritt die Symptomorientierung, die mit Hilfe psycholinguistischer Sprachverarbeitungsmodelle und Untersuchungsmethoden der kognitiven Neuropsychologie versucht, aphasische Beeinträchtigungen zu beschreiben und zu erklären.

2 Modelltheoretische Grundlagen der Sprachverarbeitung

2.1 Generelle Strategien der Sprachverarbeitung

Der Gebrauch von Sprache ist wohl die eindrucksvollste kognitive Fähigkeit des Menschen. Das Äußern gesprochener Sprache vollzieht sich auf eine völlig selbstverständliche Art und Weise. Wissen, Gedanken, Meinungen etc. können in flüssig artikulierte Sprache umgewandelt werden. Aus Lautmustern können Wörter und Sätze entnommen werden. Sieht oder hört man etwas Neues, so kann man sich eine Meinung bilden und diese mittels der Sprache an andere weitergeben. Bühler (1965) geht in seiner Sprachtheorie von drei Funktionen des sprachlichen Zeichens aus; er unterscheidet die Ausdrucksfunktion (wenn die Innerlichkeit des Sprechers ausgedrückt wird), die Appellfunktion (wenn der Sprecher sich an einen Hörer wendet) und die Darstellungsfunktion (wenn der Sprecher sich auf Gegenstände und Sachverhalte der realen Welt bezieht). Die Betrachtung Bühlers stützt sich auf Platons Metapher der Sprache als Organon: mit dem Werkzeug Sprache teilt "einer - dem anderen - über die Dinge" etwas mit.

In der kognitiven Psychologie herrscht heute der Informationsverarbeitungsansatz vor, in dem versucht wird, kognitive Prozesse in eine Abfolge geordneter Phasen zu zerlegen. Jede Phase spiegelt einen wichtigen Schritt in der kognitiven Verarbeitung von Informationen[2] wider (vgl. Anderson, 1989). Man kann das kognitive System als ein hochkomplexes Informationsverarbeitungssystem bezeichnen. Da die Sprachfähigkeit als ein Subsystem des kognitiven Systems angesehen wird, nimmt man an, daß die Sprachverarbeitung auf informationsverarbeitenden Prozessen basiert.

---

[2] Information ist in diesem Fall ein sehr weit gefaßter Begriff. Es werden mit Information mentale Repräsentationen bezeichnet, die entweder durch äußere oder durch innere Reize erzeugt und kognitiv bearbeitet werden.

Im folgenden sollen wesentliche Grundzüge der Sprachverarbeitung erläutert werden. Eine Einschränkung besteht prinzipiell darin, daß nur gesprochene Sprache berücksichtigt wird.

Die Sprachverarbeitung umfaßt die Prozesse der Sprachrezeption und der Sprachproduktion. Die Sprachrezeption gesprochener Sprache beinhaltet das Hören und Verstehen von sprachlichen Äußerungen, während die Sprachproduktion die Aspekte der Umsetzung von Konzepten in sprachliche Ausdrücke betrifft.

Nach Schwarz (1992) definiert die kognitive Linguistik die Sprachfähigkeit des Menschen einerseits als strukturelle (das mentale Kenntnissystem betreffende) und andererseits als prozedurale (das Verarbeitungssystem betreffende) Fähigkeit.

Es wird eine Sprachverarbeitungskomponente angenommen, die das Verstehen und Produzieren sprachlicher Einheiten ermöglicht. Die Sprachverarbeitung ist ein komplexer Informationsverarbeitungsprozeß. Bei der Sprachrezeption wird ein gehörtes Wort durch kognitive Verarbeitungsprozesse in eine mentale Repräsentation transformiert. Dieser mentalen Repräsentation, die zunächst die sprachliche Inputinformation enthält, wird im sprachverarbeitenden System nichtsprachliche Information in Form von Konzepten zugeordnet. Bei der Sprachproduktion wird ein geplanter Inhalt in eine Äußerung verwandelt, d.h. eine mentale Repräsentation wird versprachlicht. Zu klären ist, wie die mentalen Repräsentationen in Sprachstrukturen übersetzt werden und umgekehrt.

Die Art der Verarbeitungsprozesse innerhalb eines Sprachproduktionsmodells spielt eine wesentliche Rolle in bezug auf die theoretische und praktische Relevanz der Modelle. Die Ursache von Sprachstörungen kann in gestörten Verarbeitungsprozessen liegen; daher müssen sie berücksichtigt werden.

Im folgenden werden zwei wesentliche Strategien der Informationsverarbeitung differenziert betrachtet, die in der Literatur kontrovers diskutiert werden. Es werden autonome und kontrollierte Verarbeitungsprozesse sowie serielle und parallele Verarbeitungsprozesse erläutert.

2.1.1 Autonome und kontrollierte Verarbeitung

Die Unterscheidung zwischen autonomen und kontrollierten Prozessen ist grundlegend in der kognitiven Psychologie (vgl. Wessells, 1990).

Die autonome bzw. automatische Informationsverarbeitung gehört zu den hochentwickelten Aktivitäten, die ohne Mühe und ohne Bewußtsein ablaufen. In der kognitiven Psychologie geht man davon aus, daß automatische Aktivitäten so gut gelernt sind, daß nur wenige andere kognitive Kapazitäten beansprucht werden. Mit kognitiver Kapazität ist das Verarbeitungsvermögen gemeint, das für eine Aufgabe, je nach deren Komplexität, benötigt wird. Das Verarbeitungsvermögen bzw. die Kapazität des kognitiven Leistungsvermögens ist unterschiedlich begrenzt. So erfordert beispielsweise lautes Vorlesen weniger Kapazität, als eine Prüfung zu schreiben. Aktivitäten, die nur wenig Kapazität benötigen, können gleichzeitig mit anderen Handlungen ausgeführt werden, während Aktivitäten, die viel Kapazität benötigen, nicht von anderen Handlungen begleitet werden können (vgl. Wessells, 1990).

Automatische Prozesse laufen also unbewußt ohne besondere Aufmerksamkeitszuwendung ab. Sie funktionieren aufgrund spezifischer Mechanismen und teilen keine Prozeßkapazitäten mit anderen Verarbeitungskomponenten. Automatische Prozesse laufen gewöhnlich schnell, geradezu reflexartig, ab. Die Struktur dieser Prozesse ist genetisch angelegt und/oder wird erlernt (vgl. Levelt, 1989). Durch Übung können bestimmte Aktivitäten automatisiert werden. Beispielsweise wird nach ausgiebiger Übung das Buchstabenerkennen beim Lesen automatisch durchgeführt. Dies führt zu der Annahme, daß das Buchstabenerkennen beim Lesen parallel (d.h. mehrere Buchstaben werden gleichzeitig aktiviert) und nicht seriell (d.h. Buchstabe für Buchstabe wird aktiviert) von statten geht. Weitere Beispiele für automatisierte Handlungen wären: Sprechen, Erkennen von Objekten, Fahrrad fahren etc.

Vorteilhaft an den autonomen Prozessen ist, daß sie schnell und effizient arbeiten und zudem wenig störanfällig sind. Da automatische Prozesse unabhängig von anderen Komponenten agieren, können sie parallel ablaufen, ohne sich wechselseitig zu beeinträchtigen. Nachteilig ist, daß automatische Prozesse willentlich nicht beeinflußbar sind und, nachdem sie gestartet wurden, vollständig ablaufen. Der Abbruch eines fehlerhaften Prozesses ist somit nicht möglich.

Kontrollierte Prozesse erfordern im Gegensatz zu den autonomen Prozessen Aufmerksamkeit und Konzentration; es besteht ein Bewußtsein über das Erbringen von Leistungen (z.B. komplexe geistige Leistungen, Erlernen von etwas Neuem etc.). Dadurch sind diese Prozesse in ihrer Kapazität beschränkt, denn Aufmerksamkeit kann nur auf wenige Dinge gleichzeitig gerichtet werden (Wessells, 1990). Kontrollierte Prozesse laufen seriell und daher langsamer als autonome Prozesse ab; zudem sind sie störanfällig. Kontrollierte Prozesse sind im kognitiven System nicht starr fixiert, sie sind - je nach Aufgabe - hoch flexibel und anpassungsfähig. Kontrollierte Prozesse können mit viel Übung automatisiert werden, wie es zum Beispiel das Autofahren oder das Erlernen eines Musikinstrumentes zeigen.

Whitaker (1983) stellt die automatisierten und die kontrollierten Prozesse anschaulich anhand eines Kontinuums dar. Er macht dadurch deutlich, daß kontrollierte Prozesse in automatisierte Prozesse übergehen können. Spekuliert werden kann, ob im pathologischen Fall die Automatisierung entfällt und nur noch die kontrollierten Prozesse aufrecht erhalten werden. Dies hätte zur Folge, daß ursprünglich automatisierte Prozesse nur noch kontrolliert ablaufen können und neu automatisiert werden müßten. Das Kontinuum von Whitaker ist in Abbildung 2.1 dargestellt.

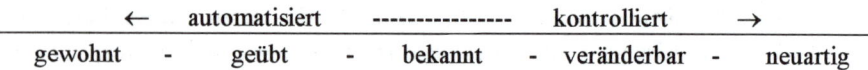

| ← automatisiert | ---------------- | kontrolliert → |

gewohnt - geübt - bekannt - veränderbar - neuartig

Abb. 2.1 Kontinuum automatischer und kontrollierter Prozesse nach Whitaker (1983)

2.1.2 Serielle, parallele und inkrementelle Verarbeitung

Bezüglich der seriellen Informationsverarbeitung wird angenommen, daß die Verarbeitungsschritte sukzessiv ablaufen, d.h. ein neuer Verarbeitungsschritt erst dann einsetzen kann, wenn der vorhergehende abgeschlossen ist. Modelle, die eine serielle Informationsverarbeitung postulieren, sind unter anderen das Modell von Ellis (1985), welches sich allerdings nur auf Einzelwortproduktion bezieht, das Logogenmodell von Morton & Patterson (1980), das Sprachproduktionsmodell von Garrett (1984) und das Modell von Schwartz (1987).

Diese Modelle werden als autonome Sprachverarbeitungsmodelle bezeichnet und gehen von einer prozeduralen Modularität aus. Die Interaktion zwischen den Modulen bzw. Verarbeitungskomponenten ist genau festgelegt, und jedes Modul verarbeitet autonom seine bereichsspezifische Information. Es wird angenommen, daß die Operationen des Sprachverarbeitungsprozesses autonom und seriell ablaufen; dies bedeutet, daß jede Komponente eine eigene Repräsentation ihres Inputs erstellt, unabhängig davon, welchen Operationen andere Komponenten unterliegen. Unter der Annahme reiner "bottom-up"-Prozesse können höhere Ebenen die Verarbeitung der unteren Ebenen nicht beeinflussen. Nach diesen Annahmen ist der Sprachprozessor ein schnell arbeitendes Modul, das unabhängig von den Kenntnissen anderer Kognitionssysteme, beispielsweise des deklarativen Wissens, agiert.

Bei der parallelen Informationsverarbeitung laufen die verschiedenen Verarbeitungsschritte simultan ab. Vertreter dieses interaktiven Sprachverarbeitungsmodells sind beispielsweise McClelland & Rumelhart (1986), Stemberger (1985b) und Dell (1986). Der Sprachverarbeitungsprozeß besteht aus Interaktionen zwischen "top-down"- und "bottom-up"-Prozessen. Die verschiedenen Komponenten tauschen fortlaufend Informationen aus, womit gewährleistet wäre, daß eine mentale Repräsentation auf jeder Ebene ihrer Erstellung beeinflußt werden kann. Als Kennzeichen von interaktiven Modellen kann man annehmen, daß jede Verarbeitungskomponente zu jedem Zeitpunkt Kontakt mit einer beliebigen anderen Komponente aufnehmen kann. Die Verarbeitungsresultate der Komponenten sind sofort und gleichzeitig allen anderen Komponenten zugänglich, d.h. alle Komponenten interagieren ständig miteinander. Obwohl theoretisch jede Ebene jederzeit aktiv sein könnte, kann in manchen Fällen eine Ebene erst aktiviert werden, wenn ihr Information von einer anderen Ebene zur Verfügung steht. Beispielsweise setzt eine syntaktische Analyse die Worterkennung voraus. Im Gegensatz zu dem autonomen Modell wird die Sprachwahrnehmung nicht als obligatorisch und autonom verstanden, sondern es wird davon ausgegangen, daß sich die Sprachwahrnehmung an Situationen bzw. Kontexte anpaßt. Der Prozeß der Sprachverarbeitung wird also noch während seiner Verarbeitung durch konzeptuelle Faktoren beeinflußt. Der Hörer erstellt eine mentale Repräsentation, indem er der Wahrnehmung sein eigenes Wissen hinzufügt.

Levelt (1989) vertritt eine Synthese serieller und paralleler Verarbeitung, die auf Kempen und Hoenkamp (1987) zurückgeht. Bei der Sprachproduktion werden Informationen vom Konzept bis zur Artikulation stufenweise, also seriell, verarbeitet. Ist noch kein Konzept aktiviert, so kann auch nicht auf ein Wort zugegriffen werden, genausowenig auf eine syntaktische Struktur; dieser Aspekt macht eine serielle Verarbeitung geradezu notwendig. Die Verarbeitungsprozesse der einzelnen Komponenten laufen dagegen parallel ab, d.h. bereits während der Verarbeitung einer "Informationseinheit" wird mit der Verarbeitung der jeweils folgenden begonnen. Mit dem Sprechen ist nicht das Ende einer seriellen Verarbeitung erreicht, sondern es werden bereits neue "Gedanken" auf konzeptueller Ebene gebildet, die dann weiterverarbeitet werden. Nur so kann flüssige Sprache entstehen; und nur so kann man den Diskurs eines Gesprächs erklären. Man nennt diese Kombination von serieller und paralleler Verarbeitung nach Kempen und Hoenkamp (1987) auch inkrementelle Verarbeitung[3]. Der Prozeß der inkrementellen Verarbeitung ist in Abbildung 2.2 dargestellt.

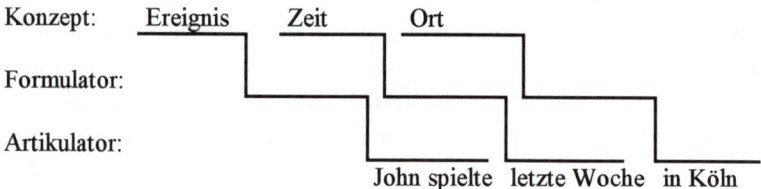

Abb. 2.2: Inkrementelle Verarbeitung nach Kempen und Hoenkamp (1989)

Im folgenden werden die Sprachrezeption und die Sprachproduktion in Zusammenhang mit den verschiedenen Verarbeitungsprozessen betrachtet.

---

[3] Die Bezeichnung inkrementelle Verarbeitung wurde frei übersetzt und geht auf Levelt (1989, S. 24) zurück, der wiederum Kempen & Hoenkamp (1982, 1987) zitiert. Die originale Bezeichnung lautet "incremental processing".

2.1.3 Modelle der Sprachrezeption

Der Begriff Sprachrezeption bezeichnet nach Bussmann (1990) psycholinguistische Aspekte sprachlicher Dekodierung; dazu gehören die Sprachwahrnehmung, die Sprachverarbeitung und das Sprachverständnis.
Bei der Sprachrezeption werden die Komponenten des sprachlichen Kenntnissystems aktiviert, d.h. es kommt ein Prozeß in Gang, der phonologische, semantische und syntaktische Repräsentationen erzeugt. Diese Repräsentationen aktivieren die konzeptuelle Struktur bzw. das begriffliche Wissen des Hörers. Des weiteren nimmt der situative Kontext und das deklarative Wissen[4] des Hörers Einfluß darauf, wie eine sprachliche Äußerung interpretiert wird (Schwarz, 1992).
Generell läßt sich der Sprachrezeptionsprozeß in drei Stufen gliedern:
(1) Wahrnehmungsbezogene Prozesse. Diese Prozesse dekodieren die akustische Lautstruktur.
(2) Strukturelle Analyse oder Parsing. Dies ist der Prozeß, durch den Wörter einer Mitteilung in eine mentale Repräsentation überführt werden.
(3) Verwendung. Der Hörer nutzt eine mentale Repräsentation.

Innerhalb der Sprachrezeptionsforschung werden zwei Ansätze unterschieden: zum einen autonome und zum anderen interaktive Sprachrezeptionsmodelle.
Vertreter autonomer Sprachrezeptionsmodelle gehen davon aus, daß zunächst einzelne Einheiten bei der Rezeption gebildet werden, die zusammen eine Gesamtheit bilden und in Interaktion treten, wenn diese Gesamtheit erstellt ist. Erst nachdem eine gesamte mentale Repräsentation erstellt ist, kann beispielsweise das deklarative Wissen Einfluß auf diese nehmen. Der rein sprachliche Verarbeitungsprozeß muß also abgeschlossen sein, erst dann können Interpretationsprozesse einsetzen. Autonome Modelle erlangten unter Kintsch (1974) große Bedeutung, als dieser in den 70er Jahren ein Beschreibungssystem für die semantische Struktur eines Textes entwickelte, welches Propositionen als grundlegende Elemente für die Darstellung von Bedeutung vorsieht (vgl. Rickheit & Strohner, 1993). Auf dieser Grundlage erarbeiteten Kintsch und van Dijk (1978) die erste prozedurale Theorie der Textverarbeitung. Aufgrund der Ende der 80er Jahre entstandenen Konstruktions-Integrationstheorie, die auf

---

[4] Das deklarative Wissen enthält das gesamte gespeicherte Wissen, wie zum Beispiel das Wissen über Tatsachen und Gegenstände; es umfaßt propositionales, enzyklopädisches und situatives Wissen.

konnektionistischen Modellannahmen basiert, gab Kintsch zum Teil seine autonome Position auf.

Vertreter der interaktiven Modelle gehen von einer ständigen Beeinflussung zwischen den einzelnen kognitiven Subsystemen aus. Bei diesen Modellen wird beispielsweise postuliert, daß das deklarative Wissen des Hörers vom Beginn des Verarbeitungsprozesses an Einfluß auf die Verarbeitung nimmt. Die Komponenten interagieren, während der Verarbeitungsprozeß noch im Gange ist. Wichtige Vertreter dieser Theorie sind Bransford & Franks (1971) mit ihrer konstruktivistischen Theorie, Bartlett (1932) und Rumelhart (1975, 1980) mit ihrer Schematheorie, Schank & Abelson (1977) mit ihrer Skripttheorie, Johnson-Laird (1980) mit seiner Theorie mentaler Modelle und auch die konnektionistischen Modelle (Selman, 1989; Mannes und Kintsch, 1991), um nur einige zu nennen.

Anzunehmen ist, daß die Sprachwahrnehmung prinzipiell automatisch abläuft, d.h. eine sprachliche Wahrnehmung wird "automatisch bewußt" gemacht. Wenn beispielsweise jemand fragt "Wo geht es bitte zum Bahnhof?", so kann man (als Normalsprecher) diese Frage kaum mißverstehen. Sprache wird als Sprache wahrgenommen und verstanden, ob wir wollen oder nicht.

Sprachwahrnehmung kann jedoch auch kontrolliert erfolgen: wenn man beispielsweise in einer lauten Umgebung verschiedenen Gesprächen ausgesetzt ist, kann man auswählen, auf welches Gespräch man sich konzentrieren will, und dabei die anderen Gespräche um sich herum ignorieren (Cocktailpartyphänomen). Allgemein geht man davon aus, daß dieses Phänomen die Fähigkeit zur selektiven Aufmerksamkeit veranschaulicht. Da jedoch Aufmerksamkeit prinzipiell bei kontrollierten Prozessen nötig ist, kann man in diesem Zusammenhang auch von einer kontrollierten Steuerung der Sprachwahrnehmung sprechen.

2.1.4 Modelle der Sprachproduktion

Dittmann (1988) unterscheidet in der historischen Entwicklung der Sprachproduktionsforschung drei Hauptströmungen:

Broca (1861) befaßte sich mit der Analyse aphasischer Sprachstörungen und begründete die erste dieser drei Strömungen. Zum einen sollten die aphasischen Sprachstörungen Aufschluß über Teilleistungen der Sprachfähigkeit geben, zum anderen sollte erforscht werden, wo die sprachlichen Fähigkeiten im Gehirn lokalisiert sind. Die zweite Strömung analysiert sprachliche Fehlleistungen bei Normalsprechern. Anhand von Versprechern sollen Rückschlüsse auf das ungestörte Sprachverhalten gezogen werden. Diese Strömung erreichte um die Jahrhundertwende ihren Höhepunkt, wurde dann jedoch durch die Weltkriege abgebrochen und erst in den 70er Jahren wiederbelebt (u.a. Fromkin, 1971; Stemberger, 1985b). Die dritte Strömung ist zugleich die jüngste; ihr Beginn liegt in den 70er Jahren. Sie befaßt sich mit der Erforschung zeitlicher Aspekte des Sprechvorgangs. Hauptgegenstand dieser Untersuchungen sind Pausen in spontan gesprochener Sprache (u.a. Butterworth, 1980). Eine Nebenströmung, die noch zu erwähnen ist, befaßt sich mit dem Studium artikulatorisch-motorischer Aspekte des Sprechens.

In psycholinguistischen Arbeiten wurde primär das Sprachverständnis untersucht; denn allein aus methodischen Gründen ist das Sprachverständnis besser zugänglich als die Sprachproduktion, da bei der Sprachproduktion der Input für die Sprachverarbeitungsprozesse nicht präzise definiert und auch nicht kontrolliert werden kann. Dennoch war es möglich, Teilbereiche der Sprachproduktion zu erfassen und auf Stufen der kognitiven Verarbeitung bei der Sprachproduktion zu schließen.

Die neurologische und neurolinguistische Forschung thematisiert primär erworbene Störungen der Sprachproduktion.

Nach Schwarz (1992) ist es die Aufgabe einer Sprachproduktionstheorie, zu erklären, wie mentale Repräsentationen in Sprachstrukturen übersetzt werden. Ziel ist es, die notwendigen Planungs- und Aktivierungsvorgänge in einem Prozeßmodell darzustellen; dies ist jedoch mit einigen Problemen behaftet. Die Sprachproduktionsprozesse sind vor allem wegen der enormen Geschwindigkeit, mit der sie ablaufen, schwierig zu erfassen. Wie die Prozeßkomponenten miteinander interagieren, und aus welchen Kenntnissystemen die benötigten Einheiten stammen, wird in Kapitel 2.2 ausführlich dargestellt.

Analog zur Sprachrezeptionsforschung unterscheidet man in der Sprachproduktionsforschung zwischen autonomen und interaktiven Modellen.

Bei den autonomen Modellen wird von einer unabhängigen Verarbeitung in den einzelnen Komponenten ausgegangen. Bestimmte Einheiten des Systems werden erst dann aktiviert, wenn aus einer vorhergehenden Komponente ein Input geliefert wird. Wichtige Vertreter dieser Forschungsrichtung sind unter anderen Fromkin (1971, 1973), mit deren Versprecheranalyse die moderne

Sprachproduktionsforschung beginnt, und Garrett (1980) mit seinem Ebenenmodell.

Innerhalb der interaktiven Modelle wird davon ausgegangen, daß im Prinzip alle Verarbeitungsstadien aufeinander einwirken können. Die wichtigsten Modelle dieser Forschungsrichtung sind: das System-Regulations-Modell von Herrmann (1982, 1985), das die Analyse pragmatischer und semantischer Wissensbereiche sowohl mit dem Situationswissen als auch dem partnerbezogenen Wissen in den Mittelpunkt rückt; das Aktivierungsmodell von Bock (1982), dem Netzwerkmodelle zugrunde liegen, und der konnektionistische Modellgedanke von Dell (1986, 1988), in dem die Sprachverarbeitung als Aktivierungsausbreitung in einem mehrschichtigen Netzwerkmodell dargestellt wird.

Das Modell von Levelt (1989) stellt die heute umfassendste psycholinguistische Konzeption eines Sprachproduktionsmodells dar. Es werden darin autonome Module angenommen und bezüglich der Verarbeitung autonome und interaktive Modellvorstellungen kombiniert. Die Komponenten des Modells von Levelt werden in Kapitel 2.2 ausführlich beschrieben.

Allgemein kann man bei der Versprachlichung eines intendierten Inhaltes hypothetisch folgende Prozeßebenen unterscheiden:
(1) Stufe der Konzeptualisierung
Auf dieser Stufe wird eine kognitive Repräsentation erstellt, die den intendierten Äußerungsinhalt enthält. Es wird die Information ausgewählt, die der Sprecher dem Hörer mitteilen möchte.
(2) Stufe der Lexikalisierung
Um die intendierten Inhalte ausdrücken zu können, müssen diese formuliert werden. Auf der Stufe der Lexikalisierung wird eine Auswahl getroffen, und die notwendigen lexikalischen Einheiten werden aktiviert.
(3) Erzeugung einer syntaktischen Struktur
"Erzeugung" der syntaktischen Struktur bedeutet eine Linearisierung, d.h. die ausgewählten lexikalischen Einheiten werden auf einer zeitlich linearen, syntaktisch komplexen Sprachstruktur angeordnet.
(4) Stufe der phonologischen Enkodierung
Die lexikalischen Einheiten werden auf dieser Stufe phonologisch spezifiziert, d.h. den lexikalischen Einheiten werden phonologische Einheiten zugeordnet.
(5) Lautsprachliche Artikulation
Auf der Stufe der lautsprachlichen Artikulation schließlich wird die sprachliche Repräsentation motorisch realisiert, d.h. der intendierte Äußerungsinhalt

wird ausgesprochen, indem die phonologische Einheit motorisch umgesetzt wird.

Sprechen ist gewöhnlich eine beabsichtigte Tätigkeit, d.h. über Sprache vermittelt der Sprecher eine gedankliche Intention. Eine beabsichtigte Tätigkeit steht, nach Definition, unter zentraler Kontrolle (Fodor, 1983). Da jedoch eine bewußte Kontrolle des gesamten Sprachprozesses nicht möglich ist (z.B. der Zugriff auf einzelne Wörter), muß man annehmen, daß es Prozesse gibt, die automatisch ablaufen.

2.2 Darstellung des Sprachverarbeitungsmodells

In diesem Kapitel soll nun ein Sprachverarbeitungsmodell vorgestellt werden, das die Grundlage für die Erstellung von Untersuchungsaufgaben zur differentialdiagnostischen Erfassung gestörter sprachverarbeitender Leistungen bei Aphasikern bieten soll.

Das Modell entstand aus einer Betrachtung verschiedener aktueller Modelldarstellungen aus der psycholinguistischen und der klinisch-neuropsychologischen Forschung (Werani, 1993). Zu den verwendeten Modelldarstellungen aus der psycholinguistischen Forschung gehören das Modell von Aitchison (1987), die multimodale Gedächtnistheorie von Engelkamp (1991) und das Sprachproduktionsmodell von Levelt (1989). Diese drei Modelle werden dem psycholinguistischen Typ zugeordnet, da die funktionelle Seite der kognitiven Verarbeitung, insbesondere der Sprachverarbeitung, im Vordergrund steht. Zudem werden in diesen Modellen die Prinzipien der Tektonik (den Aufbau des kognitiven Systems betreffend), der Dynamik (Zustandsänderungen des kognitiven Systems betreffend) und der Genetik (die Entstehung des kognitiven Systems betreffend, auf die allerdings nicht näher eingegangen wird) beachtet, die nach Rickheit et al. (1992) die Säulen der psycholinguistischen Theorien zur Sprachverarbeitung ausmachen.

Zu der klinisch-neuropsychologischen Forschung werden das Modell von Ellis & Young (1991) und das Modell von Blanken (1988) gezählt. Diese Modelle gehen davon aus, daß von Sprachstörungen hirnverletzter Patienten auf die normale Sprachverarbeitung geschlossen werden kann.

Aus all den betrachteten Modellen wurden gemeinsame relevante Tendenzen und Abweichungen in einem Modell zusammengefaßt. Im folgenden werden zunächst die Komponenten des Modells vorgestellt, danach wird auf deren Verarbeitungsstrategien eingegangen.

Ziel und Aufgabe des Modells soll sein, einerseits die normale Sprachverarbeitung beschreiben zu können und andererseits vor allem Symptome bei Sprachstörungen nach Hirnschädigungen erklären zu können. Die Beschreibung von aphasischen Symptomen steht dabei im Mittelpunkt; diese werden allerdings nicht einem Syndrom zugeordnet, sondern anhand des Modells analysiert und konkretisiert. Auf die Kontroverse zwischen Vertretern, die an Syndromklassifizierungen festhalten, und Vertretern, die eine Syndromklassifizierung vehement ablehnen, wurde bereits in Abschnitt 1.1 eingegangen. Die Analyse von Symptomen anhand des Modells befürwortet somit die Tendenz, von Syndromklassifizierungen abzulassen und zu Einzelbeschreibungen überzugehen.

Das Hauptziel dieser Arbeit, ein geeignetes Sprachverarbeitungsmodell im pathologischen Bereich anzuwenden, bringt eine grundlegende Überlegung über den sinnvollen Aufbau des Modells mit sich. Im folgenden soll das Modell von Ellis & Young (1991) den Ausgangspunkt darstellen. Es ist sinnvoll, gerade dieses Modell zu wählen, da es bereits im pathologischen Bereich erprobt wurde (vgl. Ellis & Young, 1991; Reitz, 1994). Das Modell basiert auf den theoretischen Grundgedanken des Modells von Levelt (1989) und ist in wesentlichen Teilen der Satzverarbeitung ergänzt. Beide Modelle, das von Ellis & Young sowie das von Levelt, haben sich bereits bezüglich der Sprachverarbeitung als besonders geeignet erwiesen. Weitere Gedanken zum theoretischen Aufbau fließen von den Modellen von Aitchison (1987), Engelkamp (1991) und Blanken (1988) mit ein.

Nach Levelt (1989) muß man - will man eine Theorie über komplexe kognitive Fähigkeiten entwickeln - eine sinnvolle Aufteilung des gesamten mentalen Systems in Subsysteme bzw. Verarbeitungskomponenten postulieren. Jede Komponente muß in der Art und Weise beschrieben werden, daß eine Charakteristik der jeweiligen Repräsentationen gegeben wird, und ferner müssen die beteiligten Verarbeitungsprozesse analysiert werden. Weiter muß eine Spezifikation erfolgen, wie die Komponenten ineinandergreifen und zusammenarbeiten.

Im folgenden Sprachverarbeitungsmodell wird davon ausgegangen, daß die verarbeitenden Komponenten relativ autonom sind. Damit ist gemeint, daß die Transformation des Inputs in den Output weitgehend selbständig, ohne Störungen und ohne Beeinflußung durch andere Komponenten, abläuft. Dies ist möglich, wenn jede Komponente einen charakteristischen Input aufnimmt und diesen verarbeitet.

Das mentale Lexikon, welches im semantischen System enthalten ist, stellt eine zentrale Komponente der Sprachverarbeitung dar. Es ist dafür verantwortlich, konzeptuelle Strukturen in sprachliche Einheiten umzusetzen und umgekehrt. Es stellt somit eine Vermittlerrolle zwischen Konzepten und sprachlichen Einheiten dar. Ein wesentlicher Punkt ist daher die Einbettung des semantischen Systems innerhalb des kognitiven Systems, insbesondere innerhalb des Sprachverarbeitungssystems. In den folgenden Betrachtungen wird daher das semantische System immer in Zusammenhang mit der gesamten Sprachverarbeitung gesehen. Ein besonderer Hinweis, daß es sich beim semantischen System insbesondere für die kognitiv-neuropsychologische Forschung um eine zentrale Einheit handelt, findet sich darin, daß bei allen Aphasikern Störungen auf Wortebene vorliegen (vgl. Merdian, 1984; Kelter, 1990; Blanken, 1991).

Zur besseren Verständlichkeit ist das Modell in Abbildung 2.3 graphisch dargestellt. Man kann von drei übergeordneten Ebenen ausgehen. Es handelt sich um die konzeptuelle Ebene, die verbal-semantische Ebene und die sensumotorische Ebene. Nachdem diese drei Ebenen dargestellt worden sind, soll auf diejenigen Verarbeitungswege eingegangen werden, die für das Sprechen und das Verstehen notwendig sind. Nur zur Vollständigkeit, daher in geringem Umfang, soll auf die schriftsprachliche Verarbeitung eingegangen werden. Eine ausführliche Darstellung der schriftsprachlichen Verarbeitung anhand eines Modells wurde von Reitz (1994) gegeben.

Diese übergeordnete Einteilung ist am Modell von Engelkamp (1991) orientiert, das eine konzeptuelle und eine sensumotorische Ebene postuliert. Engelkamp versteht unter Konzepten die kleinsten begrifflichen Einheiten des konzeptuellen Wissens; diese begrifflichen Einheiten sind untereinander verknüpft, so daß das konzeptuelle System aus einem Netzwerk von Konzepten besteht. Auf sensumotorischer Ebene werden Erfahrungen wahrnehmungs- und verhaltensnah gespeichert, d.h. die Gedächtnisspuren auf dieser Ebene sind relativ direkt an Prozesse der Wahrnehmung und des motorischen Verhaltens geknüpft.

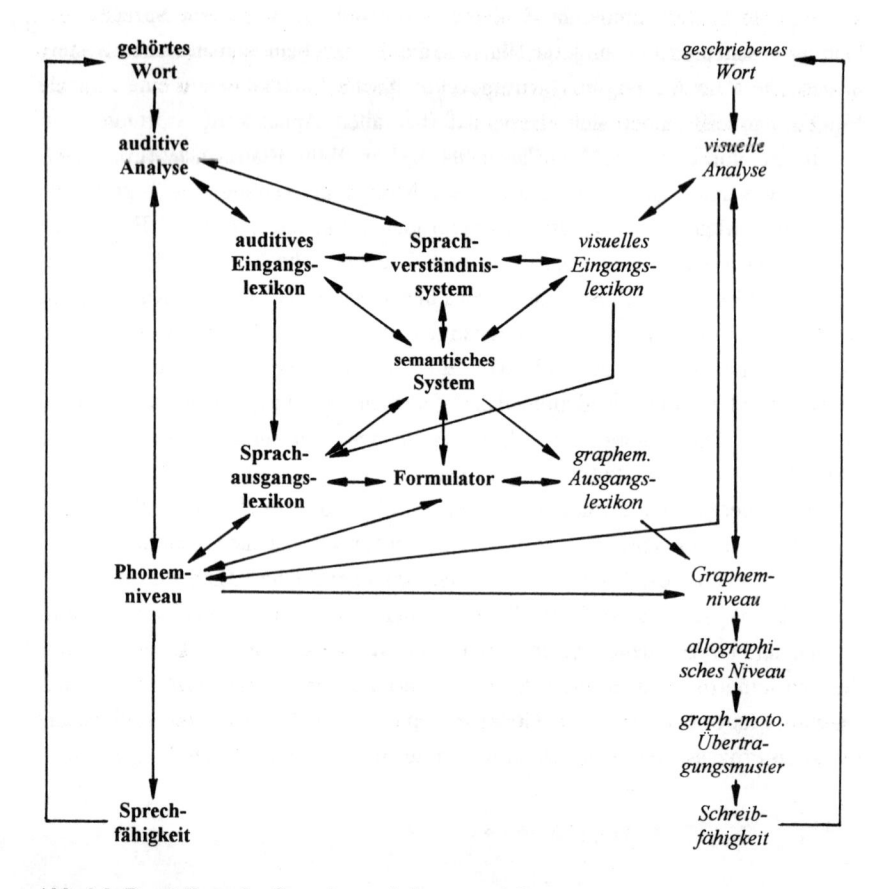

Abb. 2.3: Darstellung des Sprachverarbeitungsmodells

Ferner fließen in diese Einteilung Überlegungen aus dem neurolinguistischen Arbeitsmodell von Blanken (1988) ein, in dem ein pragmatisch-konzeptueller Apparat, ein Formulierungs- und ein Artikulationsapparat angenommen werden.

In dieser Arbeit werden auf sensumotorischer Ebene nur die Komponenten besprochen, die unmittelbar die Sprachverarbeitung gesprochener Sprache betreffen. Würde das Modell für weitere Modalitäten ausgeweitet werden, d.h. würden außer den Sprechbewegungen motorische Komponenten wie das Schreiben berücksichtigt, so würde die sensumotorische Ebene eine "Schnittstelle" für die Eingliederung der weiteren Modalitäten in das Modell darstellen.

Im weiteren läßt sich das Modell im wesentlichen nach Produktions- und Rezeptionsvorgängen unterteilen. Es handelt sich hierbei um zwei getrennte Prozesse, auf deren Verarbeitungsstrategien in Abschnitt 3.3.1 auf Wortebene und 3.3.2 auf Satzebene eingegangen wird.

Die Sprachproduktion verläuft ausgehend von der konzeptuellen Ebene bzw. vom semantischen System über den Formulator, das Sprachausgangslexikon und das Phonemniveau zur Sprechfähigkeit. Die Sprachrezeption verläuft vom auditiven Analysesystem zum auditiven Eingangslexikon und Sprachverständnissystem und erreicht dann das semantische System, in dem die analysierte Sprache Konzepte aktiviert. In Abbildung 2.3 sind die einzelnen Module differenziert dargestellt. Dieser kurze Überblick dient allein der Orientierung; das gesamte Modell wird in all seinen Komponenten und Verarbeitungsstrategien im folgenden genauer dargestellt.

2.2.1 Die konzeptuelle Ebene

Die konzeptuelle Ebene umfaßt das sogenannte semantische System. Eine Kernannahme der Kognitionsforschung lautet, daß die im Gedächtnis gespeicherten kognitiven Strukturen die äußere Welt mental repräsentieren. Die elementaren Einheiten dieser kognitiven Strukturen werden als Konzepte bezeichnet (Schwarz, 1992).

Konzepte sind mentale Organisationseinheiten, die die Funktion haben, Wissen über die Welt zu speichern. Dadurch, daß die Informationen in Klassen nach bestimmten Merkmalen eingeteilt sind, ist eine effektive Speicherung und Verarbeitung der Informationseinheiten möglich. Wirkungsvolles Handeln und Verstehen ist also deshalb möglich, weil mittels der konzeptuellen Struktur-einheiten die riesige Menge an Information sinnvoll organisiert werden kann. Zur Kategorisierung der Welt und des Wissens von der Welt werden zwei Prinzipien verwendet: (1) Identität und (2) Äquivalenz. Das Prinzip der Identität führt dazu, daß ein Objekt zu verschiedenen Zeitpunkten und an verschiedenen Orten als dieselbe Entität wiedererkannt wird. Das Prinzip der Äquivalenz führt dazu, daß zwei Objekte aufgrund von gemeinsamen Eigenschaften als zwei Entitäten erkannt werden, jedoch derselben Klasse angehören. "Das Erkennen identischer und äquivalenter Objekte wird durch die im LZG [Langzeitgedächtnis] gespeicherten Konzepte ermöglicht." (Schwarz, 1992, S. 84). Man unterscheidet Type- bzw. Kategorienkonzepte und Token- bzw. Individualkonzepte. Die Type-Konzepte speichern Informationen über ganze Klassen von Objekten; die Token-Konzepte repräsentieren individuelle Objekte. Angenommen wird, daß Konzepte durch mentale Operationen entstehen, die gemeinsame Merkmale extrahieren. Dafür muß von den individuellen Objektexemplaren abstrahiert werden. Es wird spekuliert, daß die extrahierten Merkmale gemeinsam gespeichert werden, und aus ihnen Kategorien gebildet werden. Durch den Kontakt mit verschiedenen Blumen würde sich somit ein BLUME-Konzept, wie beispielsweise folgendes entwickeln: "IST EINE PFLANZE"; "HAT EINE BLÜTE"; "HAT EINEN STENGEL"; "KANN DUFTEN". Der Inhalt des Konzepts, so wird spekuliert, wird durch die Anzahl der Merkmale festgelegt. Anhand des Konzepts kann jedes Exemplar einer Klasse als dazugehörig bzw. nicht dazugehörig identifiziert werden. Man geht davon aus, daß es sich bei Konzepten um flexible Repräsentationseinheiten handelt (Stereotyp- bzw. Prototyp-Konzeption nach Putnam (1976) und Rosch (1977)).

Möchte man sprachlich etwas mitteilen, so muß zunächst eine Äußerung geplant werden, d.h. es muß zunächst ein Konzept, das der kommunikativen Intention entspricht, ausgewählt werden. Bei der Auswahl der auszudrückenden Information muß die Gesprächssituation beachtet werden, d.h. es muß berücksichtigt werden, was bereits gesagt wurde, mit wem man spricht etc.; dies erfordert eine dauernde Aufmerksamkeit seitens des Sprechers bezüglich der Gesprächssituation, zudem überwacht der Sprecher stets, was er selbst sagt und wie er es sagt. Diese mentale Aktivität wird Konzeptbildung genannt. Es handelt sich um eine konzeptuelle oder vorsprachliche Verarbeitung, und das Ergebnis der Konzeptbildung wird als "präverbale Mitteilung" bezeichnet.

Der Sprecher muß deklaratives und non-deklaratives Wissen zur Verfügung haben, um eine vorsprachliche Mitteilung in einen sprachlichen Code umzuwandeln. Squire & Zola-Morgan (1988) unterscheiden folgendermaßen zwischen einem deklarativen und einem non-deklarativen Gedächtnis. Das deklarative Gedächtnis enthält episodisches und semantisches Wissen und bezieht sich somit auf Tatsachen und Gegenstände; es umfaßt propositionales, enzyklopädisches und situatives Wissen. Das non-deklarative Wissen enthält eine heterogene Sammlung von Fähigkeiten, die indirekt erworben werden, d.h. dieses Wissen eignet man sich über den Erwerb einer Tätigkeit an. Der Begriff "non-deklaratives Gedächtnis" ersetzt den früheren Begriff "prozedurales Gedächtnis", da nach Squire et al. (op.cit.) nicht nur rein motorische Fähigkeiten in diesem Gedächtnis enthalten sind, wie es für das prozedurale Gedächtnis angenommen wurde, sondern auch kognitive Fähigkeiten.

Im konzeptuellen System werden somit einerseits intendierte Sprechhandlungen erstellt und andererseits Konzepte über das auditive Eingangslexikon und das Sprachverständnissystem aktiviert. Die Erzeugung einer Mitteilung erfolgt nach Levelt (1989) in zwei Schritten: zunächst wird eine Makrostruktur erstellt, d.h. die konzeptuelle Sprechaktintention wird entwickelt. Es werden Informationen ausgewählt, die der kommunikativen Absicht dienen sollen. Die ausgewählte Information wird bereits in der Makroplanung linearisiert. Dann werden in der Mikrostruktur die konzeptuellen Sprechaktintentionen in Propositionen umgewandelt; dafür müssen die Konzepte mit Indizes versehen werden, die Informationen über den Bekanntheitsgrad, die Zeitform etc. enthalten. Das Ergebnis bzw. der Output der konzeptuellen Ebene wird als präverbale Botschaft an die verbal-semantische Ebene weitergegeben.

2.2.2 Die verbal-semantische Ebene

Zu der verbal-semantischen Ebene zählen das mentale Lexikon, welches im semantischen System enthalten ist, das auditive Eingangslexikon und das Sprachverständnissystem für Sätze sowie das Sprachausgangslexikon und der Formulator für die Produktion von Sätzen. In Abbildung 2.4 ist die Struktur der verbal-semantischen Ebene verdeutlicht.

Auf der verbal-semantischen Ebene findet die eigentliche Sprachverarbeitung statt, d.h. ein Konzept wird verbalisiert bzw. eine Verbalisierung wird konzep-

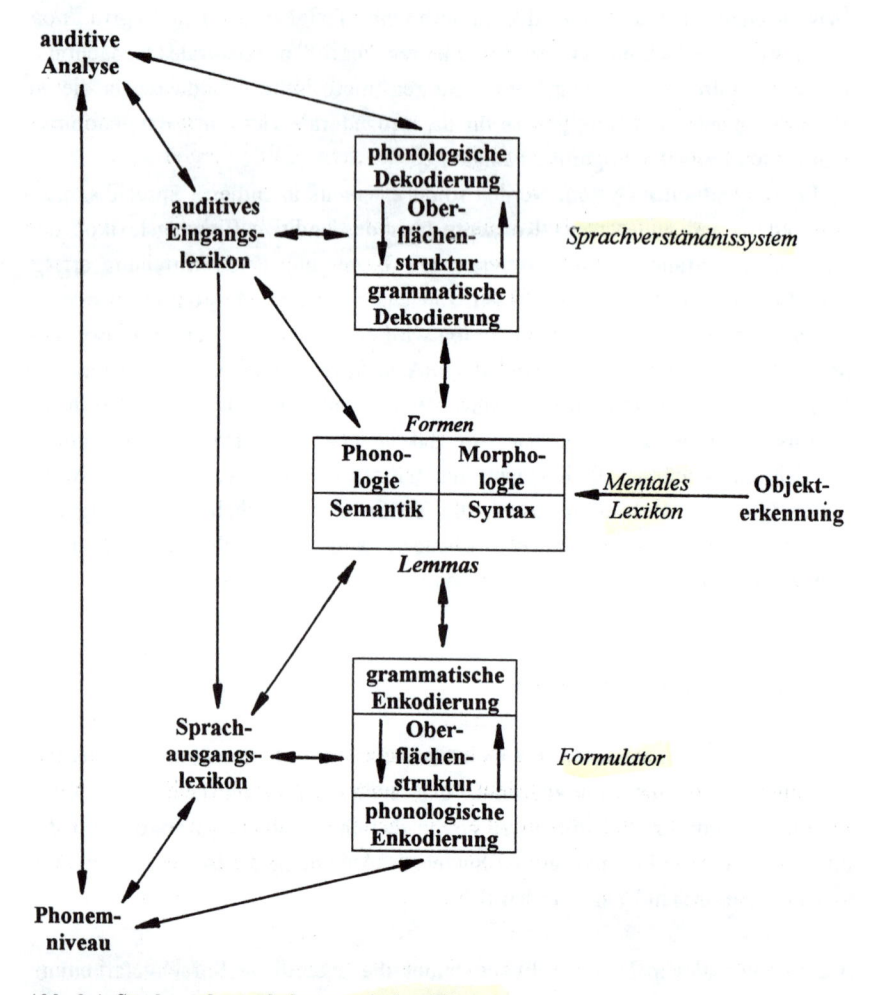

Abb. 2.4: Struktur der verbal-semantischen Ebene

tualisiert. Das mentale Lexikon stellt dabei den Vermittler zwischen konzeptueller Ebene und verbaler Ebene dar. Zunächst folgt eine Erläuterung der einzelnen Verarbeitungskomponenten.

Mentales Lexikon
Das mentale Lexikon stellt das Kernstück der Sprachverarbeitung dar, daher wird sehr ausführlich darauf eingegangen. Zunächst wird der Begriff des "mentalen Lexikons" definiert, anschließend wird der Begriff der Wortrepräsentation beschrieben, dann wird auf die Organisation des mentalen Lexikons eingegangen und abschließend wird die lexikalische Verarbeitung erläutert.

Ganz allgemein kann man davon ausgehen, daß das mentale Lexikon jener Teil des Gedächtnisses ist, der unser gesamtes Wortwissen enthält. So verwendet beispielsweise Aitchison (1987) den Begriff "mentales Lexikon", um den menschlichen "Wortspeicher" zu kennzeichnen, in dem die Wahrnehmung der realen Welt in Konzepte transformiert wird. Ein Wort aktiviert eine Wortbedeutung, und über diese wird ein Konzept aktiviert. Das Konzept enthält das gesamte Wissen, das mit dem Wort in Zusammenhang steht. Dabei überlappt das Konzept die Wortbedeutung, d.h. die Bedeutung eines Wortes ist Teil des Konzepts, aber nicht gesamter Konzeptinhalt.

Es wird angenommen, daß folgende Informationen über ein Wort benötigt werden: die semantische, die syntaktische, die phonologische und die graphematische Information (vgl. Levelt, 1989; Schwarz, 1992). Diese vier Informationen werden im folgenden in zwei Gruppen eingeteilt: in Lemmas und Formen (vgl. Kempen und Huijbers, 1983).

Aus der Sicht der heutigen Linguistik hat das mentale Lexikon eine Vermittlungsfunktion, d.h. das mentale Lexikon vermittelt zwischen einem akustischen Reiz und dem Konzept, da in jedem Lexikoneintrag phonologische, morphologische, syntaktische und semantische Informationen aufeinander bezogen werden. Fraglich ist, ob diese Informationen im mentalen Lexikon zusammen oder einzeln abgespeichert sind und in welchen Relationen sie zueinander stehen.

Bezüglich der Organisation der Wörter im mentalen Lexikon wird allgemein angenommen, daß die Wörter nicht nach einem Zufallsprinzip angelegt, sondern äußerst rationell strukturiert sind. Anders, als aufgrund einer ausgesprochen guten Organisation des mentalen Lexikons, wäre die Ökonomie, mit der wir unser Wortwissen benutzen, nicht zu erklären, da eine große Anzahl von

Wörtern abgespeichert ist und auf diese kolossal schnell zugegriffen werden kann; so wird beispielsweise angenommen, daß ein in zusammenhängender Rede geäußertes Wort in ca. 200 Millisekunden erkannt wird, und dies aus einer Menge zwischen 50 000 und 200 000 Einheiten (Günther, 1989)[5].

Im vorliegenden Modell wird davon ausgegangen, daß eine präverbale Mitteilung bzw. die Sprechaktintention (d.h. der Output des konzeptuellen Systems) lexikalische Items im mentalen Lexikon aktiviert. Die syntaktischen, morphologischen und phonologischen Eigenschaften der aktivierten lexikalischen Items treten wiederum mit den grammatischen und phonologischen Enkodierungsprozessen in Interaktion, somit werden die Formulierungsprozesse vom Lexikon stark beeinflußt. Die Annahme, daß das Lexikon ein wesentlicher Vermittler zwischen den Konzepten und den Formulierungsprozessen ist, wird als "lexikalische Hypothese" bezeichnet (Levelt, 1989, S. 181).

Die präverbale Botschaft enthält Propositionen, die einerseits im Falle einer Satzproduktion im grammatischen Enkodierungssystem "grammatische Hülsen" und andererseits im Falle einer Wortproduktion im mentalen Lexikon die Wortbedeutungen aktivieren. Bei einer Satzproduktion müssen die ausgewählten Lemmas somit zum einen der intendierten Bedeutungsstruktur und zum anderen dem grammatischen "Format" entsprechen. Zwischen den aktivierten Lemmas und dem grammatischen Enkodierungssystem kommt es zur Interaktion: das Enkodierungssystem erstellt mit den Lemmas eine Oberflächenstruktur. Bei einer einzelnen Wortproduktion muß keine grammatische Enkodierung stattfinden und das Wort kann im mentalen Lexikon direkt aktiviert werden und über das Sprachausgangslexikon produziert werden.

Das mentale Lexikon spielt somit eine entscheidende Rolle bei der Spracherzeugung; es stellt eine funktionelle Vermittlerrolle zwischen Konzepten des semantischen Systems und Formulierungsprozessen dar.

Der Eintrag im mentalen Lexikon wird im folgenden mit Wortrepräsentation bezeichnet. Eine Wortrepräsentation besteht aus einem konzeptuellen Teil und einem lexikalischen Teil. Nur dadurch, daß diese beiden Teile im mentalen Lexikon enthalten sind, kann es die Schnittstelle zwischen konzeptueller und verbaler Ebene darstellen. Der konzeptuelle Teil der Wortrepräsentation, der die Wortbedeutung enthält, ist nonverbal und interagiert fortlaufend mit dem semantischen System; damit ist die Wortbedeutung im mentalen Lexikon nicht

---

[5] Schätzungen der Anzahl der Einheiten im mentalen Lexikon sind sehr problematisch, die angegebenen Zahlen jedoch eher zu niedrig (op.cit.).

festgelegt und kann je nach Kontext variieren. Dieser Punkt wirft wieder die Frage auf, ob eine Trennung zwischen konzeptueller und verbal-semantischer Ebene notwendig ist, da keine strikte Trennung (insbesondere keine räumliche Trennung) zwischen diesen Ebenen angenommen werden darf. Die Unterscheidung der Ebenen beruht jedoch auf funktionellen Aspekten (z.B. Konzeptualisierung vs. Verbalisierung) und scheint vom Standpunkt der Funktionalität aus auch gerechtfertigt. Der Wortbedeutung im mentalen Lexikon wird dann im weiteren ein "lexikalischer Eintrag" zugeordnet. Ein lexikalischer Eintrag enthält das syntaktische Wissen über ein Wort, seine morphologische und die phonematische Struktur. Diese vier Einheiten werden in zwei Gruppen unterteilt: in Lemmas und Formen (Kempen & Huijbers, 1983).

Die Lemmas enthalten die semantischen und die syntaktischen Informationen, die auch für eine grammatische Enkodierung notwendig sind und mit dieser wiederum eng interagieren. Die Formen enthalten die morphologischen und die phonologischen Informationen, die mit dem phonologischen Enkodierungssystem in Zusammenhang stehen. Lemmalexikon und Formlexikon sind miteinander verknüpft; dabei "zeigt" jedes Lemma auf seine korrespondierende Form. Diese Unterteilung des mentalen Lexikons läßt annehmen, daß es innerhalb des mentalen Lexikons zwei Organisationsprinzipien gibt; die eine Struktur richtet sich auf die Bedeutung von Items, die andere auf die Formeigenschaften.

Die semantische Information eines Lemmas spezifiziert die Mitteilung der konzeptuellen Ebene, d.h. die konzeptuelle Mitteilung aktiviert die Bedeutung des Lemmas. Durch die syntaktische Information eines Lemmas wird die syntaktische Kategorie spezifiziert. Die Zuordnung phonologischer Information zu den Lemmas führt zur Erstellung eines phonetischen Plans.

Lemma und Form stellen ein lexikalisches Item dar. Mehrere lexikalische Items können zu lexikalischen Einheiten zusammengefaßt werden. In Abbildung 2.5 ist eine Wortrepräsentation und ihre Unterteilung in konzeptuellen Anteil und lexikalischen Eintrag dargestellt.

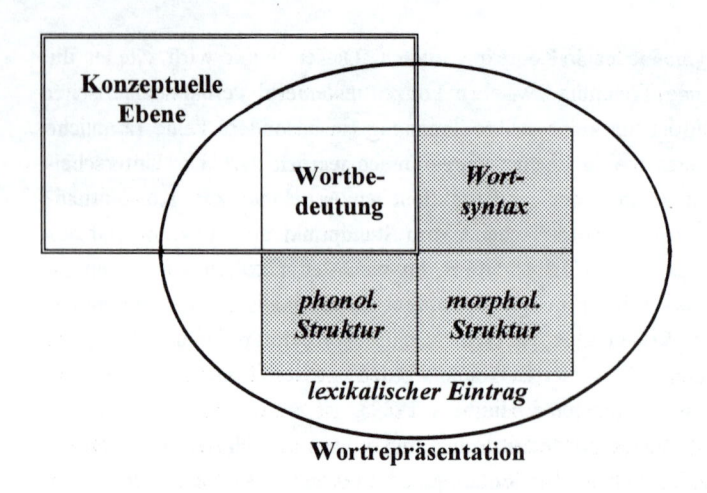

Abb. 2.5: Darstellung einer Wortrepräsentation

Bezüglich der Organisation des mentalen Lexikons geht Levelt (1989) davon aus, daß das mentale Lexikon eine interne Struktur besitzt, über die die Items auf unterschiedliche Weise miteinander verbunden sind. Für die Sprachproduktion sind vor allem zwei Verbindungsarten von Bedeutung: zum einen Itemverbindungen innerhalb eines lexikalischen Eintrages und zum anderen Itemverbindungen zwischen verschiedenen lexikalischen Einträgen.

Lexikalische Einträge enthalten Items, die untereinander verbunden sind. Beispielsweise gehören die Flexionen eines Verbs, wobei jede Flexion einem Item entspricht, zu demselben lexikalischen Eintrag. Merkmale für Person, Numerus, Tempus, Modus etc. stellen ebenso Items desselben Eintrages dar; diese Items sind eng miteinander verbunden. Ableitungen, also morphologisch, syntaktisch und semantisch eigenständige (lexikalisierte) Wörter, die aus dem Stamm bereits existierender Wörter unter Zuhilfenahme spezifischer Wortbildungsverfahren entstanden sind (vgl. Bussmann, 1990), stellen dagegen immer eigene Einträge im mentalen Lexikon dar. Beispielsweise enthält der Eintrag "singen" alle Beugungen des Verbs, wie singe, sang, gesungen, während die Ableitung "Gesang" einen eigenen Eintrag darstellt.

Bei den Verbindungen zwischen den verschiedenen Einträgen unterscheidet man wiederum zwei Arten: intrinsische und assoziative Verbindungen. Intrinsische Verbindungen werden von den vier Struktureinheiten Semantik, Syntax, Phonologie und Morphologie des lexikalischen Items abgeleitet:

(1) Semantische Felder:
Einträge im mentalen Lexikon haben eine besondere Verbindung auf der Ebene ihrer Bedeutung. Diese Annahme geht auf die Netzwerkmodelle zurück, die u.a. Collins & Quillian (1969, 1972) beschrieben. In diesen Modellen wird angenommen, daß das mentale Lexikon ein Netzwerk von miteinander verbundenen Wörtern sei. Die Wörter (lexikalische Items) stellen Knotenpunkte des Netzes dar, deren Informationsgehalt sich aus den Beziehungen zu anderen Knoten ergibt. Das Lexikon ist nach semantischen Strukturen gegliedert, d.h. bedeutungsähnliche Wörter liegen im Netzwerk "näher" beieinander. Die Hypothese, die daraus gefolgert wurde, lautet: Was im semantischen Raum nahe beieinander liegt, ist schnell zu erreichen. Des weiteren wird in diesem Modell angenommen, daß die Wörter in der Beziehung zueinander stehen, die der Sprecher zwischen ihnen bildet. Es lassen sich zwischen den Wörtern vier verschiedene Verbindungstypen spezifizieren: Koordination, Superordination, Kollokation und Synonymie.

(a) Koordination. Wörter, die innerhalb einer Taxonomie auf einer gemeinsamen Stufe auftreten, sind koordiniert; es handelt sich um Kohyponyme. Hyponyme sind immer einem Hyperonym zugeordnet, da sie sich auf einer Ebene befinden. Das Hyperonym stellt den hierarchischen Knoten dar.

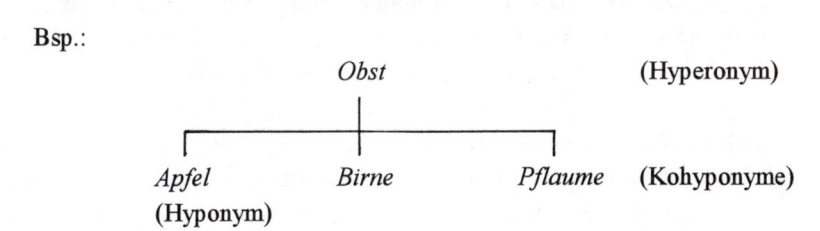

Bsp.:

Obst   (Hyperonym)

Apfel   *Birne*   *Pflaume*   (Kohyponyme)
(Hyponym)

(b) Superordination. Die Superordination regelt das Verhältnis zwischen Hyperonymen und Hyponymen. Das Hyperonym ist superordiniert zu den Kohyponymen. Zum Beispiel in (a): *"Obst"* ist superordiniert zu den Obstarten *"Apfel, Birne, Pflaume"*, die wiederum koordiniert sind.

(c) Kollokation. Mit Kollokation bezeichnet man das gemeinsame Auftreten von Wörtern, zum Beispiel in Komposita wie *"Salzwasser oder Kleiderschrank"*.

(d) Synonymie. Es besteht eine Beziehung zwischen Wörtern, die synonym (d.h. in speziellen Kontexten bedeutungsgleich) zueinander sind, wie zum Beispiel *"Krawatte und Schlips"*. Aus der Literatur gibt es Evidenzen, daß diese Verbindungen zwischen einem Wort und dessen Hyperonym bestehen (wie zum *Beispiel "Katze-Tier"*, *"Grün-Farbe"*), zwischen einem Wort und dessen Kohyponymen (wie zum Beispiel *"Katze-Hund"*, *"grün-gelb"*) und zwischen einem Wort und einem Synonym (wie zum Beispiel *"eigensinnig-starrköpfig"*, *"bleich-fahl"*). Auf diese Weise entstehen semantische Felder.

(2) Syntaktische Verbindungen:
Die syntaktischen Verbindungen sind immer noch umstritten, da empirische Untersuchungen fehlen. Bezüglich der Wortklassenkategorisierung kann man sagen, daß Menschen und Objekten im allgemeinen mit Nomina, Handlungen mit Verben bezeichnet werden. Aitchison (1987) nimmt weiter an, daß Wörter derselben Wortklasse enger miteinander verbunden sind als Wörter verschiedener Wortklassen; insbesondere die Klasse der Nomina sei eng miteinander verknüpft. Evidenzen für diese Annahme erbringen die Aphasiologie und die Versprecherforschung. Bei einigen Formen der Aphasie stellte man fest, daß die Verbformen mehr betroffen sind als andere Wortformen. Eine Analyse von Versprechern bei Normalsprechern zeigte auf, daß eher Nomina und Adjektive/Adverbien betroffen sind als Verben.

(3) Phonologische Verbindungen:
Wörter mit denselben Anfangs- bzw. Endsilben sind miteinander verbunden. Die Phonologie-Komponente muß nach Aitchison (1987) eine schnelle Identifikation von Lauten bei der Sprachwahrnehmung gewährleisten, gegenüber der Wortproduktion findet ein nahezu umgekehrter Prozeß statt: zuerst müssen aus dem Sprachschall Laute bzw. Wörter entnommen werden und diese in Bedeutungen umgesetzt werden. In dieser Komponente sind ähnlich klingende Wörter eng miteinander verbunden. Aus der Versprecherforschung weiß man, daß es auch zu Vertauschungen ähnlich klingender Wörter kommen kann, wie zum Beispiel: *"mariniert statt maniert"*.

(4) Wortstamm-Verbindungen:
Morphologisch bestimmte Verbindungen bestehen zwischen Einträgen mit demselben Wortstamm wie zum Beispiel: *"Schiff, Schiffahrt, Schiffsjunge,*

Schiffswerft" etc. Es ist nicht überraschend, daß morphologische und semantische Verbindungen eng zusammenhängen.

Assoziative Verbindungen zwischen Einträgen sind nicht unbedingt an semantische Eigenschaften gebunden. Es wird angenommen, daß diese Verbindungen im häufigen gemeinsamen Gebrauch der Wörter begründet liegen. Die Gebrauchshäufigkeit einzelner Wortverbindungen spielt demnach eine größere Rolle als die konzeptuelle Verbindung zwischen Wörtern.

Die Speicherinhalte, die sogenannten Wortrepräsentationen, stellen einen mehr oder weniger statischen Corpus dar. Da jeder Sprecher die Möglichkeit hat, neue Wörter zu kreieren, wird ein eigener Prozessor für die Erzeugung neuer Wörter angenommen. Nach Aitchison (1987) werden neue Wortbildungen durch das lexikalisch-prozedurale Wissen erzeugt. Diese Prozesse laufen ab, während bereits gesprochen wird. Der Sprecher kann dadurch bei weitem mehr Wörter erzeugen, als im mentalen Lexikon abgespeichert sind. Da angenommen werden muß, daß diese lexikalischen Prozeduren nicht isoliert funktionieren, muß man eine Verbindung zu einem sogenannten "back-up"-Speicher annehmen. Dieser "back-up"-Speicher repräsentiert die Art der Zerlegung einzelner Wörter in Morpheme. Der "back-up"-Speicher erfüllt somit zwei Funktionen. Erstens können neue Wörter durch eine Rückzerlegung analysiert werden. Dieser Prozeß wird dann in Gang gesetzt, wenn neue, unbekannte Wörter verstanden werden sollen, und dies nur durch eine Rückzerlegung möglich ist; beispielsweise können Fremdwörter erschlossen werden, indem die Affixe analysiert werden. Die zweite Funktion besteht darin, neue Wörter kreieren zu können, nämlich auf eine solche Weise, daß Affixe vorangestellt oder hinten angehängt werden. Durch die Erweiterung des mentalen Lexikons mit dem "back-up"-Speicher erreicht das mentale Lexikon eine ungeheure Flexibilität.

Eine wesentliche Schlüsselfrage in der Theoriebildung für die Sprachproduktion ist die Art und Weise der Aktivation eines Lemmas, da die Lemmas die Vermittlerfunktion zwischen Konzept und phonologischer Enkodierung darstellen. Die hohe Geschwindigkeit, mit der auf Items zugegriffen wird, fordert eine parallele Verarbeitung (vgl. Aitchison, 1987; Levelt, 1989). Zu der parallelen Verarbeitung kommt noch eine konvergierende Aktivation im kognitiven System hinzu.

Für eine parallele Verarbeitung sprechen u.a. Ergebnisse aus der Versprecherforschung. Manche Versprecher weisen eine gleichzeitige Aktivation zweier Wörter auf; beispielsweise wurden in dem Wort *"vertrunken"* zwei Worthälften, *"verschluckt"* und *"getrunken"*, miteinander verschmolzen.

Die konvergierende Aktivation muß angenommen werden, da im Optimalfall im mentalen Lexikon auf ein einziges Wort zugegriffen wird. Die Konvergenz ist nahezu garantiert, wenn Konzepte und Wörter in einer relativ einfachen eins-zu-eins-Zuordnung stehen. Ein Lemma ist dann nichts anderes als die Zielform, auf die die konzeptuelle Struktur zeigt. Wenn alle Verbindungen nach diesem Prinzip ablaufen würden, wäre die Aktivierung eines Lemmas nichts anderes, als Schreibmaschine zu schreiben: jedes Konzept tippt eine Taste und erzeugt das gewünschte Wort. Die Aktivation eines Lemmas wäre demnach eine einfache Relation, die keine Auswahl gestattet. Da nicht alle Wörter konkrete Nomina darstellen, muß eine Alternative zu der eins-zu-eins-Zuordnung angenommen werden: die "Komponententheorie". Diese Theorie geht davon aus, daß die Bedeutung eines Wortes aus Komponenten oder Merkmalen besteht, die anhand der Fragmente einer Mitteilung überprüft werden. In einer prozeduralen Theorie (Miller & Johnson-Laird, 1976) werden als Komponenten Prädikate angenommen; jedes Prädikat wird dahingehend überprüft, ob es mit dem Konzept übereinstimmt oder nicht. Um so detaillierter die Komponentenstruktur eines Lemmas ist, desto mehr "Tests" müssen durchgeführt werden, um zu überprüfen, ob das richtige Lemma ausgewählt wurde. Die hohe Zugriffsgeschwindigkeit, trotz dieses komplexen Prozesses, ist wiederum nur zu erklären, wenn die Aktivation parallel abläuft.

Das Ziel der lexikalischen Verarbeitung im mentalen Lexikon besteht darin, das gespeicherte Wissen, welches mit Wörtern assoziiert werden kann, verfügbar zu machen. Dieses Wissen kann dann wiederum verwendet werden, um eine bedeutungsvolle Äußerung zu entwickeln. Der Verarbeitungsprozeß, der das gespeicherte Wissen verbal verfügbar macht, wird mit dem Begriff "lexikalischer Zugriff" bezeichnet. Es wird somit genau der Punkt charakterisiert, an dem die mannigfaltigen Eigenschaften einer lexikalischen Repräsentation zugänglich gemacht werden.

Bei der Sprachproduktion wird durch den Prozeß des lexikalischen Zugriffs einem Lemma die entsprechende Form zugeordnet, d.h. die phonologische Struktur des intendierten Wortes wird freigelegt. Bei der Sprachrezeption handelt es sich um den umgekehrten Prozeß: es werden zunächst die phonologischen Formen aktiviert und diesen dann wiederum Lemmas zugeordnet.

Nach dieser Darstellung des mentalen Lexikons als zentraler Einheit der Sprachverarbeitung wird im folgenden auf das auditive Eingangslexikon und das Sprachverständnissystem sowie das Sprachausgangslexikon und den Formulator eingegangen.

Auditives Eingangslexikon und Sprachverständnissystem
Das auditive Eingangslexikon und das Sprachverständnissystem sind diejenigen Komponenten der Sprachverarbeitung, die für die Dekodierung eines Sprachsignals notwendig sind. Das auditive Eingangslexikon ist für die Verarbeitung einzelner Wörter zuständig und das Sprachverständnissystem für die Verarbeitung ganzer Sätze. Es ist fraglich, ob überhaupt von zwei getrennten Komponenten ausgegangen werden kann, oder ob die Dekodierung in einer einzigen Komponente stattfindet. Da es sich jedoch bei der Wort- und der Satzverarbeitung um zwei verschiedene Verarbeitungsprozesse handelt, werden zwei Komponenten postuliert. Anzunehmen ist, daß beide Komponenten eng miteinander interagieren.

Ein Sprecher hat sowohl zu seiner internen als auch zu seiner geäußerten Sprache Zugang. Er kann seiner eigenen geäußerten Sprache ebenso zuhören, wie der geäußerten Sprache eines Kommunikationspartners. Der Sprecher kann verstehen, was er selbst sagt, d.h. er kann feststellen, ob seine eigene Sprache bedeutungshaltig und syntaktisch korrekt ist, und er kann die Bedeutung der vom Gesprächspartner geäußerten Sätze interpretieren. Das Sprachverständnissystem wird somit einerseits über akustische Signale und andererseits durch die intern ausformulierte Sprache aktiviert. Für diese Verarbeitung benötigt der Sprecher zum einen eine Verarbeitungskomponente, die auditive Wahrnehmungen verarbeitet, und zum anderen eine Verarbeitungskomponente, die dem Gehörten Bedeutung zuordnet. Ersteres Verarbeitungssystem wird als "auditives System", letzteres als "Sprachverständnissystem" bezeichnet.

Das auditive Eingangslexikon ist für die Wortverarbeitung zuständig. In dieser Komponente wird analysiert, ob es sich beim eintreffenden auditiven Input um ein bekanntes Wort handelt oder nicht. Es findet eine phonologische Dekodierung statt, die dann zum mentalen Lexikon weitergeleitet wird. Im mentalen Lexikon werden den als bekannt identifizierten Wörtern Bedeutungen zugeordnet. Nicht-Wörter bzw. Fremdwörter ohne semantischen Eintrag werden

55

somit in dieser Komponente abgefangen und nicht in das mentale Lexikon weitergeleitet.

Für die Dekodierung eines gehörten Satzes ist das Sprachverständnissystem zuständig. Um Wörter zu erkennen und ihnen Bedeutungen zuzuordnen, bezieht das Sprachverständnissystem Form- und Lemmainformationen aus dem mentalen Lexikon. Der Output des Sprachverständnissystems ist die analysierte Sprache (parsed speech). Die analysierte Sprache stellt eine mentale Repräsentation der geäußerten oder der internen Sprache dar, zergliedert in phonologische, morphologische, syntaktische und semantische Komponenten. Sowohl die analysierte interne Sprache als auch die analysierte äußere Sprache sind im Arbeitsgedächtnis repräsentiert, da beide auf dieselbe Weise im Sprachverständnissystem verarbeitet werden. Aufgrund dieses Verarbeitungsweges kann der Sprecher Fehler der internen Sprache noch entdecken, bevor diese artikuliert wird. Über das Selbstkontrollsystem kann der Sprecher die Bedeutung dessen, was er sagen wird bzw. bereits gesagt hat, mit der intendierten Bedeutung vergleichen. Das Sprachverständnissystem ermöglicht dem Hörer einerseits, die "Formfehler" anderer zu bemerken, und andererseits - auf demselben Wege - selbstproduzierte Formfehler zu entdecken. Die Selbstkontrolle des Sprechers richtet sich nicht nur auf die Bedeutung, sondern auch auf die linguistische Wohlgeformtheit der Wörter bzw. Sätze. Das Sprachverständnissystem stellt den Vermittler zwischen geäußerter Sprache oder selbstproduzierter interner Sprache und dem konzeptuellen System dar.

Sprachausgangslexikon und Formulator

Das Sprachausgangslexikon und der Formulator sind diejenigen Komponenten, die einen phonetischen bzw. artikulatorischen Plan als Output produzieren, d.h. in diesen Komponenten wird die konzeptuelle Struktur in eine linguistische übersetzt. Das Sprachausgangslexikon verarbeitet einzelne Wörter und der Formulator ganze Sätze. Analog zum auditiven Eingangslexikon und zum Sprachverständnissystem stellt sich die Frage, ob zwei Komponenten angenommen werden müssen oder ob die Annahme einer einzigen Komponente ausreicht. Da auch hier davon ausgegangen wird, daß zwei unterschiedliche Verarbeitungsprozesse für die Wort- und die Satzverarbeitung verwendet werden, werden zwei Komponenten postuliert.

Das Sprachausgangslexikon ist analog zum auditiven Eingangslexikon für die Einzelwortproduktion verantwortlich, d.h. bei der Produktion von einzelnen Wörtern besteht eine direkte Verbindung vom mentalen Lexikon zum Sprachausgangslexikon. Das Sprachausgangslexikon enthält die abstrakte phonologische Repräsentation, die in einen phonetischen Plan transformiert wird.

Der Formulator ist für die komplexere Verarbeitung von Sätzen zuständig. Hier erfolgt die Umwandlung einer präverbalen Mitteilung in einen phonetischen oder artikulatorischen Plan in zwei Schritten: zunächst erfolgt die grammatische, dann die phonologische Enkodierung.

(1) Grammatische Enkodierung

Das grammatische Enkodierungssystem gliedert sich in zwei Prozeduren: bei der ersten handelt es sich um eine syntaxbildende Prozedur, die zweite Prozedur besteht aus einem Zugang zu den Lemmas, die im mentalen Lexikon abgespeichert sind. Das grammatische Enkodierungssystem erstellt, nachdem es durch eine Inputinformation der präverbalen Botschaft aktiviert wurde, eine grammatische Struktur, sozusagen "grammatische Hülsen", die mit Lemmas aufgefüllt werden. Die ausgewählten Lemmas entsprechen dabei zum einen der Bedeutung aus dem semantischen System, d.h. werden von den Bedeutungen aktiviert, die in der präverbalen Botschaft enthalten sind, zum anderen müssen sie zu den "grammatischen Hülsen" des grammatischen Enkodierungssystems passen, d.h. zu der vorgegebenen Wortform, Zeitform etc. Die Verarbeitungsprozesse zwischen dem grammatischen Enkodierungssystem und den Lemmas sind eng verflochten. Wenn alle notwendigen Lemmas aktiviert wurden, hat das grammatische Enkodierungssystem eine Oberflächenstruktur erzeugt. Mit Oberflächenstruktur ist hier eine geordnete Abfolge von Lemmas gemeint, die in Phrasen und Subphrasen auf mannigfaltige Arten gruppiert werden können. Die Oberflächenstruktur gelangt als "Zwischenergebnis" der grammatischen Enkodierungsprozesse in einen syntaktischen Speicher.

(2) Phonologische Enkodierung

Die Aufgabe der phonologischen Enkodierung besteht darin, einen phonetischen Plan für die gesamte Äußerung zu erstellen; dafür muß zunächst jedem Lemma ein phonetischer bzw. artikulatorischer Plan zugeordnet werden. Analog zum grammatischen Enkodierungssystem, das seine Information aus dem mentalen Lexikon von den Lemmas bezieht, erhält das phonologische Enkodierungssystem seine Information aus dem mentalen Lexikon durch Formen bzw. Formadressen. Die Form liefert Informationen über die Morphologie und Phonologie der Items. Eine Zuordnung von phonologischen Formen bedeutet eine Zuordnung von Lautsegmenten. Die morphologische

Form kann Wörter in ihre Morpheme zerlegen; diese Zerlegung ist bei der Analyse neuer Wörter notwendig (vgl. Aitchison, 1987).

Die Verbindung vom phonologischen Enkodierungssystem zum grammatischen Enkodierungssystem stellt die Möglichkeit der Interaktion zwischen den Komponenten der Wortform- und Wortbedeutungsverarbeitung dar. Es kommt somit zu Feedforward- und Feedback-Mechanismen innerhalb des Formulators.

Der Output, der phonetische bzw. artikulatorische Plan, ist noch nicht die geäußerte Sprache, sondern die interne Repräsentation darüber, wie die geplante Äußerung artikuliert werden soll. Der phonetische Plan liefert somit ein Programm für die Artikulation. Levelt bezeichnet diese Repräsentation auch als interne Sprache. Der phonetische Plan bzw. die interne Sprache dient wiederum als Input für die folgende Verarbeitungskomponente: den Artikulator.

2.2.3 Die sensumotorische Ebene

Unter "sensumotorischer Ebene" werden der Artikulator und das auditive Analysesystem zusammengefaßt.

Artikulation ist die Ausführung des phonetischen Plans durch die Muskeln des respiratorischen, des laryngalen und des supralaryngalen Systems. Die Erstellung der phonetischen Pläne geht der Artikulation stets voraus. Aufgrund dieser Asynchronie müssen phonetische Pläne zeitlich gespeichert werden; dies erfolgt im artikulatorischen Speicher. Der Artikulator entnimmt dem artikulatorischen Speicher nacheinander Elemente interner Sprache, die dann in geäußerte Sprache umgesetzt werden. Die motorische Ausführung beruht auf der Koordination von Muskelfasern. Die einzelnen Prozesse des Artikulators sind in den Modellen noch nicht genügend beschrieben. Das Ergebnis bzw. der Output des Artikulators ist die geäußerte Sprache.

Mit einem auditiven Input, d.h. einem gehörten Wort oder Satz, wird der Prozeß der Sprachrezeption in Gang gesetzt. Im auditiven Analysesystem wird der sprachliche Input aufgenommen und für die weitere Verarbeitung gespeichert; zunächst werden einzelne Sprachlaute aus der Lautfolge gesprochener Sprache extrahiert und analysiert. Es handelt sich um ein recht flexibles System, da trotz unterschiedlicher Akzente, Stimmlage, Sprechgeschwindigkeit usw. eine Analyse durchgeführt werden kann. Anschließend wird die analysierte Lautkette zum auditiven Eingangslexikon und zum Sprachverständnissystem weitergeleitet.

2.2.4 Verarbeitungsstrategien

Im folgenden werden die Prinzipien der Sprachverarbeitung, die für das Modell angenommen werden, erläutert. Anhand der verschiedenen Ebenen wird dann auf die Verarbeitung der Sprachproduktion und -rezeption eines normalen Sprechers eingegangen.

Das vorliegende Modell ist "modular" angelegt, und die Verarbeitungsprozesse verlaufen inkrementell. Es besteht eine enge Verknüpfungen zwischen den einzelnen Modulen auf der verbal-semantischen und der konzeptuellen Ebene und durch die Komplexität der Interaktion dieser Systeme wird deutlich, wie unzureichend eine Modelldarstellung letztendlich ist. Es kann nur immer wieder darauf hingewiesen werden, daß ein Modell eine starke Vereinfachung des komplexen Geschehens ist.

In den strengen modularen Modellen wird eine serielle Verarbeitung angenommen (Ellis 1985; Morton & Patterson, 1980; Garrett, 1984). Es liegt bei diesen Modellen eine hierarchische oder serielle Gliederung vor; die Verarbeitungsschritte laufen demnach getrennt voneinander ab. Die einzelnen Komponenten können sich während des Ablaufs nicht gegenseitig beeinflussen.

Die inkrementelle Verarbeitung sieht eine serielle Verarbeitung insofern vor, da zunächst ein Äußerungsinhalt geplant werden muß, bevor er gesprochen werden kann, und ein gesprochenes Wort muß zunächst wahrgenommen werden, bevor es verarbeitet werden kann. Die Verarbeitung verläuft dann jedoch nicht Wort für Wort, was eine streng serielle Verarbeitung verlangen würde, sondern inkrementell, d.h. es werden gleichzeitig in allen Komponenten Elemente der sprachlichen Äußerung verarbeitet (vgl. Abschnitt 2.1.2).

Die einzelnen Komponenten des Modells stellen Netzwerke dar (vgl. Aitchison, 1987; Blanken, 1988) und sind über Netzwerke miteinander verbunden. Die Netzwerke werden durch Mechanismen aktiviert, die in den interaktiven Aktivationsmodellen postuliert werden. Zunächst wird bei der Sprachproduktion ein Konzept erstellt, das ein Wortfeld und somit eine Wortbedeutung aktiviert. Bezüglich der Auswahl von lexikalischen Einheiten wird eine parallele Aktivation angenommen, dies bedeutet, daß nicht eine eins-zu-eins Zuordnung von einem Konzept zu einer lexikalischen Einheit stattfindet, sondern von einem Konzept parallel mehrere semantisch verwandte lexikalische Einträge aktiviert werden. Nach einem Beispiel von Blanken (1991, S. 23) wird bei der Wortbedeutung "STUHL" nicht nur die Wortform /stuhl/, sondern werden auch die Wortformen /sofa/, /tisch/, /sessel/ etc. aktiviert. "Die Aktivationsstärke der Einträge steht dabei in Proportion zum Grad der semantischen Ähnlichkeit zur ausgewählten Wortbedeutung" (op.cit.: S. 23). Normalerweise erhält die adäquate Wortform das Maximum an Aktivierung und wird somit zur Produktion freigegeben. In pathologischen Fällen kann einerseits die Aktivation generell erniedrigt sein, andererseits können Zugangsblockaden zu bestimmten Wortformen vorliegen; auf diesen Sachverhalt wird später genauer eingegangen. Eine weitere wesentliche Charakteristik der interaktiven Aktivationstheorien ist das Zulassen von "Feedforward-Verarbeitung" und von einem "Feedback-Fluß" zwischen den Prozeßebenen bzw. Komponenten, d.h. jede Verarbeitungskomponente nimmt zu jedem Zeitpunkt Kontakt mit einer beliebigen anderen Komponente auf. Diese Verarbeitungsresultate sind sodann umgehend und gleichzeitig allen anderen Komponenten zugänglich. Alle Komponenten interagieren ständig miteinander.

Bei einem fehlerhaften Feedback innerhalb des mentalen Lexikons zwischen den Lemmas und den Formen könnte es zu zahlreichen semantischen Fehlaktivierungen kommen, ohne daß bei den Feedforward-Prozessen phonematische Probleme auftauchen müßten. Nach Dell (1988) gibt es psycholinguistische Evidenzen dafür, daß zwischen den Lemmas und Formen interaktive Verarbeitungsprozesse ablaufen können. "Die interaktive Hypothese könnte auch für modalitätsspezifische semantische Fehler bei hirnverletzten Patienten an Plausibilität gewinnen, wenn nachweisbar wäre, daß interaktive Prozesse auch bei aphasischen Symptomen eine relevante Rolle spielen können" (Blanken, 1991, S. 24).

Die netzwerkartigen Verbindungen und die Annahme von Feedforward- und Feedback-Mechanismen zeigen viele Möglichkeiten auf, wie das System gestört oder unterbrochen sein könnte. In den Modellen der klinisch-neuropsychologischen Richtung werden zahlreichere Verbindungen zwischen den einzelnen Komponenten postuliert (insbesondere bei Ellis & Young, 1991) als bei den psycholinguistischen Modellen. Diese Erweiterungen werden vorgenommen, da im pathologischen Bereich - möglicherweise aufgrund verschiedener Kompensationsstrategien - andere Verarbeitungsstrategien und andere Verbindungen zwischen den Komponenten verwendet werden, die beim normalen Sprecher nicht vorkommen, und somit in theoretisch-psycholinguistischen Analysen nicht berücksichtigt werden (Ellis & Young, 1991).

Im folgenden wird auf die unterschiedlichen Verarbeitungsstrategien bei der Sprachrezeption und der Sprachproduktion eingegangen.

Sprachrezeption
Innerhalb der Sprachrezeption wird zwischen der Wahrnehmung und Verarbeitung von Wörtern und Sätzen unterschieden. Mit auditivem Input wird ein gehörtes Wort oder ein gehörter Satz bezeichnet. Für die Rezeption eines auditiven Inputs werden das auditive Analysesystem, das auditive Eingangslexikon, das Sprachverständnissystem und das semantische System benötigt. Der Input - das gehörte Wort oder der gehörte Satz - wird gespeichert, analysiert und dem semantischen System zugeordnet.

Für die Wortrezeption werden im auditiven Analysesystem die Wörter zur weiteren Verarbeitung gespeichert, und die einzelnen Sprachlaute werden aus der Lautfolge gesprochener Sprache extrahiert. Das System ist äußerst flexibel, da unabhängig vom Sprecher und seiner Stimmlage, seiner Sprechgeschwindigkeit, seines Akzents etc. eine Analyse durchgeführt werden kann.

Die analysierten Laute gelangen ins auditive Eingangslexikon; hier sind alle in "gehörter" Form bekannten Wörter repräsentiert. Das eintreffende Wort wird dahingehend untersucht, ob es bekannt ist. Wird das Wort als "bekannt" identifiziert, so kann der erkannten phonologischen Form des Wortes die Bedeutung im semantischen System zugeordnet werden, d.h. der phonologischen Form wird im mentalen Lexikon ein Lemma zugeordnet.

Im mentalen Lexikon, das einen Teil des semantischen Systems darstellt, sind die Bedeutungen von Wörtern enthalten. Ein gehörtes Wort kann nur verstanden werden, wenn eine Aktivierung im auditiven Eingangslexikon vorausging, d.h. nur dann, wenn eine phonologische Form erstellt wurde und diese an das mentale Lexikon weitergeleitet wird und schließlich die Bedeutung in Form von Lemmas aktiviert wird. Das semantische System mit dem mentalen Lexikon stellt die Vermittlungsstelle zwischen Formen und Lemmas dar (vgl. Abschnitt 2.2, Abb. 2.2 und 2.3).

Die erste Verbindung zwischen dem auditiven Analysesystem und dem auditiven Eingangslexikon ermöglicht, daß ein nach Lautstrukturen analysiertes Wort als bekannt oder nicht bekannt beurteilt werden kann und dementsprechend eine phonologische Form erstellt wird. Die Verbindung zwischen dem auditiven Eingangslexikon und dem mentalen Lexikon ermöglicht, daß den

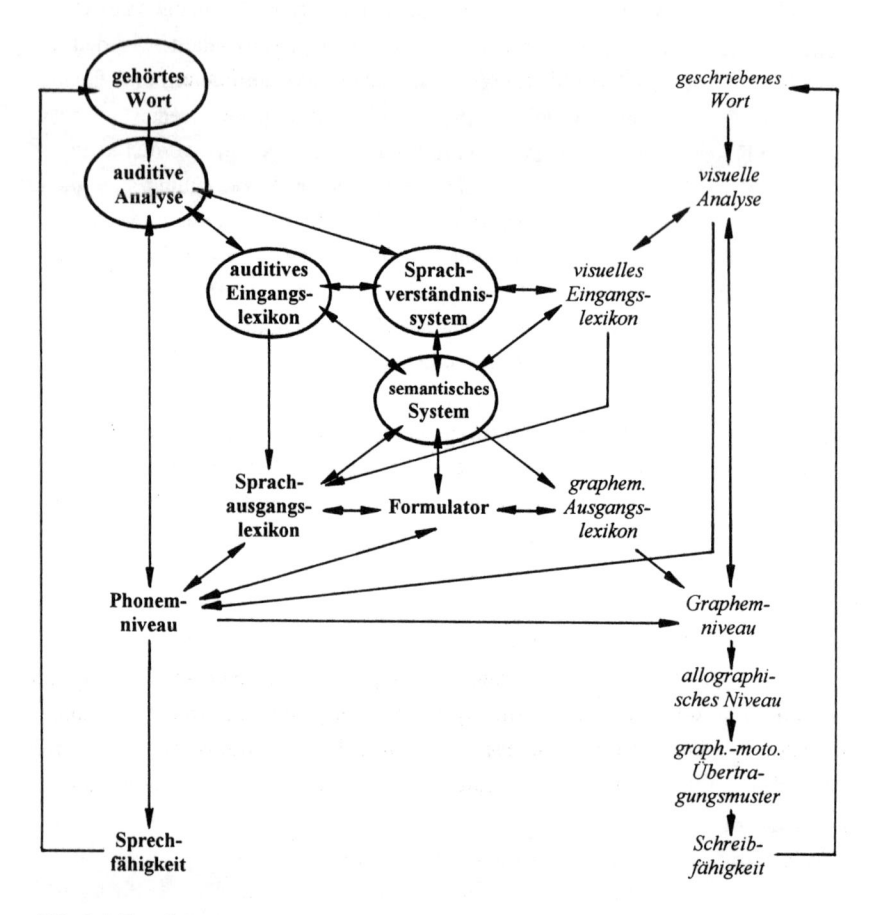

Abb. 2.6: Der Sprachrezeptionsprozeß

erkannten phonologischen Formen Lemmas, d.h. Bedeutungen, zugeordnet werden können.

Für die Satzrezeption wird zusätzlich das Sprachverständnissystem benötigt. Das Sprachverständnissystem interagiert wie der Formulator mit dem mentalen Lexikon, jedoch sind genauere Prozesse hier noch nicht identifiziert. Dem Input des Sprachverständnissystems, der "bekannten" analysierten Lautstruktur, werden im Sprachverständnissystem über die Formen einerseits Lemmas zugeordnet, andererseits werden grammatische Strukturen analysiert. Den dekodierten Wörtern und Sätzen werden Konzepte im semantischen System zugeordnet.

In Abbildung 2.6 sind die Komponenten, die am Verarbeitungsprozeß der Sprachrezeption beteiligt sind, zur Verdeutlichung gekennzeichnet.

Sprachproduktion

Innerhalb der Sprachproduktion wird ebenfalls - wie bei der Sprachrezeption - zwischen der Produktion von Wörtern und Sätzen unterschieden. Für die Produktion eines intendierten Inhalts werden das semantische System, das Sprachausgangslexikon, der Formulator und das Phonemniveau benötigt.

Im semantischen System wird im mentalen Lexikon auf Lemmas zugegriffen, die der Bedeutung des intendierten Inhalts entsprechen. Den ausgewählten Lemmas werden Formen zugeordnet, die im Sprachausgangslexikon die gesprochene Form eines Wortes verfügbar machen, d.h. das Sprachausgangslexikon umfaßt die Repräsentationen gesprochener Wörter, die aktiviert werden, wenn ein Wort gesprochen werden soll. Diese Verbindung vom mentalen Lexikon zum Sprachausgangslexikon ist die einzig relevante Verbindung für gesprochene Sprache. Die direkte Verbindung vom visuellen Eingangslexikon zum Sprachausgangslexikon, ohne Beteiligung des semantischen Systems, stellt eine Ganz-Wort-Verbindung vom visuellen Eingang zum gesprochenen Ausgang her (es treten in der Neurolinguistik Symptome auf, die nur über eine solche Verbindung erklärt werden können). Diese Ganz-Wort-Route ist aktiviert, wenn laut gelesen wird, ohne die Bedeutung zu verstehen (vgl. für geschriebene Sprache: Reitz, 1994).

Auf Phonemniveau sind einzelne Sprachlaute repräsentiert. Diese werden ihrer Position nach kodiert. Das Phonemniveau erhält dreierlei Information: Erstens erhält das Phonemniveau Informationen aus dem auditiven Analysesystem, die ermöglichen, daß sowohl bekannte als auch unbekannte Wörter gehört und nachgesprochen werden können. Zweitens können durch Informationen aus

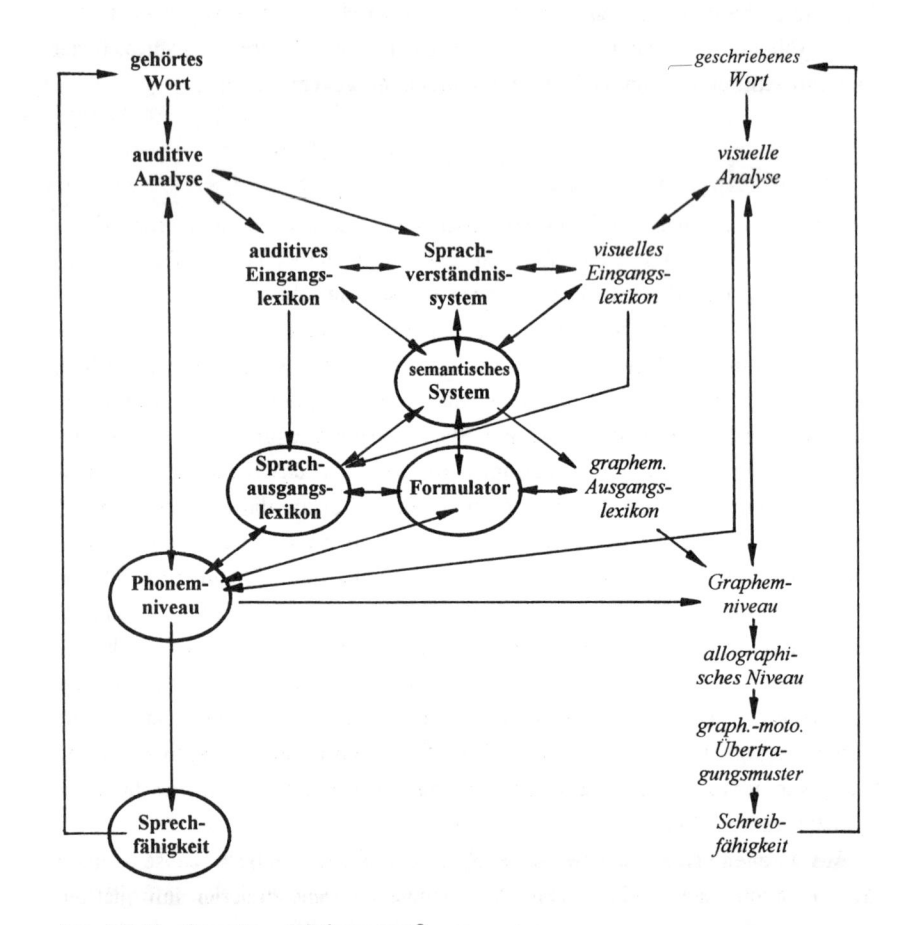

Abb. 2.7: Der Sprachproduktionsprozeß

dem Sprachausgangslexikon im Laufe der spontanen Sprachproduktion oder des lauten Lesens Phoneme aktiviert werden. Drittens ermöglichen Informationen aus der graphemisch-phonemischen Konversion, daß auch unbekannte Wörter bzw. "Nicht-Wörter" gelesen werden können. Diese Informationen sind wiederum nur für geschriebene Sprache relevant.

Die Sprachproduktion von Sätzen kann folgendermaßen beschrieben werden. Die präverbale Botschaft besteht aus Propositionen, die im grammatischen Enkodierungssystem "syntaktische Hülsen" aktivieren, d.h. ein grammatisches Raster, das mit Lemmas aufgefüllt wird. Aus einem Wortfeld wird dasjenige Lemma ausgewählt, das die meiste Aktivierung auf sich versammelt. Das Wort wird bereits hinsichtlich seiner grammatischen Funktion im Satz ausgewählt, da die Lemmas über den Formulator aktiviert werden, wobei wiederum die Verknüpfung von Konzepten und Wortbedeutungen berücksichtigt werden muß. Den Lemmas werden im mentalen Lexikon Formen zugeordnet, d.h. der Wortbedeutung wird die phonologische Form, ein "Wort", zugeordnet. Im Formulator wird aus dieser phonologischen Form ein phonetischer Plan erstellt, d.h. der grammatischen Struktur mit den Lemmas wird ein phonologischer Plan zugeordnet, wobei die phonologischen Informationen aus den Formen des mentalen Lexikons bezogen werden. Der phonetische Plan, der den Output des Formulators darstellt, wird an den Artikulator weitergegeben, wo er in ein motorisches Programm transformiert wird. In Abbildung 2.7 sind die am Sprachproduktionsprozeß beteiligten Komponenten veranschaulicht.

2.3 Zusammenfassung

In diesem Kapitel wurden modelltheoretische Grundlagen der Sprachverarbeitung vorgestellt.

Zunächst wurde auf generelle Strategien der Sprachverarbeitung eingegangen. Neben den wichtigsten Verarbeitungsprozessen, der autonomen und der kontrollierten Verarbeitung sowie der seriellen, der parallelen und der inkrementellen Verarbeitung, wurden Modelle zur Sprachrezeption und zur Sprachproduktion erläutert.

Anschließend wurde das der Arbeit zugrundeliegende Sprachverarbeitungsmodell mit seinen drei Ebenen dargestellt. Es wurde auf die konzeptuelle, die verbal-semantische und die sensumotorische Ebene eingegangen sowie auf die

Verarbeitungsstrategien. Bei den Verarbeitungsstrategien wurden die Prozesse der Sprachrezeption und der Sprachproduktion gesondert herausgegriffen.

Das in diesem Kapitel beschriebene Modell bildet die Grundlage für das im 4. Kapitel entwickelte Untersuchungsinstrument.

3 Beeinträchtigungen der Sprachverarbeitung

3.1 Einleitung

Durch den Paradigmenwechsel in der kognitiven Neuropsychologie wurden keine syndromorientierten Gruppenuntersuchungen, sondern vermehrt modellorientierte Einzelfallstudien durchgeführt (Caramazza & McCloskey, 1988). Um die modellorientierte Einzelfallstudie nochmals hervorzuheben, seien ihre Vorteile wiederholt. Erstens können aufgrund der Modellannahme qualitativ unterschiedliche Leistungsmuster vorausgesagt werden; die Beschreibung der Leistungsmuster ist sehr detailliert und kann daher nicht zu Syndromen zugeordnet werden. Zweitens sind die Verarbeitungsmodelle aus Experimenten mit sprachgesunden und aphasischen Probanden abgeleitet worden; somit ist gewährleistet, daß das Sprachverarbeitungsmodell umfassend ist und den Annahmen der kognitiven Neuropsychologie (insbesondere bezüglich der Modularitätsannahme) gerecht wird. Drittens wird durch die Grundannahme des Modellansatzes, daß jede Komponente ein funktionell eigenständig arbeitendes System darstellt, die bisherige Annahme des Syndromansatzes, daß die Schriftsprache von der Lautsprache abhängig sei, verworfen. Hiermit tritt eine offensichtliche Differenzierung vom Syndromansatz zu Tage. Diese Annahme ist es letztendlich, die ermöglicht, innerhalb dieser Arbeit detailliert nur auf die gesprochene Sprache einzugehen und die Schriftsprache außer acht zu lassen.

In diesem Kapitel werden nun zunächst die aphasischen Syndrome kurz anhand der jeweiligen Leitsymptome erläutert. Dies erfolgt einerseits der Vollständigkeit halber, um die Entwicklung der Aphasiologie aufzuzeigen und eine lange sowie sicherlich auch wichtige Phase der Forschung nicht zu überspringen und um andererseits abschließend auf die Mängel dieses Klassifikationssystems hinzuweisen und der symptomorientierten Forschung nochmals gegenüberzustellen. Anschließend werden Störungen auf Wort- und Satzebene betrachtet und Hypothesen und Erklärungsansätze aus der Literatur dazu dargestellt. Abschließend werden Symptome der Wort- und Satzverarbeitung anhand des Modells erläutert und somit die Voraussetzungen für den Entwurf des Untersuchungsinstruments geschaffen.

3.2 Aphasie

Im folgenden wird der Begriff "Aphasie" in seiner klassischen Definition innerhalb des Syndromansatzes eingeführt. Die Syndrome werden nur kurz, an den Leitsymptomen orientiert, wiedergegeben; für eine detaillierte Ausführungen der einzelnen Syndrome sei auf Poeck (1989) verwiesen.

Unter Aphasie versteht man eine zentrale Sprachstörung aufgrund einer erworbenen Hirnschädigung. Ausgegangen wird davon, daß die Sprachstörung immer supramodal ist, d.h. sich in allen vier Modalitäten - Sprechen, Verstehen, Lesen und Schreiben - in mehr oder weniger starkem Ausmaß auswirkt (vgl. u.a. Poeck, 1989).

Greitemann (1988) nennt als charakteristische Merkmale einer Aphasie folgendes: Bei einer Aphasie handelt es sich nicht um einen kompletten Ausfall der Sprache, sondern sie tritt in verschiedenen Schweregraden auf. Aphasische Störungen betreffen die lautsprachlichen und schriftsprachlichen Modalitäten, wobei Störungen der Schriftsprache auch isoliert auftreten können.

Bei einer Aphasie handelt es sich nicht um eine Kommunikationsstörung, d.h. trotz der Aphasie können Kommunikationsregeln, wie zum Beispiel Sprecherwechsel, berücksichtigt werden. Die Kommunikationsfähigkeit ist jedoch durch die Aphasie mehr oder weniger stark eingeschränkt. Das für den Menschen wichtigste Mittel zur Kommunikation, die Sprache, ist nicht mehr vollständig verfügbar. Immer wieder gehen mit der aphasischen Störung weitere kognitive Defizite, wie Störungen der Wahrnehmung, der Aufmerksamkeit und des Gedächtnisses einher, die wiederum auch die Kommunikationsfähigkeit beeinträchtigen.

Die aphasischen Syndrome werden in vier aphasische Standardsyndrome und zwei Sonderformen unterteilt. Zu den Standardsyndromen gehören die amnestische Aphasie, die Broca-Aphasie, die Wernicke-Aphasie und die globale Aphasie; zu den Sonderformen zählt man die Leitungsaphasie und die transkortikalen Aphasien. Charakteristisch für alle Syndrome sind Störungen auf der Wortebene (vgl. Merdian, 1984).

Zunächst werden die vier Standardsyndrome erläutert:

(1) Zu den sprachlichen Leitsymptomen der amnestischen Aphasie gehören Wortfindungsstörungen bei erhaltenem Sprachfluß, ein überwiegend intakter Satzbau, semantische Paraphasien[6] mit geringer bedeutungsmäßiger Abweichung, geringfügige Störung des Sprachverständnisses und eine gut erhaltene Kommunikationsfähigkeit.

Häufig kommen in der Spontansprache semantische Paraphasien vor, selten phonematische[7]. Wortfindungsstörungen und die dabei auftretenden Ersatzstrategien bewirken, daß die Rede des Patienten redundant und informationsarm ist. Die Wortfindungsstörungen lassen sich allerdings leicht deblockieren; dies deutet darauf hin, daß der lexikalische Zugriff betroffen ist und nicht der Wortschatz selbst.

Die amnestische Aphasie ist differentialdiagnostisch gegen eine Wernicke-Aphasie sowie Gedächtnis- und Aufmerksamkeitsstörungen abzugrenzen.

(2) Zu den sprachlichen Leitsymptomen der Broca-Aphasie gehören ein erheblich verlangsamter Sprachfluß, große Sprechanstrengung, meist schlechte Artikulation, stark gestörte Prosodie, phonematische Paraphasien, Agrammatismus[8], ein mäßig beeinträchtigtes Sprachverständnis und eine aufgrund der expressiven Sprachstörungen stark eingeschränkte Kommunikation.

In der Spontansprache ist charakteristisch, daß Broca-Aphasiker langsam, mit vielen Pausen und unter Sprechanstrengung sprechen. Semantische Zusammenhänge bestehen meist nur zwischen ein bis drei Wörtern. Ebenso ist die Morphologie der Wörter vereinfacht; dies betrifft Flexionen und Wortableitungen. Die gesprochenen Worte sind meist phonematisch entstellt, wobei Substitutionen und Auslassungen die häufigsten Fehlertypen sind. Auch beim Benennen treten phonematische Veränderungen auf, ebenso semantische Paraphasien. Man muß beachten, daß die semantischen Paraphasien meist einen engen Zusammenhang zum Zielwort haben; grobe Abweichungen und

---

[6] Bei einer semantische Paraphasie handelt es sich um ein fehlerhaftes Auftreten eines Wortes aus der Standardsprache; dabei weicht das Wort von der Bedeutung her ab. Diese Abweichung kann dem Zielwort sehr ähnlich sein (z.B. wird das Wort *Mutter anstatt Schwester* gewählt), kann jedoch auch grob davon abweichen (z.B. *Bart anstatt Hemd*).

[7] Eine phonematische Paraphasie ist eine "lautliche Veränderungen eines Wortes durch Substituierung, Auslassung, Umstellung oder Hinzufügung einzelner Laute (z.B. *Spille statt Spinne, Tock statt Stock, Urine statt Ruine, Bansane statt Banane)*" (Poeck, 1989, S. 105).

[8] Agrammatismus (auch Telegrammstil genannt) bezeichnet eine Störung der syntaktischen Struktur; diese ist stark vereinfacht und oft fehlen Funktionswörter und Flexionsformen. Ganze Satzinhalte werden nur durch wenige Wörter ausgedrückt wie z.B *"Skifahren Österreich. Abfahrt und Peng. Kaputt"* (Poeck, 1989, S. 111).

Neologismen kommen im Gegensatz zur Wernicke-Aphasie und globalen Aphasie nicht vor.

Bei der Broca-Aphasie ist die differentialdiagnostisch wichtigste Unterscheidung gegen dysarthrische[9] und apraktische[10] Störungen der Sprechmotorik zu treffen.

(3) Zu den sprachlichen Leitsymptomen der Wernicke-Aphasie zählt man reichliche phonematische und/oder semantische Paraphasien, Neologismen[11], einen gut erhaltenen Sprachfluß, eine häufig überschießende Sprachproduktion (Logorrhöe), Paragrammatismus[12], eine erhebliche Störung des Sprachverständnisses und eine starke Einschränkung der Kommunikationsfähigkeit.

Die Spontansprache von Wernicke-Aphasikern ist flüssig, jedoch ist die Lautstruktur der Äußerungen häufig durch phonematische Paraphasien entstellt. Die phonematische Paraphasierung kann so stark sein, daß die Äußerungen über große Strecken nicht mehr mit bekannten Wörtern in Verbindung gebracht werden können; in diesem Fall spricht man von einem phonematischen Jargon. Kennzeichen dafür, daß auch Störungen im semantischen Bereich vorliegen, sind die vielen Redefloskeln, die nur aus wenigen inhaltstragenden Worten bestehen. Zudem kommt es zu semantischen Paraphasien. Ist die semantische Paraphasierung so ausgeprägt, daß kein Inhalt mehr mitgeteilt werden kann, spricht man von einem semantischen Jargon.

Wernicke-Aphasiker sind in der Lage, lange und komplexe Sätze anzulegen; diese Sätze weichen jedoch in Wortwahl, Kombination und Stellung der Worte von grammatisch akzeptablen Sätzen ab. Häufig kommt es zu Verschränkungen und Verdopplungen von Satzteilen, die allerdings mit einem Intonationsbogen und ohne sprachliches Suchverhalten gesprochen werden.

---

[9] Mit Dysarthrie bezeichnet man eine zentral bedingte Sprechstörung, bei der die Kontrolle über die Atmung, die Phonation und die Artikulation gestört ist (vgl. Vogel et al., 1988).
[10] Unter einer sprechapraktischen Störung versteht man eine Programmstörung der Auswahl und der zeitlichen Organisation von Sprechbewegungen (vgl. Vogel et al., 1988).
[11] In der Aphasiologie werden Wörter als Neologismen bezeichnet, die in der Standardsprache aus lautlichen bzw. semantischen Gründen nicht vorkommen. Diese aphasiologische Definition ist von einer linguistischen abzugrenzen. In der Linguistik versteht man unter Neologismen "Neuschöpfungen" von Wörtern, die lautlich korrekt und inhaltlich sinnvoll sind, in der Standardsprache aber - bisher - nicht existieren.
[12] Mit Paragrammatismus bezeichnet man einen komplex angelegten Satzbau, der durch Satzteilverdopplungen und Verschränkungen sowie durch falsche Funktionswörter und Flexionsformen entstellt ist (nach Kleist, 1934). Als Beispiel: *"Es war in der Nacht muß das gewesen sein", "Bei der Arbeit einfach hörte es einfach auf langsam auf"*

Im Kommunikationsverhalten kann häufig eine ungehemmte Sprachproduktion (Logorrhöe) auftreten. Diese kann durch Interjektionen leicht in Gang gehalten werden. Es besteht die Möglichkeit, mit einem Wernicke-Aphasiker, trotz schwerster Sprachverständnisstörungen, einen formalen Dialog zu führen. Dies beruht vermutlich darauf, daß Wernicke-Aphasiker die Oberflächenmerkmale von Sprechakten sowie die Intonation von Fragen und Aufforderungen erkennen.

Da das klinische Syndrom der Wernicke-Aphasie nicht einheitlich ist, unterteilt man nach der Beurteilung der Spontansprache weiter nach folgenden Aspekten. Zum einen betrachtet man die vorherrschende Art der Paraphasien (phonematische oder semantische Paraphasien), zum anderen den Schweregrad der Beeinträchtigung im Informationsgehalt. Wird keine zusammenhängende Information mehr vermittelt, spricht man von einer Jargon-Aphasie.

Aus dieser Differenzierung resultieren vier Unterscheidungstypen: Wernicke-Aphasien mit vorwiegend semantischen Paraphasien, Wernicke-Aphasien mit semantischem Jargon, Wernicke-Aphasien mit vorwiegend phonematischen Paraphasien und Wernicke-Aphasien mit phonematischem Jargon. Mischformen sind häufig und der Paragrammatismus ist allen Typen gemeinsam.

Auch beim Nachsprechen sind die Worte meist phonematisch entstellt. Charakteristisch sind hierbei sequentielle Fehler, d.h. die Vorwegnahme oder Perseveration[13] von einzelnen Lauten, Silben sowie Wort- und Satzteilen.

Beim Benennen antworten die Patienten mit einer Paraphasie; diese kann einen semantischen Bezug zum Zielwort haben, kann jedoch genauso ohne semantischen Bezug sein. Anstatt zu benennen, beschreiben die Patienten auch häufig den Gebrauch oder die Eigenschaft des dargestellten Gegenstandes.

Wernicke-Aphasiker zeigen gelegentlich ein stufenweises phonematisches, gelegentlich semantisches Annähern an das Zielwort ("conduit d'approche"). Beispielsweise könnte eine semantische Annäherung an das Zielwort "Zar"

---

[13] Perseverationen sind Wiederholungen bereits geäußerter Reaktionen. Sie können sich zum Beispiel beim Nachsprechen folgendermaßen äußern (Poeck, 1989, S. 125):
Stimulus: *Reaktion:*
Fürst   *Fürst*
Spruch   *Fürste*
Zwist   *Fluts*

lauten: *"Rußland ... König ... Zar"*, während eine phonematische Annäherung folgendermaßen aussehen könnte: *"Zer ... Zor ... Zur ... Zar"*.

Die Wernicke-Aphasie ist den Sonderformen Leitungsaphasie sowie transkortikale Aphasie, der amnestischen Aphasie und semantischen Gedächtnisstörungen bei der Differentialdiagnose gegenüberzustellen.

(4) Personen mit globaler Aphasie, der schwersten Form der Aphasie, zeigen folgende sprachliche Leitsymptome: die Sprachproduktion und das Sprachverständnis sind gleichermaßen stark reduziert, der Sprachfluß verläuft nur stockend mit starker Sprechanstrengung, Artikulation und Prosodie sind schlecht erhalten, Sprachautomatismen[14] und Stereotypien[15] herrschen vor und die sprachliche Kommunikation ist nahezu unmöglich.

Für die Spontansprache ist das charakteristische Merkmal die Einschränkung der Fähigkeit, Sprache zu äußern. Dies bezieht sich nicht nur auf die Spontansprache, sondern ist auch dann der Fall, wenn der Gesprächspartner versucht, Äußerungen zu aktivieren.

Die wenigen sprachlichen Äußerungen sind stark mit automatisierten sprachlichen Elementen, d.h. mit Automatismen und stereotyp wiederkehrenden Floskeln durchsetzt. Im Unterschied zu den Automatismen können Stereotypien häufig der Sprechsituation angemessen eingesetzt werden. Neben den Stereotypien besteht die Sprachproduktion aus wenigen Einzelwörtern, häufig handelt es sich um Echolalien[16]. Über syntaktische Strukturen lassen sich kaum Aussagen machen, da ganze Sätze kaum produziert werden. Eine typische Verknüpfungsform ist allerdings das Aneinanderreihen von semantisch unpassenden Einzelwörtern.

Die Intonation ist bei manchen Patienten erstaunlich gut erhalten, so daß affektive Inhalte durch die Intonation ausgedrückt werden können. Alle Global-Aphasiker haben eine starke Tendenz zu perseverieren. Weiter liegt bei Global-Aphasikern die schwerste Benennstörung vor. Charakteristisch ist, daß eine verbale Reaktion auf einen visuellen Stimulus ausbleibt oder daß der Benennversuch zu einem phonematischen Neologismus führt. Zudem ziehen

---

[14] Sprachautomatismen sind formstarre Äußerungen, die weder lexikalisch noch syntaktisch in den Kontext passen. Es handelt sich bei Sprachautomatismen um neologistische Silbenabfolgen, beliebige Wörter oder Phrasen.
[15] Stereotypien sind formstarre Floskeln, die immer wieder geäußert werden, jedoch meistens der Sprechsituation angemessen eingesetzt werden; Beispiele hierfür sind: *"meine Güte"*, *"Donnerwetter"* etc. (Poeck, 1989, S. 106)
[16] Mit Echolalie bezeichnet man die Wiederholung einer Äußerung vom Patienten. Die Wiederholung kann wortwörtlich erfolgen oder aber leichte Umformungen in Wortwahl und Wortstellung aufweisen.

sich oft die Automatismen perseveratorisch über mehrere Aufgaben hinweg; dies weist auf die Schwierigkeiten der internen Sprachkontrolle hin.

Bei globalen Aphasien ist die wichtigste differentialdiagnostische Unterscheidung gegen die Anarthrie zu treffen, des weiteren gegen den traumatischen Mutismus und schwere Sprechapraxien.

Im folgenden werden die zwei Sonderformen zusammengefaßt erläutert:

(1) Patienten mit einer Leitungsaphasie sprechen flüssig, jedoch treten viele phonematische Paraphasien auf. Das charakteristische Symptom ist eine im Verhältnis zu den anderen Leistungen sehr schwere Störung beim Nachsprechen. Je komplexer die Wörter und Sätze sind, desto mehr Fehler werden gemacht. Das Gesprochene ist entweder phonematisch entstellt, oder die Patienten geben den Inhalt in eigenen Worten wieder. Beim Nachsprechen des Satzes *"Die Kleine läuft schon"* aus dem AAT (Huber et al., 1983) wurde beispielsweise von einem Patienten der Satz *"Das Kind geht"* wiedergegeben.

Beim Benennen treten ebenfalls phonematische Entstellungen auf. Die Patienten mit Leitungsaphasie sind sich ihrer phonematischen Paraphasien stark bewußt und versuchen, die Fehlreaktionen zu korrigieren (im Gegensatz zu Wernicke-Aphasikern). Das Sprachverständnis ist wenig beeinträchtigt. Differentialdiagnostisch sind die kortikale Taubheit und Störungen im Bereich des Kurzzeitgedächtnisses auszuschließen.

(2) Bei den transkortikalen Aphasien ist das herausragende Merkmal die gut erhaltene Nachsprechleistung. Man geht davon aus, daß die formalen Funktionen erhalten sind, hingegen die Verbindungen zu begrifflichem Verarbeiten ganz oder teilweise gestört sind.

Innerhalb der transkortikalen Aphasien werden drei Syndrome unterschieden:

Zu den Leitsymptomen der transkortikal-motorischen Aphasie gehören die herausragend guten Nachsprechleistungen und die gut erhaltene Artikulation. Die spontane Sprachproduktion ist gering, das Sprachverständnis jedoch meist gut erhalten. Differentialdiagnostisch ist eine Broca-Aphasie abzugrenzen.

Zu den Leitsymptomen der transkortikal-sensorischen Aphasie gehört wie bei der transkortikal-motorischen Aphasie die herausragend gute Nachsprechleistung. Im Gegensatz zur transkortikal-motorischen Aphasie ist die transkortikal-sensorische Aphasie durch eine flüssige Sprachproduktion gekennzeichnet, die allerdings mit semantischen Paraphasien durchsetzt ist. Es treten häufig echolalische Wiederholungen von Fragen und anderen Äußerungen auf, ohne den Sinn der wiederholten Äußerung zu verstehen. Das Sprachverständnis ist sehr stark eingeschränkt. Differentialdiagnostisch muß eine Unterscheidung zur Wernicke-Aphasie getroffen werden.

Ein sprachliches Leitsymptom der gemischt-transkortikalen Aphasie ist wiederum die herausragend gute Nachsprechleistung. Die spontane Sprachproduktion ist sehr gering und auch nicht flüssig und zudem mit echolalischen Antworten, Automatismen oder Stereotypien durchsetzt. Das Sprachverständnis ist meist sehr schlecht. Differentialdiagnostisch ist sie von einer globalen Aphasie abzugrenzen.

In diesen reinen Formen werden Aphasien (wie oben erläutert) nur bei Hirninfarkten beschrieben, d.h. wenn der Infarkt Versorgungsgebiete ganz bestimmter Hirnarterien betrifft (Poeck, 1989). Häufig lassen sich jedoch auch solch abgegrenzte Läsionsorte nicht den oben beschriebenen Syndrome zuordnen. Es besteht selbst bei genau umschriebenen Läsionsbereichen eine hohe Variabilität in der Ausprägung der Symptome.

Bei einer anderen Ätiologie der Aphasie, wie zum Beispiel Hirnblutung oder Schädelhirntrauma, sind die Läsionsorte nicht mehr genau begrenzt, sondern diffus. Es treten Symptome auf, die nicht mehr eindeutig einem Syndrom zugeordnet werden können. Dies ist ein weiterer Punkt, der in Frage stellt, ob eine Einteilung in Syndromkategorien sinnvoll ist, wenn ein Großteil der Störungen nicht in dieser Art kategorisiert werden kann.

3.3 Beeinträchtigungen auf der Wort- und Satzebene

Im folgenden sollen allgemein die Störungen auf Wortebene und auf Satzebene dargelegt werden, um einen ausreichenden Überblick über den momentanen Stand der aphasiologischen Forschung zu bekommen.

3.3.1 Störungen auf Wortebene

Allen Aphasien gemeinsam - unabhängig von den Syndromen - sind die Störungen auf der Wortebene. Es sollen nun die Störungen bei der Wortproduktion und beim Wortverständnis beschrieben werden. Anschließend werden Hypothesen und Erklärungsversuche dazu aus der aktuellen Literatur erläutert. Die verschiedenen Störungsarten sind in zahlreichen Experimenten beschrieben worden und werden ausführlich von Kelter (1990) referiert.

3.3.1.1 Störungen der Wortproduktion

Die Wortproduktion bei Aphasikern kann auf die verschiedenste Art entstellt sein: angefangen von Wortfindungsstörungen ohne Ersetzung, über semantische und/oder phonematische Paraphasien, Neologismen hin zu Automatismen, Stereotypien oder einer schlichten Echolalie. Bezüglich dieser Störungen werden im folgenden einige empirische Ergebnisse erläutert (vgl. Kelter, 1990).

Zunächst wird angenommen, daß in der Spontansprache hochfrequente Wörter besser erhalten bleiben als niederfrequente; dies führt meist zu einer Überrepräsentation dieser Wörter in der Spontansprache, die sich in Stereotypien äußern können.

Beim Benennen werden Objekte, die mit hochfrequenten Wörtern bezeichnet werden, besser benannt als Objekte, die mit niederfrequenten Wörtern bezeichnet werden. Des weiteren ist für die Benennleistungen die Silbenzahl, die Wortlänge und die "Konkretheit" des zu benennenden Objekts relevant. Der Faktor "Konkretheit" ist wohl zudem die Ursache dafür, daß konkrete, also bildhafte Dinge (z.B. *Werkzeug, Möbel etc.*) leichter zu benennen sind als abstrakte Begriffe (z.B. *Begriffe wie Phase, Tugend etc.*). Das Beschreiben von Handlungen ist bei ausgeprägten Wortfindungsschwierigkeiten schwieriger als das Benennen von Objekten. Die häufigsten Fehler bei Benennaufgaben sind: semantische Paraphasien, phonematische Paraphasien und Umschreibungen des zu benennenden Objekts. Die besten Leistungen bei Benennaufgaben zeigen amnestische Aphasiker, darauf folgen Broca-Aphasiker, Wernicke-Aphasiker und die schlechtesten Leistungen zeigen globale Aphasiker.

Der verbale Kontext beeinflußt die Benennleistung bei Störungen der Wortproduktion. So hängt das Benennen eines Objektes von der Instruktion, dem Aufgabenkontext und der Dauer der Reizdarbietung ab. Wenn zusätzlich zu dem zu benennenden Objekt ein unvollständiger Satz bzw. eine unvollständige Redewendung geboten wird, dann wird das fehlende Wort meistens richtig ergänzt. Ähnlich wie der semantische Kontext wirkt die Vorgabe des Anlauts oder der ersten Silbe des Zielwortes; Wörter können mit Anlauthilfe richtig genannt werden.

Die Kontextinformation, die dem Patienten bei der Lösung der Aufgabe hilft, gibt bereits Aufschluß darüber, welche Verarbeitungsprozesse beeinträchtigt oder besser erhalten sind.

Benötigt ein Patient primär semantischen Kontext als Hilfestellung, so ist davon auszugehen, daß bereits das semantische System betroffen ist. Es muß dem Patienten geholfen werden, zunächst ein Konzept zu erstellen. Kann ein Patient Wörter abrufen, wenn ihm eine phonematische Anlauthilfe gegeben wird, ist meist das semantische System intakt, die Aktivation reicht jedoch nicht aus, um das entsprechende Wort zu aktivieren. Es liegt dann vor allem eine Beeinträchtigung im Bereich der Phonologie vor.

In mehreren Untersuchungen wurde die Wortfindung für den Patienten erleichtert, indem ihm verschiedene Hilfen angeboten wurden. Zum Beispiel im "Bosten Naming Test" (Kaplan et al., 1983) werden dem Patienten, wenn er ein Objekt nicht benennen kann, folgende Hilfestellungen angeboten: Zuerst wird dem Patienten eine Auswahl an Hyperonymen gegeben; es soll ihm somit über den Oberbegriff der Abruf des Wortes erleichtert werden. Führt die erste Hilfe nicht zu einem Abruf des Wortes, wird dem Patienten eine Auswahl eines spezifischen Merkmals gegeben, um das gesuchte Wort anzuregen. Führt auch die zweite Hilfe nicht zu dem Zielwort, dann soll der Patient die Länge des gesuchten Wortes abschätzen, um eventuell erhaltene morphologische Informationen anzuregen. Anschließend soll der Patient die erste Silbe des Zielwortes aus einer vorgegebenen Auswahl an Silben auswählen. Hat keine der bisherigen Hilfestellung zum Abruf des gesuchten Wortes geführt, wird dem Patienten zum Schluß eine Auswahl von Wörtern gegeben, die das korrekte Wort enthält. Die Arten der Hilfestellungen können folgendermaßen zusammengefaßt werden: erst werden dem Patienten semantische Hilfen gegeben, anschließend eine morphologische Hilfe, dann eine phonematische Hilfe und abschließen soll eine Wiedererkennensleistung erbracht werden. Je nach dem, mit welcher Hilfe der Patient am besten zurecht kommt, können Hypothesen über intakte und beeinträchtigte Verarbeitungsrouten erstellt werden.

Weitere Einflüsse, die sich auf Leistungen von Aphasikern auswirken sind folgende. Werden zu dem Referenten mehrere semantisch oder phonematisch verwandte Wörter dargeboten, so hat dies eher einen negativen als einen positiven Effekt. Die Latenzzeit zwischen Stimulusdarbietung und Antwort ist bei Aphasikern erhöht; bei niederfrequenten Wörtern ist sie noch höher als bei hochfrequenten Wörtern (vgl. Forster und Chambers, 1973; Williams und Canter, 1982).

3.3.1.2 Störungen des Wortverständnisses

Bei den Störungen des Wortverständnisses müssen zunächst zwei Arten des Wortverständnisses unterschieden werden: das referentielle und das relationale Wortverständnis.

Unter referentiellem Wortverständnis versteht man die direkten Wort-Bild-Zuordnungen. Im folgenden werden Faktoren genannt, die bei einem gestörten referentiellen Wortverständnis eine Rolle spielen (vgl. Kelter, 1990):

Die Worthäufigkeit hat - im Gegensatz zur Wortproduktion - einen geringeren Einfluß auf das referentielle Wortverständnis. Typische Fehler bei referentiellen Wortverständnisaufgaben sind semantische Verwechslungsfehler, die Art der Verwechslung hängt jedoch von dem Distraktor ab. Bei starker Ablenkung, d.h. das ablenkende Objekt ist dem Referenten sehr ähnlich, läßt die Diskriminationskraft nach. Gute Ergebnisse werden erzielt, wenn der Distraktor sehr unterschiedlich zum Zielitem ist, beispielsweise wenn er aus einer völlig anderen Kategorie stammt. Phonematische Verwechslungsfehler treten auch auf, sind jedoch seltener.

Als relationales Wortverständnis bezeichnet man die Fähigkeit, die assoziativen und semantischen Beziehungen des Wortes zu anderen Wörtern einzuschätzen. Man überprüft das relationale Wortverständnis häufig mit Hilfe von Skalierungsaufgaben; Probanden schätzen dabei die Beziehung zwischen zwei oder mehr (schriftlich oder mündlich) gebotenen Wörtern ein. Eine andere Möglichkeit ist die Zuhilfenahme von Triadenvergleichen. "Die aphasischen Beeinträchtigungen des relationalen Wortverständnisses betreffen offenbar alle Arten von Beziehungen zwischen Wortbedeutungen" (op.cit., S. 41). Aphasiker erfassen die konnotative Beziehung nicht mehr wie normal sprechende Probanden. Fehler treten dabei auf, wenn es um die Herstellung der folgenden Beziehungen geht (vgl. Lhermitte et al., 1971; Woll et al., 1980): (1) Ein Wort soll situativ-referentiell in Beziehung gesetzt werden (z.B.: *Auto: Reparatur oder Operation*). (2) Ein Wort soll zu einem typischen Merkmal in Beziehung gesetzt werden (z.B.: *Auto: schnell oder langsam*). (3) Ein Wort soll zu einem typischen Accessoire bzw. Teil in Beziehung gesetzt werden (z.B.: *Auto: Rad oder Fuß*). Wiederum seien Faktoren genannt, die das gestörte relationale Wortverständnis beeinflussen: Eine deutliche Beeinträchtigung von Aphasikern besteht bei jenen Aufgaben, die einzelne Teile, Eigenschaften oder Funktionen eines Referenten verlangen. Werden nur klassifikatorische Beziehungen verlangt, so ist die Beeinträchtigung geringer. Am geringsten ist die Beeinträchtigung, wenn nur situativ-referentielle oder konnotative Beziehungen für die Aufgabenlösung relevant sind. Eine weitere Schwierigkeit besteht für Aphasiker darin, einen Referenten mit vergleichbarer Funktion zu erkennen (vgl. Cohen et al., 1988).

Diese Ergebnisse zeigen, daß es für Aphasiker relevant ist, ob eine Aufgabe ein präzises oder ein globales Wortverständnis verlangt; denn für die Entdeckung konnotativer bzw. situativ-referentieller Beziehungen genügt ein globales Wortverständnis, während einzelne Eigenschaften, Teile oder Funktionen eines Referenten nur mit einem präzisen Wortverständnis erfaßt werden können. Man kann daraus schließen, daß die Höhe der Anforderung an Präzision bei der semantischen Verarbeitung die relevante Variable für die Beurteilung der Störungsform ist.

3.3.1.3 Hypothesen und Erklärungsversuche zu Störungen der Wortproduktion und des Wortverständnisses

Störungen im produktiven und/oder rezeptiven Bereich können das Benennen bzw. das Verstehen von Wörtern beeinträchtigen. Bisher gibt es in der Literatur hierfür keine ausreichende Erklärung, sondern nur diverse Hypothesen.

Angenommen wird, daß bei Beeinträchtigung auf Wortebene der Zugang zum phonologisch-lexikalischen Wissen, der Zugang zum lexikalisch-semantischen Wissen und/oder das lexikalisch-semantische System selbst betroffen sein können. Die Frage ist also, ob es sich um eine Störung des Zugangs oder um eine Störung der Struktur selbst handelt.

Caramazza et al. (1982) gehen davon aus, daß es sich um eine Abrufstörung handelt, wenn die Wortproduktion beeinträchtigt ist, und um eine Störung des semantischen Systems, wenn eine Störung von Wortproduktion und -rezeption vorliegt.

Butterworth et al. (1984) haben demgegenüber eine differenziertere Auffassung, da sie eine Beeinträchtigung der Wortproduktion auf eine Abrufstörung zurückführen und eine Beeinträchtigung des Wortverständnisses mit einer Störung des Zugangs vom phonologischen System zum semantischen System begründen.

Goodglass et al. (1986) gehen davon aus, daß meist das lexikalisch-semantische Wissen intakt ist und lediglich der Zugang gestört ist. Sie begründen dies damit, daß die Wortproduktion und das Wortverständnis nicht konsistent gestört sind, d.h. nicht immer für dasselbe Item zutreffen. Von einer Störung im semantischen System ist dann auszugehen, wenn nach mehrmaligem Testen immer bei denselben Items Fehler auftreten. Inkonsistente Fehler deuten jedoch auf eine Störung des Zugangs zum semantischen System hin.

Die zwei Hypothesen, die sich hieraus ableiten lassen, sind die Hypothese einer Zugangsstörung und die Hypothese einer semantischen bzw. einer konzeptuellen Störung.

Im folgenden wird auf diese beiden Hypothesen kurz eingegangen, vorweggenommen werden kann jedoch, daß der Erklärungswert der Hypothesen bezüglich aphasischer Störungen identisch ist.

Hypothese einer Zugangsstörung
Für die Hypothese einer Zugangsstörung müssen eine Produktionszugangsstörung und eine Rezeptionszugangsstörung unterschieden werden.

Bei der Produktionszugangsstörung wird angenommen, daß der Zugang vom semantischen zum phonologischen System behindert ist. Die Aktivierung des semantischen Systems reicht dabei nicht aus, um eine Repräsentation im phonologischen System zu erstellen. Es wird davon ausgegangen, daß der Aktivierungsgrad abgeflacht ist, d.h. das Ausgangsniveau ist geringer als beim Gesunden. Bei einer solchen Beeinträchtigung kann die Wortfindung durch Anlauthilfe begünstigt werden: der auditive Zusatzreiz aktiviert im phonologischen Lexikon die entsprechenden Repräsentationen. Beim korrekten phonologischen Eintrag summiert sich sozusagen die semantische und die phonologische Aktivierung. In ähnlicher Weise ist auch der positive Effekt einer unvollständigen Redewendung zu erklären.

Nicht erklärt werden kann mit dieser Annahme, warum die Vorgabe eines unvollständigen Satzes für das Benennen günstiger ist als die Vorgabe syntaktisch unverbundener, semantisch jedoch eng verwandter Wörter.

Bezüglich Aussagen über Fehlertendenzen wird angenommen, daß sich nach jeder Verwendung eines Eintrags die Aktivierung seines phonologischen Ausgangsniveaus erhöht. Als Folgen ergeben sich daraus, daß der Patient zum einen dazu neigt, hochfrequente Wörter zu verwenden, die Abrufwahrscheinlichkeit dadurch erhöht wird und sich somit Stereotypien herausbilden. Mit dieser Annahme kann also erklärt werden, warum beispielsweise Globalaphasiker nicht dazu neigen, zahlreiche, verschiedene Satzbrocken zu verwenden, sondern im allgemeinen nur wenige Stereotypien und Automatismen produzieren. Zum anderen kann erklärt werden, daß Perseverationen zunehmen, da auch hier die Aktivation eines phonologischen Lexikoneintrags auch nach dem Abruf noch eine gewisse Zeit erhöht ist. Ein aktivierter Eintrag stellt somit immer einen leicht zu reaktivierenden Konkurrenten für den nachfolgenden aktivierten Eintrag dar. Als Beleg für diese Annahme gilt die Tatsache, daß die Anzahl der Perseverationen absinkt, wenn das Zeitintervall zwischen den Items verlängert wird.

Durch diese Hypothesen kann allerdings nicht erklärt werden, wie es zu phonematischen Paraphasien und Neologismen kommt, da diese nicht im Lexikon gespeichert sind und an und für sich nicht als "Wort" aktiviert werden können.

Bei einer Rezeptionszugangsstörung geht die Aktivierung vom phonologischen Lexikon auf dem Weg zum semantischen System verloren. Es können somit einige wichtige Bedeutungseinheiten nicht mehr aktiviert werden, und die gesamte Bedeutung kann nur lückenhaft erfaßt werden. Dabei ist die Störung um so stärker, je größer die Lücken im semantischen System sind. Die Störung tritt bei diesen Patienten nach Erstellung der phonologischen Repräsentation auf und es kommt hierbei zu großen Schwierigkeiten bei referentiellen Wortverständnisaufgaben, vor allem wenn zusätzlich semantische Ablenker gegeben werden. Keine Erklärung bietet diese Annahme für phonematische Verwechslungen.

Zu beachten ist ein hoher Zusammenhang zwischen Wortproduktion und Wortrezeption. Eine wesentliche Rolle bei einer eingeschränkten Wortproduktion spielt die Beeinträchtigung des Wortverständnisses; denn bei einem schwer beeinträchtigten Wortverständnis ist ebenso die auditive Eigenkontrolle nicht mehr intakt. Dies führt dazu, daß unpassende phonologische Repräsentationen oft nicht erkannt werden und zur Realisation freigegeben werden. Des weiteren werden keine oder nur wenige Abruf-Kontroll-Schleifen durchgeführt, so daß die Antworten schnell und meist unkontrolliert produziert werden. Ferner ist eine Verzögerung in der Sprachproduktion, was auf interne Kontrollmechanismen schließen ließe, gerade bei Wernicke-Aphasikern mit schwer beeinträchtigtem Sprachverständnis seltener als bei Patienten mit erhaltenem Sprachverständnis.

Wie sich also eine Produktionszugangsstörung auswirkt, hängt im wesentlichen von der auditiven Eigenkontrolle und damit vom Sprachverständnis ab. Es ist anzunehmen, daß bei einem gut erhaltenen Wortverständnis Wortfindungsstörungen im engeren Sinne auftreten, d.h. es kommt zu Pausen, verzögert korrektem Benennen, Umschreibungen und verzögert produzierten semantischen Paraphasien. Bei einem schlechten Wortverständnis dagegen treten keine Verzögerungen auf, und es kommt vermehrt zu Perseverationen und Paraphasien.

Hypothese einer semantischen bzw. konzeptuellen Störung
Innerhalb der Hypothese zu einer semantischen bzw. konzeptuellen Störung wird davon ausgegangen, daß die Störung das lexikalisch-semantische System selbst betrifft, d.h. ein Teil der Bedeutungseinheiten ist zeitweilig nicht aktivierbar. Kann eine gesamte Bedeutungseinheit nicht aktiviert werden, ist davon auszugehen, daß sie gleichermaßen "immun" ist gegenüber einer Aktivierung vom phonologischen System aus, vom konzeptuellen System aus und von anderen Bedeutungseinheiten des semantischen Systems aus.

Die Folgen der semantischen Störung entsprechen denen der Produktionszugangsstörung. Für die Konsequenzen der Störung ist es gewissermaßen gleichgültig, wie die phonologischen Einträge nicht erreicht werden. Bei der Produktionszugangsstörung wird davon ausgegangen, daß die Aktivierung einer Bedeutungseinheit verschwindet und diese die phonologische Einheit somit nicht erreicht. Bei einer semantischen Störung wird postuliert, daß von der Bedeutungseinheit gar keine Aktivierung ausgeht, da die Einheit an sich nicht aktiviert ist.

Für eine Beeinträchtigung des Wortverständnisses kann dieselbe Hypothese angenommen werden wie für die Rezeptionszugangsstörung: Die Aktivierung der semantischen Repräsentationen sind so lückenhaft, daß sie nicht alle Bedeutungsaspekte wiedergeben. Schwierigkeiten treten für die Patienten vor allem dort auf, wo für die Lösung einer Aufgabe Einzelaspekte einer Wortbedeutung notwendig sind.

Diese Hypothese versagt ebenso wie die Hypothese von Zugangsstörungen, wenn es darum geht, Paraphasien, Neologismen und Perseverationen zu erklären.

Es konnte gezeigt werden, daß in der Literatur einige Hypothesen und Erklärungsansätze gemacht wurden, um Störungen auf Wortebene zu erklären. Leider kann keine der Hypothesen die sprachlichen Beeinträchtigungen vollständig erklären. In Kapitel 3.4 wird daher versucht werden, die Beeinträchtigungen auf Wortebene anhand des Modells, welches dem aktuellen Forschungsstand entspricht, zu erläutern. Zunächst wird im folgenden Abschnitt jedoch auf Störungen auf Satzebene eingegangen.

3.3.2 Störungen auf Satzebene

Neben den Beeinträchtigungen auf Wortebene kommt es bei Aphasikern auch zu Beeinträchtigungen bei der Verarbeitung von Sätzen. Hierbei werden zweierlei syntaktische Beeinträchtigungen unterschieden: der Agrammatismus und der Paragrammatismus.
Im folgenden wird genauer auf diese Störungen bei der Satzproduktion und beim Satzverständnis eingegangen. Anschließend werden Hypothesen und Erklärungsansätze dazu erläutert. Die Agrammatismusforschung wird hierbei im Vordergrund stehen, da der Paragrammatismus bisher kaum Gegenstand systematischer Forschung gewesen ist und ausgearbeitete Hypothesen daher fehlen (vgl. Kelter, 1990).

3.3.2.1 Störungen der Satzproduktion

Zunächst werden die Beeinträchtigungen der Sprachproduktion beim Agrammatismus und beim Paragrammatismus erläutert (vgl. Poeck, 1989).
Agrammatische Sätze bestehen aus einer höchst vereinfachten syntaktischen Struktur und zeichnen sich zudem durch das Fehlen von Elementen aus der geschlossenen Klasse (Funktionswörter und Flexive) aus. Agrammatische Phrasen bestehen meist aus weniger als fünf Wörtern - meistens Inhaltswörter - und werden unter vielen Unterbrechungen und verlangsamter Sprechgeschwindigkeit geäußert.
Paragrammatische Sätze sind lang und syntaktisch sehr komplex, jedoch aufgrund von Verstößen in der sequentiellen Organisation von Wörtern von der Standardsprache abweichend. Charakteristisch sind fehlerhafte Kombinationen

von Wörtern und deren Stellung im Satz. Daneben kommt es häufig zu Satzabbrüchen, Verschränkungen und Verdopplungen von Satzteilen.

Um die Sprachproduktion systematisch untersuchen zu können, wurde eine Vielzahl von experimentell gelenkten Versuchsdesigns entwickelt (vgl. Goodglass, 1976). Das Wesentliche bei diesen Versuchsdesigns ist, daß der Proband dazu veranlaßt wird, eine bestimmte Zieläußerung zu formulieren, damit die Ergebnisse relativ vergleichbar ausgewertet werden können. Die Kontrolle des Sprachoutputs stellt allgemein eines der größten Probleme bei der Sprachproduktionsforschung dar. Bei solchen Aufgaben konnte Friederici (1982) zeigen, daß agrammatisch sprechende Broca-Aphasiker in der Lage sind, semantisch motivierte Präpositionen häufiger korrekt zu produzieren als Präpositionen, die bei gegebenem Verb und Objekt obligatorisch sind. Des weiteren konnte gezeigt werden, daß Aphasikern bestimmte grammatische Konstruktionen mehr Schwierigkeiten bereiten als andere. Als einfach gelten Imperativkonstruktionen, Adjektiv-Nomen-Konstruktionen oder W-Fragen. Mehr Schwierigkeiten treten bei Aussagesätzen, Passivkonstruktionen, Komparativkonstruktionen und Entscheidungsfragen auf. Angenommen wird, daß prosodische Merkmale die Schwierigkeitshierarchie entscheidend beeinflussen. Für Wernicke-Aphasiker mit paragrammatischen Äußerungen wird eine ähnliche Schwierigkeitshierarchie angenommen (vgl. Goodglass, 1976).

Lange Zeit wurde vermutet, daß die agrammatischen Äußerungen Folge der starken Sprechanstrengung seien und somit aus kompensatorischen Maßnahmen heraus die grammatische Beeinträchtigung bedingt sei. Es konnte jedoch gezeigt werden, daß die artikulatorisch-phonetischen Beeinträchtigungen die Sprachproduktion von Broca-Aphasiker kennzeichnen, jedoch keinesfalls funktionell mit dem Agrammatismus verbunden sind (vgl. Kelter, 1990).

3.3.2.2 Störungen des Satzverständnisses

Das Satzverständnis wird mit Hilfe von Satz-Bild-Zuordnungsaufgaben überprüft. Ziel einer langjährigen Forschung war es, eine Schwierigkeitshierarchie für verschiedene Satzkonstruktionen zu bestimmen. Parisi und Pizzamiglio (1970) konnten für Broca-Aphasiker folgende Schwierigkeitshierarchie zusammenstellen: Relativ einfach ist die Verwendung von Negationspartikeln und die Verwendung von Lokal- oder Direktionalpräpositionen (z.B.: *nahe - fern, in - außerhalb, auf - unter, hinter - vor, zwischen - neben etc.*), wenn zusätzlich semantische Information vorliegt. Einem mittleren Schwierigkeitsgrad entspricht das Numerusflexiv am Substantiv (z.B.: *die Mutter vs. die Mütter*). Als schwer gelten die Verarbeitung der Tempusmarkierung am Verb (z.B.: *Das Kind trinkt vs. Das Kind wird trinken; Der Junge schwimmt vs. Der Junge schwamm*), die Numerusmarkierung am Voll- oder Hilfsverb (z.B. *(Sie) geht vs. (Sie) gehen*), die Unterscheidung zwischen definitem und indefinitem Artikel (z.B. *die Zeitung vs. eine Zeitung*), Aktiv- vs. Passivsätze (z.B. *Der Hund jagt die Katze vs. Die Katze wird von dem Hund gejagt*), der Gebrauch von Pronomen (z.B. *sein Buch vs. ihr Buch*) und der Gebrauch von direktem und indirektem Objekt (z.B. *Der Junge zeigt die Katze dem Hund vs. Der Junge zeigt den Hund der Katze*).

Eine solche Schwierigkeitshierarchie wurde von Lesser (1974) und Naeser et al. (1987) bestätigt. Wernicke-Aphasiker schneiden insgesamt bei solchen Aufgaben schlechter ab als Broca-Aphasiker, die Rangfolge der Aufgabenschwierigkeit bleibt jedoch erhalten.

Neuere Untersuchungen verwenden Aufgaben mit semantisch reversiblen Sätzen, d.h. diese Sätze enthalten mindestens zwei Nomina, deren Vertauschung zu einer veränderten Satzbedeutung führt. Aufgaben mit semantisch reversiblen Sätzen verwenden die sogenannte "inverse" Bedeutung als strukturellen Ablenker. Eine genaue syntaktische Verarbeitung ist also notwendig, um das richtige Zielitem zu identifizieren. Zum Beispiel wäre bei dem Satz *"Der Hund jagt die Katze"* der strukturelle Ablenker der Satz *"Die Katze jagt den Hund"*. Es konnte gezeigt werden, daß Aphasiker bei der Verarbeitung solcher Sätze erhebliche Schwierigkeiten haben. Schwartz et al. (1980) kamen zu dem Schluß, daß die Aphasiker nicht einmal die syntaktische Information der Reihenfolge der Inhaltswörter für die Satzinterpretation nutzten und nahmen daher an, daß es sich nicht nur um eine Störung der Verarbeitung von Funktionswörtern handelt.

Nach Kelter (1990) läßt sich aus Untersuchungen mit semantisch reversiblen Sätzen folgende Schwierigkeitshierarchie für Broca-Aphasiker zusammenfassen:

Aktivsätze mit kanonischer Konstituentenfolge sind leichter zu verstehen als topikalisierte Aktivsätze (z.B. *Der Junge küßt das Mädchen.* vs. *Das Mädchen küßt der Junge.*). Ebenso sind Aktivsätze mit kanonischer Konstituentenfolge leichter als Passivsätze mit kanonischer Konstituentenfolge (z.B. *Der Junge küßt das Mädchen.* vs. *Das Mädchen wird von dem Jungen geküßt.*). Passivkonstruktionen mit kanonischer Konstituentenfolge sind dagegen schwieriger als topikalisierte Passivkonstruktionen (z.B. *Das Mädchen wird von dem Jungen geküßt.* vs. *Vom Jungen wird das Mädchen geküßt.*). Bei Spaltsätzen sind diejenigen leichter, in welchen der ersten Nominalphrase der Agens zugeordnet wird; schwieriger ist es, wenn der ersten Nominalphrase das Thema zugeordnet ist (z.B. *Es war der Junge, der das Mädchen küßte.* vs. *Es war das Mädchen, das der Junge küßte.*). Ebenso sind Sätze mit Prädikatadjektiven und Infinitivergänzungen leichter, wenn der ersten Nominalphrase der Agens zugeordnet ist und nicht das Thema (z.B. *Der Junge scheint das Mädchen zu küssen.* vs. *Das Mädchen scheint der Junge zu küssen.*).

Die Ergebnisse der Sprachverständnisleistungen bei reversiblen Sätzen hängen also von folgenden Faktoren ab: Die Leistung ist von der thematischen Rolle der ersten Nominalphrase abhängig, da von Aphasikern häufig nach dem Prinzip "Aktor-Zuerst" entschieden wird. Einen weiteren Faktor spielt die Anzahl der Inhaltswörter und dadurch die Komplexität des Satzes. Die relative Plausibilität der Satzbedeutung ist insofern ein beeinflussender Faktor, da für Aphasiker dann ein Problem auftritt, wenn beide Versionen gleich plausibel sind. Bei einer solchen Konstruktion sind die meisten Fehler zu erwarten, da hier die Anforderung an die lexikalisch-semantische Verarbeitung sehr hoch ist. Des weiteren spielt eine Rolle, ob der Referent belebt ist oder nicht, denn Handlungen werden von Aphasikern meist einem belebten Referenten zugeordnet.

3.3.2.3 Hypothesen und Erklärungsversuche zu Störungen der Satzproduktion und des Satzverständnisses

Bezüglich der Erklärung der Beeinträchtigungen der Satzverarbeitung bei Aphasikern gibt es eine Vielzahl an Hypothesen (Kean, 1985; Kelter, 1990). Leider kann keine der Hypothesen alle auftretenden sprachlichen Beeinträchtigungen erklären, und ein Fortsetzen der Forschungsarbeit mit neueren Sprachverarbeitungsmodellen ist daher notwendig. Um auf den bisherigen Stand der Forschung hinzuweisen und somit einen aktuellen Ausgangspunkt zu schaffen, seien die wichtigsten Hypothesen der jüngsten Forschung zusammengefaßt.

Berndt und Caramazza (1980) gehen von einer allgemeinen Störung der syntaktischen Verarbeitung aus. Sie postulieren zwei verschiedene Störungen, die den Agrammatismus bedingen: zum einen eine Artikulationsstörung und zum anderen eine Störung der syntaktischen Verarbeitungskomponente, d.h. eine Störung des syntaktischen Parsers. Heute haben Berndt und Caramazza diese Hypothese wieder verworfen, da es zu viele verschiedene Formen des aphasischen Agrammatismus gibt und es daher unsinnig ist, nach der funktionellen Verursachung zu suchen. Sinnvoller ist es ihrer Meinung nach, Einzelfallstudien zu betreiben und dem Agrammatismus beschreibender Weise auf den Grund zu gehen.

Linebarger et al. (1983a, 1983b) gehen davon aus, daß bei einer Beeinträchtigung auf Satzebene die Übersetzung des intendierten Mitteilungsinhaltes in eine erste linguistische Strukturrepräsentation gestört ist. Es würde sich somit um eine Zuordnungsstörung handeln. Der Agrammatismus wird somit bereits in einer sehr frühen Phase der Sprachverarbeitung festgelegt, und der Patient ist dann nicht mehr in der Lage, die Struktur eines geplanten Mitteilungsinhaltes in eine sprachliche Struktur zu überführen.

Caplan (1985) postuliert, daß die Ursache einer gestörten Satzverarbeitung auf eine mangelnde Verfügbarkeit syntaktischer Informationen zurückzuführen ist. Er nimmt an, daß die Patienten zwar die lexikalischen Kategorien der Inhaltswörter identifizieren können und auch über Subkategorisierungsinformationen verfügen, jedoch phrasale Kategorien wie Nominalphrase, Verbalphrase etc. nicht mehr erfassen können. Caplan erweiterte die Agrammatismusforschung um die Frage, ob Aphasiker noch in der Lage sind, die im mentalen Lexikon gespeicherten Informationen für die Satzverarbeitung zu verwenden.

Kolk et al. (1985) gehen davon aus, daß die zeitliche Steuerung der syntaktischen Prozesse die Satzverarbeitung behindert. Kern dieser Hypothese ist die Annahme, daß die Ursache des Agrammatismus eine graduelle Veränderung der Prozesse der Aktivierung sprachlichen Wissens ist, wobei der zeitliche Parameter eine wesentliche Rolle spielt. Die Störung kann durch zweierlei Störungsmechanismen bedingt sein: zum einen durch eine zu geringe Aktivierungsgeschwindigkeit, zum anderen durch einen zu schnellen Verfall der Aktivation. Beide Mechanismen haben zur Folge, daß die benötigten Elemente nicht zu dem Zeitpunkt aktiviert sind, an welchem sie für die weitere Verarbeitung benötigt werden.

Grodzinsky et al. (1985) nehmen an, daß es sich nur um eine Beeinträchtigung der Repräsentation der syntaktischen Oberflächenstruktur handelt. Das Problem dieser Hypothese liegt darin, daß bei einer Oberflächenstruktur bereits ein relativ spätes Stadium der Sprachverarbeitung erreicht wurde, d.h. die Satzstruktur ist bereits festgelegt. Es ist daher kaum möglich, daß es in der Äußerung zu vielen strukturellen Besonderheiten bzw. Entstellungen kommt.

Stemberger (1984, 1985a) nimmt eine mangelnde Aktivierbarkeit sprachlichen Wissens an, welche die Satzverarbeitung verhindert. Er stellt die Sprachverarbeitung als interaktiven Prozeß dar. Dies ist ein der modularen Theorie widersprechender Ansatz. Von Stemberger wird angenommen, daß die Verarbeitungsprozesse parallel auf den verschiedenen Ebenen ablaufen, d.h. es werden bei der Verarbeitung stets die anderen Ebenen mitberücksichtigt. Das Sprachverarbeitungssystem ist somit ein integrierendes System, das ständig auf verschiedenes sprachliches Wissen zurückgreift und dann die Informationen miteinander "verrechnet". Jede Einheit besitzt ein bestimmtes Aktivations-Ruhepotential. Das Ruhepotential ist um so höher, je häufiger das Wort verwendet wird. Von Stemberger wird diese Varianz des Ruhepotentials als "Rauschen" bezeichnet. Wird nun eine Einheit aktiviert, werden Aktivierungs- und Inhibitionsprozesse in Gang gesetzt. Wird ein bestimmter Aktivierungsgrad erreicht und somit eine Abrufschwelle überschritten, kann die aktivierte Einheit abgerufen werden. Stemberger hat sein Modell zunächst für die Sprachproduktion ausgearbeitet. Er vermutet, daß beim aphasischen Agrammatismus insgesamt die Abrufschwelle erhöht ist. Dies hätte zwei Folgen: Erstens werden vor allem hochfrequente Einheiten abgerufen, da bei ihnen das Ruhepotential recht hoch liegt und diese Einheiten prinzipiell einfacher zu aktivieren sind. Zweitens ist die Wahrscheinlichkeit höher, daß Substitutionsfehler auftreten, da häufiger die falschen Einheiten, nämlich die hochfrequenten, aktiviert werden. Insgesamt resultiert also eine Tendenz, hochfrequente Struktureinheiten wie Nomina und Verben abzurufen und weniger auf niederfrequente Struktureinheiten wie Adjektive und vor allem Funktionswörter zuzugreifen.

Bowerman & Meyer (1991) fassen zwei grundlegende Ergebnisse zum Thema Agrammatismus zusammen. Details zum Agrammatismus werden jedoch nach wie vor kontrovers diskutiert. Angenommen wird, daß das dem Agrammatismus zugrundeliegende Defizit auf einer Verarbeitungsstörung beruht und nicht auf dem Verlust syntaktischen Wissens. Eine weitere Annahme besteht darin, daß das Bild des Agrammatismus das Resultat von Kompensationsstrategien ist, die die Patienten anwenden, um mit ihren Defiziten klar zu kommen.

Bezüglich der Art der Verarbeitungsstörung gehen Friderici und Kilborn davon aus, daß bei Broca-Aphasikern die automatische Verarbeitung syntaktischer Prozesse verloren ging (vgl. Bowerman et al., 1991; Coltheart et al., 1987). Kolk und Haarmann gehen dagegen davon aus, daß die syntaktische Information zu langsam aktiviert wird. Beide Hypothesen implizieren, daß die syntaktische Information vorhanden ist und nur der Zugriff beeinträchtigt ist (vgl. Bowerman et al., 1991).

In einer weiteren Untersuchung befaßten sich Kolk und Heeschen im Rahmen dieser Studie mit Kompensationsmechanismen (vgl. Bowerman et al., 1991). Sie kommen zu dem Schluß, daß der typische Telegrammstil eine systematische Vereinfachung syntaktischer Strukturen darstellt. Des weiteren gehen sie davon aus, daß der Broca- und Wernicke-Aphasikern zugrundeliegende gestörte Verarbeitungsmechanismus identisch ist und nur verschiedene Kompensationsstrategien angewendet werden: Broca-Aphasiker versuchen das Defizit zu kompensieren, während Wernicke-Aphasiker dies nicht tun. Heeschen versuchte ferner diese Annahme zu belegen, indem er den emotionalen Status beider Patientengruppen heranzieht (vgl. Bowerman et al., 1991).

In diesem Abschnitt wurden Ansätze zur Erklärung aphasischer Störungen bei der Satzverarbeitung dargelegt. Im folgenden Kapitel soll versucht werden, aphasische Störungen bei der Satzverarbeitung ebenso wie Störungen auf Wortebene anhand des Modells hypothetisch darzustellen. Die Zugrundelegung eines Modells stellt den aktuellen Forschungsstand dar.

3.4 Erläuterung der Symptome anhand des Modells

Im folgenden sollen Störungen auf Wort- und auf Satzebene anhand des Modells beschrieben werden. Betrachtet werden die Beeinträchtigungen, die auf verbal-semantischer Ebene und auf konzeptueller Ebene verursacht werden. Es kann nicht davon ausgegangen werden, daß sprachsystematische Störungen nur die verbal-semantische Ebene betreffen, wie es Blanken (1991) postuliert, sondern es darf nicht ausgeschlossen werden, daß bei einer Aphasie auch das semantische System bzw. die konzeptuelle Ebene betroffen ist. Die Möglichkeit weiterer kognitiver Einbußen spielt eine wesentliche Rolle bei der Beurteilung einer Aphasie.

Ein wesentlicher Punkt ist, daß bei einer aphasischen Sprachstörung meistens die Sprachproduktion und die Sprachrezeption beeinträchtigt sind. Die Modalitäten können unterschiedlich schwer betroffen sein, so daß die Produktion stark beeinträchtigt sein kann, während die Rezeption relativ gut erhalten bleibt und umgekehrt.

Auf Störungen der sensumotorischen Ebene kann nur verwiesen werden. Zu Störungen dieser Ebene gehören beispielsweise die Sprechapraxie und die

Dysarthrie als Störungen des Artikulators und die reine Worttaubheit als Störung des auditiven Systems.

Ausgegangen wird im folgenden davon, daß die kognitiven Komponenten des Modells distinkte Einheiten darstellen, die getrennt und unabhängig voneinander gestört sein können (vgl. Ellis & Young, 1991). Es werden die einzelnen Symptome, die bei Aphasikern auftreten können, genannt, und es wird erörtert, wie die Störungen anhand des Modells erklärt werden können. Die Symptome müssen immer im Hinblick auf ein gesamtes Störungsbild, d.h. bezogen auf das gesamte Modell, betrachtet und gegeneinander abgewogen werden.

Es kann davon ausgegangen werden, daß bei einer schweren sprachsystematischen Beeinträchtigung einerseits Störungen in mehreren Modulen vorliegen können und andererseits die Störungen in den einzelnen Komponenten unterschiedlich stark ausgeprägt sein können. Die Erklärungen der einzelnen Symptome werden in Thesen zusammengefaßt.

Zunächst müssen also die Symptome einzeln analysiert werden, und dann muß anhand des gesamten Modells die beeinträchtigte Verarbeitung interpretiert werden. Im folgenden werden die Symptome auf Wortebene betrachtet und anschließend wird auf Störungen auf Satzebene eingegangen.

3.4.1 Thesen zu Störungen auf Wortebene

Bei allen Aphasiearten treten Störungen auf Wortebene auf, die alle Wortformen betreffen (vgl. 3.3.1). Die einzelnen Symptome werden im folgenden in vier Gruppen unterteilt. Zunächst wird auf primäre Störungen der Semantik eingegangen, anschließend auf primäre Störungen der Phonologie, danach auf kategoriespezifische Störungen und abschließend auf Störungen ohne direkten Bezug zum mentalen Lexikon.

Die möglichen Erklärungen der einzelnen Symptome werden in Thesen zusammengefaßt und sind rein theoretischer Art. Durch differenzierte Einzelfallstudien müßten die einzelnen Thesen belegt werden.

Zu den *primären Störungen der Semantik* werden die semantischen Paraphasien und die semantischen Neologismen gezählt. Diese Symptome lassen darauf schließen, daß Beeinträchtigungen in der Aktivation und im Abruf des semantischen Systems vorliegen. Die Folge davon ist, daß falsche Wortformen abgerufen werden.

Bei einer *semantischen Paraphasie* handelt es sich um das fehlerhafte Auftreten eines Wortes aus der Standardsprache. Es besteht bei diesem fehlerhaften Auftreten eine mehr oder weniger enge semantische Beziehung zum Zielwort, und es treten häufig Verwechslungen mit Antonymen auf [17]; zudem stammen die semantischen Paraphasien meist aus demselben semantischen Feld wie das Zielwort und weisen dieselbe Wortart auf (Poeck, 1989).

Bei Patienten mit semantischen Paraphasien sind meistens mehrere Kategorien betroffen; nur in seltenen Fällen, den sogenannten kategoriespezifischen Wortfindungsstörungen, bestehen Ausfälle, die in einer Kategorie ausgeprägter sind als in einer anderen (vgl. Ellis & Young, 1991).

Als Beispiel für semantische Paraphasien sei eine Patientin von Howard & Orchard-Lisle (1984) angeführt. Ohne Hilfe konnte die Patientin nur wenige Bilder von Objekten benennen, jedoch viele aus dem Gedächtnis abrufen, wenn die Anfangsphoneme des Wortes als Hinweisreiz gegeben wurden. Zu erklären ist dies damit, daß ein nur vage stimuliertes semantisches Feld, in dem verschiedene Alternativen aktiviert werden, durch die Vorgabe eines Anlautes eingeschränkt und der Zugriff dadurch erleichtert wird. Auf diese Weise konnte man auch semantische Benennstörungen hervorrufen, wenn man das Anfangsphonem eines semantisch ähnlichen Wortes darbot. Anhand differenzierter Untersuchungen konnten Howard & Orchard-Lisle feststellen, daß die Information im mentalen Lexikon nicht ausreichend zugänglich ist, um die genaue Bezeichnung zu spezifizieren. Die Folge davon ist, daß gemäß der interaktiven Aktivationstheorie das Zielwort nicht am höchsten aktiviert wird, sondern daß auch die Lemmas aktiviert werden, die mit dem Zielwort semantisch eng assoziiert sind.

Es werden im folgenden zwei Fälle semantischer Paraphasien unterschieden: diejenigen mit einer hohen Ähnlichkeit zum Zielwort und die mit einer geringen Ähnlichkeit zum Zielwort.

Bei einer *semantischen Paraphasie mit hoher Ähnlichkeit zum Zielwort*, wird das gesamte semantische Wortfeld unspezifisch aktiviert, d.h. es wird nicht exakt eine einzige Wortbedeutung aktiviert, sondern alle semantisch ähnlichen Wörter ebenso. Da alle Wortbedeutungen gleich stark aktiviert werden, findet ein

---

[17] Sehr enge semantische Beziehung: es wird z.B. das Wort *Apfel anstatt Birne* gewählt; grob abweichende semantische Beziehung: *Glas anstatt Haus*; Verwechslungen mit Antonymen: *gesund anstatt krank*

wahlloser Zugriff statt. Auf diese Weise kommt es zur Aktivation des Wortes Mutter anstatt Schwester, Apfel anstatt Birne, Heft anstatt Buch etc.

1. These: Semantische Paraphasien mit hoher Ähnlichkeit zum Zielwort beruhen auf einer Aktivierungsstörung im semantischen System, wobei die Wortbedeutung nicht eindeutig aktiviert wird und es somit zu Fehlern in der Aktivierung einer phonologischen Wortform kommt. Es wird ein gesamtes semantisches Feld aktiviert und aus den aktivierten Alternativen wahllos auf eine Wortbedeutung zugegriffen.

Bei *semantischen Paraphasien mit geringer semantischer Ähnlichkeit zum Zielwort* dagegen kann man davon ausgehen, daß sowohl der Zugang zur Wortbedeutung des mentalen Lexikons als auch die Aktivierung des semantischen Feldes gestört ist. Das Wortfeld wird nur noch schwach oder gar nicht aktiviert, und somit kann keine korrekte Aktivierung der Einheiten stattfinden. Die semantischen Paraphasien mit hoher Ähnlichkeit zum Zielwort unterscheiden sich von den semantischen Paraphasien mit geringer Ähnlichkeit zum Zielwort in der Weise, daß die Aktivation des semantischen Feldes unterschiedlich stark gestört ist.

2. These: Bei semantischen Paraphasien mit geringer Ähnlichkeit zum Zielwort ist sowohl der Zugang zur Wortbedeutung im semantischen System als auch die Aktivierung des semantischen Feldes gestört.

Semantische Neologismen sind Wörter, die in der Standardsprache aus semantischen Gründen nicht vorkommen (Poeck, 1989). Semantischen Neologismen können keine Bedeutungen zugeordnet werden. Man unterscheidet semantische und phonematische Neologismen.

Ein semantischer Neologismus ist ein Wort, das aus semantisch korrekten Wörtern zusammengesetzt ist, dem jedoch aufgrund einer fehlerhaften Zusammensetzung in der Standardsprache keine Bedeutung zukommt. Beispiele für semantische Neologismen sind *"Taschenschuhe", "Lichtkuß", "Menschenschere"* etc. Es ist anzunehmen, daß bei semantischen Neologismen bereits der Zugang zur Wortbedeutung im mentalen Lexikon beeinträchtigt ist. Zwar wird noch ein Wortfeld aktiviert, so daß reale Wortsilben aktiviert werden, diese werden jedoch durch das Zusammenfügen semantisch entstellt. Es entstehen somit Wörter, die semantisch möglich sind, denen jedoch nicht ohne weiteres eine Bedeutung zugewiesen werden kann.

3. These: Bei semantischen Neologismen ist die Aktivierung der Wortbedeutung im mentalen Lexikon beeinträchtigt, semantische Felder lassen sich jedoch noch aktivieren, so daß korrekte phonematische Einheiten aktiviert werden können.

Als nächstes wird auf die *primären Störungen der Phonologie* eingegangen. Dazu gehören Wortfindungsstörungen, phonematische Paraphasien und phonematische Neologismen. Bei diesen Symptomen ist davon auszugehen, daß primär die phonologische Enkodierung beeinträchtigt ist, d.h. es kann sowohl der Zugriff auf die phonologische Wortform als auch das Sprachausgangslexikon selbst gestört sein.

Zunächst werden die *Wortfindungsstörungen* an einer Falluntersuchung von Kay & Ellis (1987) erläutert. Ein Patient zeigte Wortfindungsstörungen für Wörter, deren Bedeutung ihm bis ins Detail bekannt waren. Er wußte genau, was er mitteilen wollte, erinnerte sich jedoch an viele Wörter nicht, die er - um seine Gedanken auszudr cken - benötigt hätte. Wörter, die nicht abgerufen werden können, werden in der Spontansprache häufig durch allgemeine Wörter ersetzt oder umgangen. Beim Benennen bestehen beträchtliche Schwierigkeiten, obwohl die Objekte dem Patienten bekannt sind und er deren gesprochene Namen versteht. Untersuchungen konnten zeigen, daß die Wortrepräsentationen von Objektbezeichnungen intakt sind, jedoch Zugriffschwierigkeiten auftreten. Das Verständnis für gesprochene bzw. geschriebene Sprache war in dieser Untersuchung relativ gut. Die Wortfindungsstörung kann nach diesen Erkenntnissen nicht im semantischen System angenommen werden. Eine genaue Analyse der Ergebnisse bei der Objekterkennung lieferte Hinweise, daß die Schwierigkeit in einem gestörten Abruf im Sprachausgangslexikon, dem phonologischen Enkodierungssystem, liegen könnte. Weiter muß angenommen werden, daß die Aktivierung zwischen Lemmas und Formen gestört ist.

Nach Kay & Ellis spielt die Worthäufigkeit bei der Sprachproduktion mit Wortfindungsstörung eine große Rolle. Sie gehen dabei ebenfalls von einer interaktiven Aktivierung zwischen Wortbedeutung und phonologischer Form des Wortes aus. Häufig aktivierte Wörter besitzen ein höheres Ruheniveau der Aktivierung und können somit generell leichter aktiviert werden. Die Autoren nehmen an, daß durch eine Gehirnverletzung das gesamte Potential der Aktivierung erheblich reduziert ist; diese reduzierte Aktivation reicht aus, um hochfrequente Wörter zu aktivieren, da das Ruheniveau hier von vornherein hoch ist. Niederfrequente Wörter können jedoch nicht genügend aktiviert werden, um alle

Phoneme und die Aktivierung der Artikulation zu ermöglichen (vgl. Abschnitt 3.3.1).

4. These: Bei Wortfindungsstörungen ohne Störungen der Wortbedeutung muß angenommen werden, daß der Zugriff auf das mentale Lexikon intakt ist; die Störungen beruhen auf einer Aktivierungsstörung der phonologischen Wortformen und des phonologischen Enkodierungssystems seitens des mentalen Lexikons.

Eine *phonematische Paraphasie* ist eine lautliche Veränderung eines Wortes durch Substituierung, Auslassung, Umstellung oder Hinzufügung einzelner Laute.

Kann durch Sprachverständnisaufgaben geklärt werden, daß das Wortverständnis intakt ist, so kann bei den phonematischen Paraphasien angenommen werden, daß die phonologische Enkodierung von den Lemmas im Sprachausgangslexikon gestört ist. Im Sprachausgangslexikon liegt also eine Aktivierungsstörung der phonologischen Wortformen vor, die zu Entstellungen der Wörter durch Substitution, Auslassung, Umstellung oder Hinzufügung führt. Auch bei einem eingeschränkten Sprachverständnis ist davon auszugehen, daß das Auftreten von phonematischen Paraphasien auf eine primäre Beeinträchtigung im Sprachausgangslexikon zurückzuführen ist.

5. These: Bei phonematischen Paraphasien wird angenommen, daß eine Aktivierungsstörung der phonologischen Wortformen vorliegt und somit eine Übertragungsstörung zum Sprachausgangslexikon; möglicherweise liegt zudem eine Beeinträchtigung desselben vor.

Unter einem *phonematischen Neologismus* versteht man ein Wort, das zwar phonologisch in bezug auf die Lautanordnung möglich ist, d.h. der Phonotaktik des Deutschen entspricht, dem jedoch in der Standardsprache keine Bedeutung zugeordnet werden kann. Zu den phonematischen Neologismen zählt Lecours (1982) die abstrusen und die zielwortbezogenen Neologismen[18]. Abstruse

---

[18] Zur Erläuterung der unterschiedlichen Neologismen seien Beispiele von Blanken (1988b, S. 88) gegeben:

	Zielwort	Reaktion
abstruser Neologismus	*Konditor*	/gö:ter/
	Schlosser	/gümaneke/
zielwortbezogener Neolo.	*Schlosser*	/klo:ser/
	Schreiner	/sleiter/
phonemat. Paraphasie	*Schneider*	/schni:der/
	Schreiner	/schreiter/

Neologismen zeigen keinerlei phonologische Ähnlichkeit zum Zielwort, während zielwortbezogene Neologismen eine phonologische Ähnlichkeit zeigen. Bei den phonematischen Neologismen liegt eine Aktivierungsstörung der phonologischen Wortform und eine Übertragungsstörung zum Sprachausgangslexikon vor. Diese Aktivierung ist bei zielwortbezogenen Neologismen weniger gestört als bei abstrusen Neologismen. Phonematische Neologismen sind meist derart entstellt, daß nicht gesagt werden kann, ob bereits eine Störung im Bereich der Wortbedeutung vorliegt. Dafür muß das Wortverständnis genau überprüft werden. Die Entstehung von phonematischen Neologismen läßt sich ebenfalls mit These 5 erklären, es liegt jedoch eine ausgeprägtere Beeinträchtigung vor als bei den phonematischen Paraphasien.

Die *kategoriespezifischen Störungen* auf Wortebene gehören sicherlich zu den seltenen Störungsformen, die zwar relativ häufig in der Literatur beschrieben werden, aber dennoch umstritten sind. Eine kategoriespezifische Störung auf Wortebene äußert sich darin, daß manche semantischen Kategorien Störungen aufweisen, andere jedoch nicht. So beschrieben Warrington & Shallice (1984) einen Patienten, der wesentlich besser in der Lage war, Bilder mit leblosen Objekten zu benennen als Bilder mit Lebewesen. Ein weiterer Patient, der von Hart, Berndt & Caramazza (1985) untersucht wurde, zeigte Benennstörungen bei den semantischen Kategorien von Früchten und Gemüsesorten, konnte jedoch einen Abakus und die Sphinx richtig benennen. Dieser Befund steht im Gegensatz zu den erläuterten Merkmalen der Störungen auf Wortebene in Abschnitt 3.3.1, zu denen u.a. gehört, daß konkrete Wörter besser produziert werden können als abstrakte. Es kann angenommen werden, daß ein anderer Störungsmechanismus vorliegt.

Semantische Kategorien werden über die Wortbedeutung im semantischen System gebildet; somit kann das Störungsbild der kategoriespezifischen Wortfindungsstörung im semantischen System angenommen werden. Differentialdiagnostisch müssen diese Beeinträchtigungen Gedächtnisstörungen gegenübergestellt werden.

6. *These:* Eine kategoriespezifische Wortfindungsstörung beruht auf einer Störung im semantischen System im Bereich der Wortbedeutung.

Im folgenden werden *Störungen ohne direkten Bezug zum mentalen Lexikon* behandelt. Im Gegensatz zu den bisher genannten Symptomen betreffen die folgenden also nicht unmittelbar das mentale Lexikon, d.h. es handelt sich nicht um direkte sprachsystematische Beeinträchtigungen. Es werden jedoch zum einen Störungen auf Wortebene verursacht, und zum anderen treten diese Beeinträchtigungen häufig bei Aphasien auf. Auch diese Störungen geben Einblick in Strategien der Sprachverarbeitung und seien daher genannt. Es handelt sich um Sprachautomatismen, Perseverationen und Echolalien.

Sprachautomatismen sind formstarre Äußerungen, die weder lexikalisch noch syntaktisch in den Kontext passen. Bei Sprachautomatismen handelt es sich um neologistische Silbenabfolgen, beliebige Wörter oder Phrasen. Die Sprachautomatismen bestehen meist aus aneinandergereihten Einzelsilben wie beispielsweise *"dododo"*, *"tatata"*, aus festen Silbenfolgen wie zum Beispiel *"titu"*, *"pompe"* und aus beliebigen Wörtern oder Phrasen wie beispielsweise *"jeden Tag, guten Tag"*, *"meine Güte"* (Poeck, 1989, S. 123).

Bei Sprachautomatismen kann angenommen werden, daß nur noch ein phonetischer Plan häufig aktivierter Silben und Wörter vorhanden ist. Es erfolgt keine Interaktion des Sprachausgangslexikons mit dem mentalen Lexikon. Egal, welche Sprechintention vorausgeht, werden nur die Sprachautomatismen ausgelöst. Es würde eine direkte Verbindung vom konzeptuellen System zum phonetischen Plan geben und von dort der Artikulator aktiviert werden. Ein Hinweis, daß im konzeptuellen System eine Sprechintention vorhanden ist, kann darin gesehen werden, daß bei manchen Patienten die Intonation recht gut erhalten ist, und daß auch Patienten mit Sprachautomatismen Affekte vermitteln können.

7. These: Bei Sprachautomatismen ist das mentale Lexikon an der Sprachproduktion nicht mehr beteiligt. Es sind nur noch phonetische Pläne hochfrequenter Äußerungen und Silben vorhanden, die vom konzeptuellen System aktiviert werden.

Perseverationen sind Wiederholungen bereits geäußerter Wörter. Sie lassen sich mit der interaktiven Aktivationstheorie erklären; es handelt sich um eine Störung der Aktivierung. Nach der Aktivierung eines Wortes nimmt das aktivierte Netz nicht mehr das Ruheniveau ein, sondern das Aktivationsniveau bleibt erhalten. Bei den folgenden dargebotenen Stimuli wird nur noch das zuerst genannte, bereits aktivierte Wort wiederholt bzw. perseveriert.

8. These: Bei einer Perseveration handelt es sich um eine Aktivierungsstörung der Sprachverarbeitung. Das Aktivationsniveau eines bereits geäußerten Wortes bleibt erhalten, so daß auch bei weiterer Stimulierung nur noch das aktivierte Wort wiederholt werden kann.

Mit *Echolalie* bezeichnet man die wörtliche Wiederholung einer Äußerung. Hier ist weder die verbal-semantische Ebene noch die konzeptuelle Ebene beteiligt. Eine Echolalie erfolgt auf der sensumotorischen Ebene. Vom auditiven Analysesystem wird direkt über die auditiv-phonologische Korrespondez im Phonemniveau ein phonetischer Plan aktiviert, dieser wird vom Artikulator direkt in einen motorischen Plan umgesetzt.

9. These: Eine echolalische Äußerung erfolgt auf der sensumotorischen Ebene. Das auditive System aktiviert über den phonetischen Plan den Artikulator.

Echolalische Antworten weisen, im Gegensatz zu reinen Echolalien, eine Umformung in der Wortwahl und Wortstellung auf. Zum Beispiel auf die Frage: *"Wie geht es Ihnen?"* erfolgt die Antwort: *"Sie haben mich gefragt, wie es mir geht."*. Bei dieser Störungsform wird vom auditiven System aus das phonologische Enkodierungssystem aktiviert, das eine grammatische Umformung durchführt; über den phonetischen Plan kommt es im Artikulator zur Durchführung des motorischen Programms. Anzunehmen ist, daß nur das phonologische Enkodierungssystem aktiviert wird, da das Verständnis bei dieser Störungsform relativ schlecht ist und somit eine Aktivierung der Wortbedeutung nicht angenommen werden kann.

10. These: Bei echolalischen Antworten wird vom auditiven System aus das grammatische Enkodierungssystem aktiviert, in welchem eine grammatische Umformung stattfindet; über den phonetischen Plan wird der Artikulator aktiviert.

Störungen im Bereich der phonetischen Planung ergeben eine Sprechapraxie. Die Sprechapraxie fällt nicht unter die sprachsystematischen Störungen im engeren Sinne. Bei Störungen der ausführenden Artikulatoren kommt es zu einer Dysarthrie. Bei einer Dysarthrie handelt es sich nicht mehr um eine Sprachstörung, sondern um eine Sprechstörung.

Nachdem nun auf einige Symptome auf Wortebene bei Sprachstörungen nach Hirnschädigung eingegangen wurde und Thesen zur Erklärung erstellt wurden, wird im folgenden auf die Satzverarbeitung eingegangen.

3.4.2 Thesen zu Störungen auf Satzebene

Störungen auf Satzebene werden noch selten anhand eines Modells erläutert. Dem Agrammatismus wurde dabei zunächst mehr Aufmerksamkeit geschenkt als dem Paragrammatismus. Im folgenden werden theoretische Überlegungen zu einer gestörten Satzverarbeitung gegeben. Dabei werden drei verschiedene Stufen betrachtet, die bei der Satzverarbeitung durchlaufen werden und auf denen es zu Beeinträchtigungen kommen kann. Die erste Ebene ist die Inhaltsebene. Die zweite Ebene ist die verbal-semantische, auf der der Formulator und/oder das Sprachverständnissystem beeinträchtigt sein können. Die dritte Ebene ist die Übertragung vom semantischen auf den phonologischen Bereich.

Bei *Beeinträchtigung der Inhaltsebene* können die Mitteilungsinhalte nicht ausreichend linearisiert werden, d.h. kognitive Schemata werden nicht mehr nach Relevanzgesichtspunkten hierarchisiert. Auf Inhaltsebene wird im semantischen System der Mitteilungsinhalt ausgewählt, der übermittelt werden soll. Dieser Prozeß wird mit Makroplanung bezeichnet und ist nach Kintsch et al. (1978) sowie nach Levelt (1989) vorsprachlich (vgl. 2.2.1). Es kommt zu Schwierigkeiten bei der Organisation zeitlicher Reihenfolgen und somit zu Fehlern bei der lokalen und kausalen Abfolge von Texten. Insgesamt kann es zu Verständigungsproblemen zwischen Kommunikationspartnern kommen, da der eintreffende Informationsgehalt nicht ausreichend strukturiert werden kann. Diese Beeinträchtigungen treten häufig bei "Frontalhirnsyndromen" auf und sind die Folge von Planungsstörungen (Glindemann und Cramon, 1995).

Bei *Beeinträchtigungen auf der verbal-semantischen Ebene* sind der Formulator und/ oder das Sprachverständnissystem betroffen.

Beim Auftreten von agrammatischen oder paragrammatischen Strukturen ist davon auszugehen, daß bereits die grammatische Enkodierung im Formulator nicht mehr intakt ist.

Beim Agrammatismus ist die grammatische Enkodierung im Bereich der syntaxbildenden Prozedur beeinträchtigt. Es kann somit keine korrekte grammatische Struktur gebildet werden und diejenigen "grammatischen Hülsen", die erzeugt werden, sind lücken- und fehlerhaft. Postuliert wird, daß diejenigen "grammatischen Hülsen" für Inhaltswörter besser erhalten werden als jene für Funktionswörter.

Beim Paragrammatismus dagegen kommt es meist zu einer Überproduktion an "grammatischen Hülsen", deren syntaktische Ordnung nicht mehr ausreichend kontrolliert wird. Die erstellten Hülsen werden automatisch vom mentalen Lexikon aus "gefüllt". Es entstehen dadurch Satzteilverdopplungen und -verschränkungen, und es kann zu einer generellen Überproduktion kommen. Es wird angenommen, daß die automatische Verarbeitung syntaktischer Prozesse in beiden Fällen beeinträchtigt ist (vgl. 3.3.2.3).

Bei der Sprachrezeption ist der Verarbeitungsprozeß äquivalent zum Sprachproduktionsprozeß beeinträchtigt; die wahrgenommene Satzstruktur kann nicht korrekt dekodiert werden und somit die korrekte Bedeutung meist nicht erfaßt werden. Wie gezeigt wurde, werden häufig hochfrequente Inhaltswörter besser verstanden als beispielsweise Funktionswörter. Es kann angenommen werden, daß die "grammatischen Hülsen" für hochfrequente Inhaltswörter sowohl bei der Sprachproduktion als auch bei der Sprachrezeption besser erzeugt werden können. Zudem geht man davon aus, daß komplexere syntaktische Strukturen vereinfacht und daher fehlinterpretiert werden. Zum Beispiel wird bei der Reduktion auf das "Aktor-Zuerst-Prinzip" ein Passivsatz als Aktivsatz analysiert und unweigerlich falsch verstanden.

Eine weitere Annahme besagt, daß ein "Monitoring" der internen Satzstruktur nicht stattfindet und somit meistens keine Selbstkorrekturen erfolgen.

Bei *Beeinträchtigungen in der Übertragung von der Semantik zur Phonologie* ist davon auszugehen, daß die syntaktischen Prozesse an sich intakt sind und das Problem im mentalen Lexikon liegt. Wortfindungsstörungen treten meist im syntaktischen Kontext auf. Ist die syntaktische Struktur des Satzes korrekt, treten jedoch hin und wieder Wortfindungsstörungen, semantische oder phonematische Paraphasien auf, so sind diese Fehler auf das mentale Lexikon zurückzuführen. Die grammatische Enkodierung ist korrekt, d.h. es wird eine korrekte grammatische Oberflächenstruktur erzeugt, nur kann die eine oder andere "grammatische Hülse" nicht durch ein Lemma aus dem mentalen Lexikon gespeist werden.

Es besteht noch kein fundierter theoretischer Rahmen, der Störungen auf Satzebene anhand eines Modells erklären würde. Die obigen Annahmen sind daher rein hypothetischer Art. Es ist jedoch damit zu rechnen, daß differenziertere Forschungen auf Satzebene betrieben werden, wenn sich die symptomorientierte Forschung auf Wortebene durchgesetzt hat.

Fraglich ist nach wie vor, ob die Annahmen bezüglich Agrammatismus und Paragrammatismus anhand des Modells durch Experimente bestätigt werden können. Denn dabei sollte der Schwerpunkt der Untersuchungen auf die verbal-semantische Ebene gerichtet werden. Problematisch ist die Erstellung eines darauf abzielenden Experiments deshalb, weil angenommen werden muß, daß die Verarbeitung im Formulator und im Sprachverständnissystem auf unterschiedlich komplexen Ebenen eingeschränkt sein kann. Bei Defiziten auf einfacher Ebene wäre beispielsweise bereits das Zusammensetzen von Wörtern zu Sätzen beeinträchtigt. Bezogen auf das Modell würde es heißen, daß nicht einmal mehr einfache Satzstrukturen mit grammatischen Hülsen erzeugt werden können. Bei Beeinträchtigungen auf komplexer Ebene können beispielsweise Fehler bei der freien Satzbildung auftreten, insbesondere bei der Anwendung von Funktionswörtern.

Des weiteren kann angenommen werden, daß ein "Monitoring" der internen Satzstruktur nicht stattfindet und somit meistens keine Selbstkorrekturen erfolgen.

De Bleser et al. (1987) stellen nach eingehender Untersuchung von Wortfolgestörungen bei Aphasikern fest, daß die Syntax bei agrammatischen Patienten weder vollständig erhalten noch gänzlich gestört ist. Die gestörten und erhaltenen Mechanismen folgen ihrer Untersuchung nach natürlichen linguistischen Kategorien. Es konnte in Einzelfallstudien gezeigt werden, daß ein erheblicher Unterschied zwischen erhaltenen lexikalisch getriggerten syntaktischen Operationen und weitgehend beeinträchtigten strukturellen Operationen besteht (De Bleser & Bayer, 1986; Bayer, De Bleser & Dronsek, 1987).

Insgesamt können auf Satzebene bisher nur vage Annahmen bezüglich des Modells gemacht werden. Es werden hier noch differenzierte Fallbeschreibungen benötigt, um klare Aussagen machen zu können.

Mit der Aufgabensammlung kann festgestellt werden, ob prinzipiell Verarbeitungsstörungen auf Satzebene vorliegen. Die Beeinträchtigungen können dahingehend differenziert werden, ob sie auf Wortebene zurückzuführen sind oder zunächst hypothetisch auf gestörten Prozessen des Formulators oder des Sprachverständnissystems beruhen.

3.5 Zusammenfassung

In diesem dritten Kapitel wurde auf Beeinträchtigungen der Sprachverarbeitung eingegangen.

Es wurden zunächst die verschiedenen Aphasiesyndrome besprochen und zusammenfassend die vier Standardsyndrome und die zwei Sonderformen erläutert. Zum einen, um terminologischen Schwierigkeiten vorzubeugen und zum anderen, um eine Grundlage zu schaffen, den symptomorientierten Ansatz dem syndromorientierten Ansatz gegenüberzustellen.

Anschließend wurde auf Störungen der Wort- und Satzebene eingegangen und ein Überblick über Hypothesen und Erklärungsversuche dazu gegeben. Bis zum heutigen Zeitpunkt konnte noch keine befriedigende Erklärung für die verschiedenen Störungsarten gefunden werden.

Abschließend wurden anhand des im zweiten Kapitel eingeführten Modells Symptome auf Wort- und Satzebene erläutert. Differenziert konnten Symptome auf Wortebene erläutert werden. Auf Satzebene wurden bisher noch wenig Erfahrungen mit der Arbeit an Modellen gemacht. Daher wurden hier nur theoretische Überlegungen formuliert. Es werden jedoch Störungen einzelner Module deutlich.

Die erstellten Thesen bilden die Grundlage für das vierte Kapitel, in dem mit diesen modularen Annahmen ein Untersuchungsinstrument entwickelt wird.

4 Entwicklung eines Untersuchungsinstruments zur Erfassung sprachlicher Leistungen bei Aphasikern

4.1 Einleitung

Im deutschsprachigen Raum liegt bisher zur Erfassung aphasischer Sprachstörungen nur der Aachener Aphasie Test (AAT, Huber et al., 1983) als standardisiertes Testverfahren vor. Der AAT ermöglicht, folgende diagnostische Ziele zu erreichen. Erstens können aphasische Patienten von Patienten mit Hirnschädigung ohne Aphasie unterschieden werden. Zweitens können die Aphasien in die vier Standardsyndrome amnestische, Wernicke, Broca und globale Aphasie unterteilt werden. Drittens können die aphasischen Sonderformen identifiziert und nicht-klassifizierbare Aphasien diagnostiziert werden. Viertens können modalitätsspezifische Sprachstörungen aufgedeckt werden bzw. die aphasischen Störungen in den einzelnen Modalitäten (Spontansprache, Nachsprechen, Schriftsprache, Benennen, Sprachverständnis) mit Hilfe von Untertests erfaßt werden. Fünftens kann der Schweregrad der Aphasie anhand eines Leistungsprofils bestimmt werden, und sechstens wird die aphasische Störung auf verschiedenen linguistischen Beschreibungsebenen erfaßt, d.h. es werden Phonologie, Lexikon, Syntax und Semantik berücksichtigt (vgl. Huber et al., 1983).

Dem AAT gingen einige Aufgabensammlungen voraus, die sich vor allem mit der Beschreibung aphasischer Sprachstörungen befaßten und nicht standardisiert waren (vgl. u.a. Bay, 1960; Leischner, 1979; Hamster et al., 1980). Die Aufgabenzusammenstellung war meist uneinheitlich und vor allem an der praktischen Relevanz orientiert, ohne testtheoretische Voraussetzungen zu berücksichtigen. Beispielsweise variierte die Auswahl und die Anzahl der Aufgaben für jede Modalität, es wurden keine Instruktionen für die Testdurchführung festgelegt, und es waren keine konkreten Auswertungskriterien festgelegt. Daher setzten sich diese Aufgabenzusammenstellungen nicht durch.

Der "Paradigmenwechsel" in der Neurolinguistik (vgl. 1.1.2), die Sprachstörungen nicht mehr nach Syndromen zu unterteilen, sondern - auf psycholinguistische Modelle gestützt - eine detaillierte Symptombeschreibung zu ermöglichen, bedeutet ein neues Forschungsbestreben. Zunächst muß ein symptomorientiertes Untersuchungsinstrument erstellt werden, mit Hilfe dessen die unterschiedlichen Leistungsmuster aphasischer Sprachstörungen einheitlich dargestellt werden können. Auf der Grundlage dieses neuen Forschungsparadigmas entstehen nun neue Untersuchungsverfahren, die dasselbe Prinzip mit verschiedenen Schwerpunkten zu verwirklichen suchen (vgl. Reitz, 1994; Stadie et al., 1994). Die Entwicklung des vorliegenden Untersuchungsverfahrens beruht ebenso auf dem neuen neurolinguistischen Forschungsparadigma. Die Schwerpunkte dieses Verfahrens werden im folgenden erläutert.

Ziel dieses Untersuchungsinstruments zur Erfassung gesprochener Leistungen ist, den heutigen Forschungsstand zu berücksichtigen und in die Planung mit einzubeziehen. Zusammenfassend werden daher folgende Punkte berücksichtigt: Zunächst spielt die psycholinguistische Modellbildung für die Konstruktion des Untersuchungsinstruments eine wesentliche Rolle, da sie die theoretische Grundlage darstellt. Anhand dieses Modells sollen die aphasischen Beeinträchtigungen detailliert, d.h. symptomorientiert, beschrieben werden. Des weiteren ist das Untersuchungsinstrument so konstruiert, daß eine Standardisierung folgen könnte. Ein weiterer wesentlicher Punkt ist, daß die therapeutische Arbeit auf diese Weise effizienter gestaltet werden soll, da mit der Symptombeschreibung ein differenziertes Leistungsmuster der einzelnen Bereiche vorliegt. Therapeutische Interventionen können detaillierter geplant und eingesetzt werden.

Für eine solche differenzierte Darstellung werden für die einzelnen Module und Verarbeitungsprozesse Aufgaben entworfen, die einerseits eine qualitative und andererseits eine quantitative Analyse ermöglichen.

Bei der qualitativen Analyse findet eine präzise Symptombeschreibung statt, d.h. funktionale Störungen können genauer spezifiziert werden. Diese Symptombeschreibung wird anhand des Modells präzisiert und anschaulich gemacht.

Bei der quantitativen Analyse werden die Daten rechnerisch ausgewertet, d.h. anhand der Fehlerhäufigkeit kann ein Leistungsprofil erstellt werden. Dieses Leistungsprofil ermöglicht es, die Leistungen aus den einzelnen Verarbeitungskomponenten gegenüberzustellen und die Schwere der Beeinträchtigung abzuschätzen.

Beide Analysen ermöglichen es, Aussagen über die Intaktheit oder Beeinträchtigung der einzelnen Module und Verarbeitungswege zu machen.

Allgemeine Prinzipien zur Auswertung werden in Kapitel 4.2.4 erläutert; Einzelheiten oder spezifische Aufgaben betreffende Punkte werden in den Unterkapiteln der Aufgabenkonstruktion selbst dargestellt.

Bei der vorliegenden Aufgabensammlung wurden die bisher in der Literatur verwendeten Untersuchungsaufgaben und deren Ergebnisse berücksichtigt und in dieser neuen Form - anhand des Modells - zusammengestellt. Zum Teil wurden auch einzelne Aufgaben nach Kriterien des Modells neu entwickelt, um alle Module und Prozesse berücksichtigen zu können.

Damit ein größtmöglicher Anwendungsbezug erreicht wird, wird exemplarisch eine Patientin mit der Aufgabensammlung untersucht, und die Ergebnisse werden in einem Leistungsprofil zusammengefaßt und anhand des Modells interpretiert.

4.2 Konzeption und theoretischer Rahmen des Untersuchungsinstruments

4.2.1 Aufbau des Untersuchungsinstruments

Das Untersuchungsinstrument beschränkt sich bei den zu untersuchenden Bereichen zum einen auf die Sprachproduktion und die Sprachrezeption und zum anderen auf die linguistischen Ebenen von Wort und Satz. Es ist folgendermaßen aufgebaut:

    0 Anamnese
    1 Beurteilung der Spontansprache und des Kommunikationsverhaltens
    2 Untersuchung phonologischer Prozesse
    3 Untersuchung semantischer Prozesse

Die ersten beiden Punkte werden zum einen benötigt, um ein Gesamtbild vom Patienten zu erhalten und zum anderen, um mögliche Beeinträchtigungen, wie zum Beispiel Gesichtsfeldeinschränkungen, abzuklären. Die darauf folgenden Punkte stellen das eigentliche Untersuchungsinstrument dar. Es folgt zunächst ein kurzer Überblick:

Die *Anamnese* des Patienten wird in einem dafür vorgesehenen Formblatt zusammengetragen. Wesentlich sind die persönlichen Daten, neurologische Befunde und psychosoziale Daten (vgl. Anhang).

Bei der *Beurteilung der Spontansprache und des Kommunikationsverhaltens* werden diese Informationen übersichtlich in einem Profil zusammengefaßt. Wesentlich ist hierbei, Verbesserungen in der Spontansprache im Verlauf darstellen zu können.

Bei der *Untersuchung phonologischer Prozesse* steht primär die phonologische Verarbeitung im Vordergrund, die unabhängig vom semantischen System durchgeführt werden kann. Dieser Aufgabenteil besteht aus zwei Aufgabengruppen. Zum einen wird der "auditive Input" und zum anderen werden der "auditive Input und der artikulatorische Output" untersucht.

Bei der *Untersuchung semantischer Prozesse* steht primär die semantische Verarbeitung im Vordergrund. Zwar sind zum Teil zur Lösung dieser Aufgaben phonologische Prozesse nötig, jedoch können diese, durch die Möglichkeit der isolierten Untersuchung, abgegrenzt werden. Es können somit Rückschlüsse auf das primäre Vorliegen einer phonologischen oder semantischen Störung gezogen werden. Dieser Aufgabenteil besteht aus drei Aufgabengruppen. Es werden erstens das "semantische System mit auditivem Input", zweitens das "semantische System mit visuellem Input" und drittens das "semantische System und der phonologische Output" untersucht.

Um die einzelnen Modalitäten einander gegenüberstellen zu können und gegebenenfalls Dissoziationen aufzeigen zu können, wurden dieselben Items für die Überprüfung der verschiedenen Module und Verarbeitungsprozesse gewählt. Ein Lerneffekt wird ausgeschlossen, da der Patient bei den einzelnen Items kein korrektives Feedback erhält.

Gerade weil verschiedene Verarbeitungsprozesse postuliert werden, ist von großem Interesse, wie der Abruf im semantischen System und der Zugriff auf die phonologische Form bei denselben Items stattfindet.

Die Aufgabenanzahl spielt eine wichtige Rolle, da bei aphasischen Störungen die Fehler stark fluktuieren. Zu beachten ist jedoch, daß aphasische Patienten häufig nicht allzu großen Belastungen standhalten und die Aufgabenzahl deshalb gering gehalten werden sollte. Als geeignetes Mittelmaß wurde daher eine Itemanzahl von 10 bis 15 Items pro Aufgabe gewählt.

Für den Verlauf der Untersuchung werden zum einen Abbruchkriterien definiert und zum anderen wird eine Art Leitfaden erstellt, der die Durchführung und Interpretation der Ergebnisse erleichtern soll. Dieser Leitfaden ist in Abbildung 4.1 dargestellt.

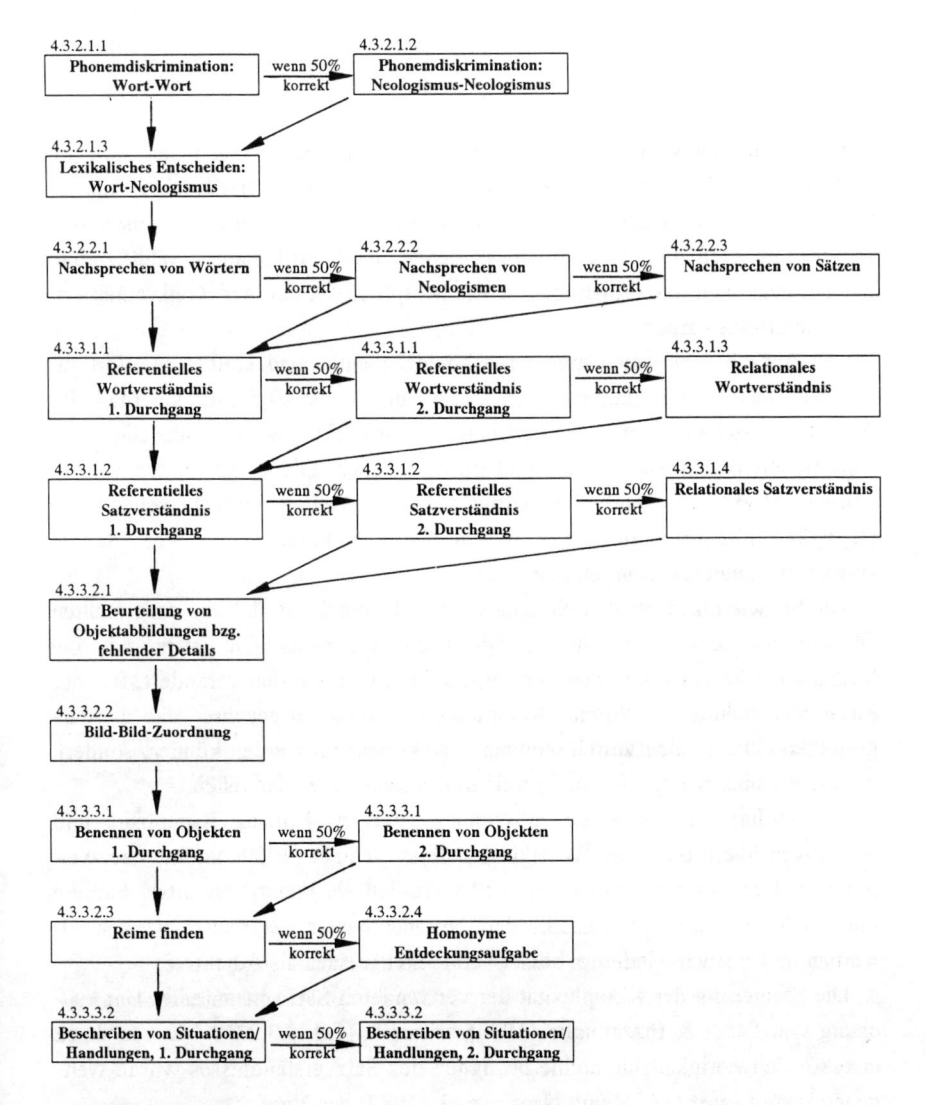

```
4.3.2.1.1                        4.3.2.1.2
Phonemdiskrimination:   wenn 50%  Phonemdiskrimination:
Wort-Wort                korrekt  Neologismus-Neologismus
      │
      ▼
4.3.2.1.3
Lexikalisches Entscheiden:
Wort-Neologismus

4.3.2.2.1                        4.3.2.2.2                        4.3.2.2.3
Nachsprechen von Wörtern wenn 50% Nachsprechen von       wenn 50%  Nachsprechen von Sätzen
                         korrekt  Neologismen            korrekt

4.3.3.1.1                        4.3.3.1.1                        4.3.3.1.3
Referentielles          wenn 50%  Referentielles         wenn 50%  Relationales
Wortverständnis         korrekt   Wortverständnis        korrekt   Wortverständnis
1. Durchgang                      2. Durchgang

4.3.3.1.2                        4.3.3.1.2                        4.3.3.1.4
Referentielles          wenn 50%  Referentielles         wenn 50%  Relationales Satzverständnis
Satzverständnis         korrekt   Satzverständnis        korrekt
1. Durchgang                      2. Durchgang

4.3.3.2.1
Beurteilung von
Objektabbildungen bzg.
fehlender Details

4.3.3.2.2
Bild-Bild-Zuordnung

4.3.3.3.1                        4.3.3.3.1
Benennen von Objekten   wenn 50%  Benennen von Objekten
1. Durchgang            korrekt   2. Durchgang

4.3.3.2.3                        4.3.3.2.4
Reime finden            wenn 50%  Homonyme
                        korrekt   Entdeckungsaufgabe

4.3.3.3.2                        4.3.3.3.2
Beschreiben von Situationen/ wenn 50% Beschreiben von Situationen/
Handlungen, 1. Durchgang     korrekt  Handlungen, 2. Durchgang
```

Abb. 4.1: Leitfaden

Bei der Aufgabenkonstruktion werden verschiedene linguistische Parameter variiert, d.h. die linguistische Komplexität nimmt in jeder Aufgabe zu. Die Art der Materialwahl wird im folgenden beschrieben.

4.2.2 Materialbeschreibung

Die Auswahl des Materials basiert auf einer Untersuchung von Koemeda-Lutz (1985), die zur Überprüfung des lexikalisch-semantischen Verständnisses mittels Bildmaterials eine Liste eindeutig zuordenbarer Objekte und Eigenschaften erstellte. Es werden Objekte zu verschiedenen Oberbegriffen ausgewählt; zudem werden bezüglich der Wortfrequenz, der Morphematik und der Konkretheit der einzelnen Items variiert.

Die Aufgaben beginnen immer mit hochfrequenten und konkreten Wörtern, die meistens monomorphematisch sind. Die Komplexität wird dann innerhalb der Aufgabe gesteigert, indem niederfrequente, abstrakte Wörter mit einer polymorphematischen Silbenstruktur überprüft werden. Die ausgewählten Wörter wurden anhand eines Häufigkeitswörterbuchs (vgl. Gräbniz, 1982) bezüglich der Häufigkeit überprüft. Insgesamt ist eine hohe Konkretheit gegeben, da die Wörter alle abbildbar sein müssen.

Die Schwierigkeit bei den Nomina variiert dahingehend, daß die dargestellten Objekte eine unterschiedliche Häufigkeit im Sprachgebrauch haben, d.h. die Vertrautheit bzw. Konkretheit der dargestellten Objekte sich verändert. Bei der Zusammenstellung der Nomina Komposita wurde darauf geachtet, daß die dargestellten Objekte nicht durch Nomina korrekt benannt werden können, sondern nur die Nomina Komposita die korrekten Bezeichnungen darstellen.

Die Differenzierung zwischen Nomina, Verben, Nomina Komposita und Adjektiven überprüfen den "Wortklasseneffekt". Huber (1989) konnte nachweisen, daß Inhaltswörter besser verarbeitet werden als Funktionswörter. Für die Inhaltswörter wurde festgestellt, daß Nomina besser verarbeitet werden als Verben und Verben wiederum besser verarbeitet werden als Adjektive.

Die Steigerung der Komplexität der verwendeten Sätze ist an einer Untersuchung von Parisi & Pizzamiglio (1970) orientiert (vgl. 3.3.2.2). Die von ihnen erstellte Schwierigkeitshierarchie bezüglich des Satzverständnisses wurde weitgehend von Lesser (1974) und Naeser et al. (1987) bestätigt.

Die verwendeten Wörter und Sätze der einzelnen Aufgaben befinden sich im Anhang. Die Bildkarten wurden speziell für die Untersuchungssammlung hergestellt und richten sich bezüglich der Einfachheit der Darstellung nach bereits vorhandenem Material, insbesondere nach den Darstellungen von Snoodgrass und Vanderwart (1980). Es handelt sich um Strichzeichnungen von Objekten, Situationen und Handlungen. Es wurde darauf geachtet, daß die Objektzeichnungen so angefertigt sind, daß sie visuell eindeutig erkennbar sind.[19]

4.2.3 Durchführung

Die Untersuchung beginnt mit einem Gespräch. Zum einen um Kontakt zum Patienten herzustellen und zum anderen, um einen Eindruck über die Spontansprache und das Kommunikationsverhalten des Patienten zu erhalten. Die folgende Untersuchung ist so angelegt, daß zunächst die phonologischen Prozesse überprüft werden und dann die semantischen.

Die Dauer der Untersuchung hängt von der Belastbarkeit und der Schwere der Störung des Patienten ab. Es ist mit einem zeitlichen Umfang von ca. drei Sitzungen à 45 Minuten zu rechnen.

Die Rahmenbedingungen für die Untersuchung sind die folgenden (vgl. Huber et al., 1983):

Für die Untersuchung sitzen sich der Patient und der Untersucher in einem ruhigen, gut beleuchteten Raum am Tisch gegenüber. Beim Patienten ist darauf zu achten, daß er möglicherweise benötigte Hilfen bei sich hat, d.h. daß er gegebenenfalls seine Brille, sein Hörgerät und/oder seine Zahnprothese trägt, um einen "optimalen" Untersuchungszustand zu gewährleisten.

In der vorliegenden Untersuchung wird nur gesprochene Sprache untersucht; daher ist es notwendig, die expressiv-lautsprachlichen Äußerungen auf Tonband aufzunehmen. Die Testdurchführung soll nicht durch schriftliches Mitprotokollieren verzögert werden, und dennoch muß eine präzise Auswertung möglich gemacht werden.

Während der Untersuchung soll der Patient immer wieder durch Lob und Zuspruch motiviert werden, die Untersuchung durchzuhalten. Es dürfen auf keinen Fall verbale oder nonverbale Hilfen gegeben werden, einerseits um die Auswertung nicht zu verfälschen und andererseits um Lerneffekten vorzubeugen, da immer dieselben Items vorkommen. Wenn der Patient einen großen Leidensdruck oder erhebliche Frustration zeigt, müssen die Abbruchkriterien

---

[19] An dieser Stelle danke ich Anette Seibert, die das gesamte Bildmaterial für die Aufgabensammlung erstellt hat.

beachtet werden, die jeweils in den einzelnen Aufgaben erläutert werden. Wiederholungen sind einmalig zulässig, wenn der Patient es wünscht.

Um eine einheitliche Anwendung zu garantieren, ist für jede Aufgabe eine genaue Instruktion gegeben.

Die Auswertung erfolgt nach der Untersuchung nach festgelegten Kriterien, die wiederum für jede Aufgabe erläutert werden. Dafür werden die Tonbandaufzeichnungen herangezogen. Die Ergebnisse werden in einem Leistungsprofil zusammengefaßt und anhand des Modells verdeutlicht.

4.2.4 Auswertung der Ergebnisse

Bei der Auswertung der Ergebnisse werden eine quantitative und eine qualitative Analyse unterschieden. Mit Hilfe der Fehlerquantität soll es möglich sein, eine Aussage über den Schweregrad der sprachlichen Beeinträchtigung zu machen und den Verlauf möglicher Besserungen der sprachlichen Defizite zu dokumentieren. Die Fehlerqualität dagegen soll Auskunft über die Verarbeitungsprozesse geben, eine spezifische Symptombeschreibung ermöglichen, des weiteren eine Grundlage für das therapeutische Vorgehen geben und die Differentialdiagnose erleichtern.

Zunächst soll auf die *quantitative Auswertung* eingegangen werden. Bei aphasischen Beeinträchtigungen lassen sich oftmals die sprachlichen Leistungen nicht immer als richtig oder falsch bewerten; daher ist eine abgestufte Bewertung der sprachlichen Leistungen sinnvoll. Die Auswertung variiert dabei je nach Aufgabentyp; beispielsweise beim Entscheiden, ob ein Neologismus oder ein Wort vorliegt, ist nur eine Ja-Nein-Antwort möglich, diese kann also nur richtig oder falsch sein. Bei den anderen expressiven Äußerungen ist eine Punkteskala notwendig, da die Äußerungen, auch wenn sie nicht ganz korrekt sind, oft eine große semantische oder phonematische Ähnlichkeit zum Zielwort haben können; solch eine Leistung ist sicherlich eine bessere, als wenn keine Äußerung gemacht wird. Die Abstufung entspricht generell immer demselben Muster, wird jedoch pro Aufgabe nochmals gesondert erläutert. Sie ist prinzipiell am AAT (Huber et al., 1983) orientiert: Drei Punkte werden bei einer korrekten Äußerung vergeben. Zwei Punkte gibt man bei einer nicht ganz korrekten, jedoch dem Zielitem sehr ähnlichen Antwort, Unsicherheit, gewünschter Wiederholung oder Selbstkorrektur. Ein Punkt wird bei einer nicht korrekten, dem Zielitem nur entfernt ähnlichen Äußerung oder bei der Wahl des systematischen Ablenkers vergeben. Mit null Punkten werden falsche Äußerungen, Perseverationen, Stereotypien oder keine Reaktionen bewertet. Mit einer solchen Skala wird die Variationsbreite zwischen schwerster, mittelschwerer und leichter Störung sowie der korrekten Reaktion erfaßt.

Die erzielten Punktwerte werden in Prozentwerte umgewandelt, um sie - wegen der unterschiedlichen Itemanzahl - dennoch in Relation zu setzen. Die erzielten Prozentwerte werden dann in einem Profil anschaulich gemacht und zusammenfassend dargestellt. In Abbildung 4.2 ist das Protokollblatt abgebildet, worauf die quantitativen Ergebnisse der einzelnen Aufgaben zusammengefaßt werden. Abbildung 4.3 zeigt das Leistungsprofil, mit dem die Ergebnisse graphisch veranschaulicht werden können.

Die Schweregrade wurden eigens definiert. Der Auswertung liegen folgende Überlegungen zugrunde: Bei einer Auswahl von vier Bildern liegt die Ratewahrscheinlichkeit bei 25%. Werden zum Zielitem Ablenker geboten und wird angenommen, daß nur diese gewählt werden, liegt eine Richtigkeit von 30% vor. Unterhalb dieser Grenze von 30% ist eine schwere sprachliche Beeinträchtigung anzunehmen.

Eine mittelschwere Beeinträchtigung wird angenommen, wenn der Wert über der Ratewahrscheinlichkeit liegt und bis zu 2/3 der gesamten Punktzahl erreicht wurde. Der mittelschwere Bereich wird also zwischen 30-70% angenommen. Zwischen 70-100% wird von einer leichten Beeinträchtigung gesprochen, die nach oben hin minimal wird.

Bei dieser Unterteilung handelt es sich zunächst um rein theoretisch festgelegte Werte, die erst durch Standardisierung der Aufgabensammlung verifiziert werden können.

Die Drittelung der Skala in einen leichten, einen mittelschweren und einen schweren Bereich wird auch bei den binären und tertiären Aufgabenmustern übernommen.

Im folgenden wird die *qualitative Auswertung* erläutert. Bei der qualitativen Auswertung werden die Arten der Fehlreaktionen berücksichtigt, damit modelltheoretisch relevante Fehlermuster aufgezeigt werden können. Diese Fehlermuster beziehen sich auf die verschiedenen linguistischen Merkmale der Items, also Wortfrequenz, Konkretheit und Wortlänge (morphologische Struktur). Im Sprachverständnis kann beispielsweise ermittelt werden, ob ein Wortfrequenzeffekt vorliegt. Das würde bedeuten, daß hochfrequente Wörter besser verstanden werden als niederfrequente.

Aufgabe	Punkte	%
4.3.2 Ergebnisse der phonologischen Prozesse		
4.3.2.1 Auditiver Input		
4.3.2.1.1 Phonemdiskrimination: Wort - Wort	/ 10	
4.3.2.1.2 Phonemdiskrimination: Neologismus - Neologismus	/ 10	
4.3.2.1.3 Lexik. Entscheidungsaufgabe: Wort - Neologismus	/ 20	
4.3.2.2 Auditiver Input und artikulatorischer Output		
4.3.2.2.1 Nachsprechen von Wörtern	/ 60	
4.3.2.2.2 Nachsprechen von Neologismen	/ 60	
4.3.2.2.3 Nachsprechen von Sätzen	/ 60	
4.3.3 Ergebnisse der semantischen Prozesse		
4.3.3.1 Semantisches System mit auditivem Input		
4.3.3.1.1 Referentielles Wortverständnis		
1. Durchgang:	/ 48	
2. Durchgang:	/ 48	
4.3.3.1.2 Referentielles Satzverständnis		
1. Durchgang:	/ 45	
2. Durchgang:	/ 45	
4.3.3.1.3 Relationales Wortverständnis	/ 75	
4.3.3.1.4 Relationales Satzverständnis	/ 81	
4.3.3.2 Semantisches System mit visuellem Input		
4.3.3.2.1 Beurteilung von Objektabb. mit fehlenden Details	/ 45	
4.3.3.2.2 Bild-Bild-Zuordnung	/ 48	
4.3.3.3 Semantisches System und phonologischer Output		
4.3.3.3.1 Benennen von Objekten		
1. Durchgang:	/ 48	
2. Durchgang:	/ 48	
4.3.3.3.2 Reime finden	/ 48	
4.3.3.3.3 Homonyme-Entdeckungsaufgabe	/ 45	
4.3.3.3.4 Beschreiben von Situationen/Handlungen		
1. Durchgang:	/ 30	
2. Durchgang:	/ 30	

Abb. 4.2: Protokollblatt der quantitativen Ergebnisse der einzelnen Aufgaben

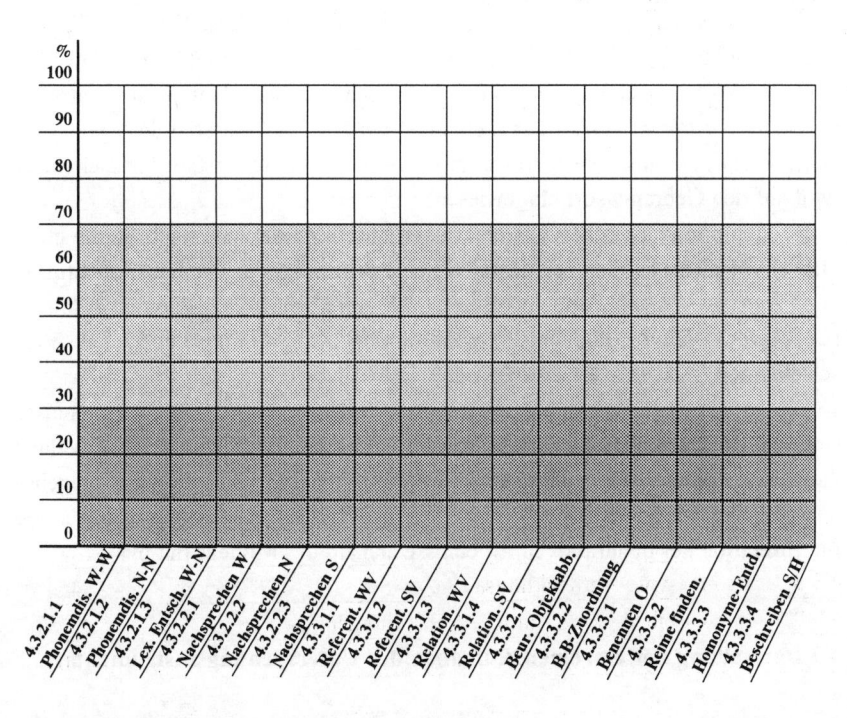

Abb. 4.3: Leistungsprofil der quantitativen Ergebnisse

Es werden jedoch nicht nur die linguistischen Merkmale der Stimuli berücksichtigt, sondern auch die lautlich-expressiven Fehlreaktionen. Die Art der Fehlreaktion weist auf die verwendeten Verarbeitungsprozesse hin. Semantische Fehlreaktionen, wie semantische Paraphasien und Neologismen, können auf eine Beeinträchtigung der lexikalischen Route hinweisen, während phonologische Fehlreaktionen, wie phonematische Paraphasien und Neologismen sowie morphologische Ähnlichkeiten zum Zielwort auf Beeinträchtigungen der phonologischen Verarbeitung hinweisen können (vgl. 3.4).

Zu den semantischen Fehlreaktionen können nach German (1989) folgende Kategorien gezählt werden: Superordination (*z.B. Auto → Fahrzeug*: anstatt dem Zielwort wird der passende Oberbegriff gewählt), Subordination (*z.B. Auto → VW Golf*: anstatt des Zielwortes wird ein passender Unterbegriff gewählt), Koordination (*z.B. Auto → LKW*: anstatt des Zielwortes wird ein Wort desselben semantischen Feldes gewählt), Koordination der Funktion (*z.B. Auto → Rollschuh*: anstatt des Zielwortes wird ein Wort mit derselben Funktion gewählt), funktionales Attribut (*z.B. Auto → Fahrgerät*: anstatt des Zielwortes wird ein Wort verwendet, das auf den Gebrauch hinweist), Kompositionsattribut (*z.B. Auto → Blech*: anstatt des Zielwortes wird auf das Material des Zielwortes hingewiesen) und lokative Attribute (*z.B. Auto → Strasse*: anstatt des Zielwortes wird auf den Gebrauchsort hingewiesen).

Bei den phonematischen Fehlreaktionen unterscheidet man nach Stadie et al. (1994) vor allem bei den segmentalen Fehlerprozessen die Phonem-Substitution (*z.B. Auto → Auko*), Phonem-Elision (*z.B. Auto → Au_o*), Phonem-Addition (*z.B. Auto → Tauto*), Phonem-Permutation (*z.B. Auto → Otau*) und lokale Verschiebungen (*z.B. Auto → Atuo*).

Wesentlich ist bei der qualitativen Auswertung vor allem, daß die Ergebnisse stets in Zusammenhang gesehen werden, d.h. die Ergebnisse der einzelnen Aufgaben einander gegenübergestellt werden, und daß versucht wird, gegebenenfalls Dissoziationen zu erstellen. Die qualitative Auswertung geht in die Interpretation der quantitativen Ergebnisse anhand des Modells mit ein.

4.3 Darstellung der einzelnen Aufgaben des Untersuchungsinstruments

Am Anfang ist es wichtig, einige allgemeine Informationen über den Patienten zu bekommen. In einem detaillierten Anamnesebogen können die wichtigsten allgemeinen Informationen übersichtlich zusammengefaßt werden. Ein Beispiel hierfür ist im Anhang gegeben.

Voraussetzung für die Durchführung der Aufgabensammlung ist ein nur mittelschwer beeinträchtigtes Sprachverständnis. Einen allgemeinen Eindruck über die erhaltenen Sprachverständnisleistungen gibt der AAT (Huber et al., 1983). Mit Hilfe dieser Ergebnisse kann die Durchführbarkeit und die Interpretation der einzelnen Aufgaben abgeschätzt werden. Bei einem stark beeinträchtigten Sprachverständnis ist die Durchführung einzelner Untersuchungsteile nicht bzw. nur erschwert möglich. Auf mögliche Interpretationsweisen wird in den einzelnen Auswertungsabschnitten eingegangen. Für die einzelnen Untersuchungsaufgaben sind Abbruchkriterien vorgesehen; ferner liegt ein Leitfaden vor, in dem übersichtlich dargestellt ist, welche Aufgaben weggelassen oder angeschlossen werden sollen.

Zunächst wird im folgenden Kapitel auf die Beurteilung der Spontansprache und des Kommunikationsverhaltens eingegangen. Anschließend werden die einzelnen Aufgaben beschrieben. Die einzelnen Aufgabenbeschreibungen sind folgendermaßen gegliedert: Zunächst werden die einzelnen zu untersuchenden Verarbeitungsprozesse erläutert und anhand des Modells dargestellt. Als nächstes wird auf den Aufbau der Aufgabe, die Materialbeschreibung und die Durchführung eingegangen. Dann wird die Auswertung der Ergebnisse erläutert.

4.3.1 Beurteilung der Spontansprache und des Kommunikationsverhaltens

Zur Analyse der Spontansprache wird als Grundlage ein Transkript der Spontansprache des Patienten benötigt (vgl. Huber et al., 1983). Dieses Transkript erstellt man aus einem zehnminütigen Gespräch mit dem Patienten zu den Themen: Krankheit, Beruf, Herkunft und Freizeit. Es handelt sich dabei um ein semistandardisiertes Interview, da zwar die Themenbereiche vorgegeben sind, der Wortlaut der einzelnen Fragen jedoch beliebig variiert werden darf. Es sollen alle Themen angesprochen werden. Der Untersucher hält sich während der Unterhaltung sehr zurück, d.h. er soll selbst so wenig wie möglich sprechen, das Gespräch jedoch geschickt durch Interjektionen, Redefloskeln, Gestik und Mimik in Gang halten. Die Fragen sollen einzeln gestellt und einfach formuliert werden.

Bei der Transkription geht es nicht um die akribische Erfassung von Details, sondern darum, relativ einfach und arbeitsökonomisch das Gesprochene wiederzugeben. Eine phonetische Transkription wäre für diese Zwecke zu aufwendig und zu zeitintensiv. Es wird daher in der Regel orthographisch transkribiert. Nur in Zweifelsfällen und bei beispielsweise einer ausschließlichen Produktion von neologistischen Sprachautomatismen soll auf das International Phonetic Alphabet (IPA) zurückgegriffen werden. Zur Beurteilung der Spontansprache reicht also die Standardorthographie aus, die auch Besonderheiten der gesprochenen Sprache grob wiedergibt, insbesondere Dialekt. Zum Beispiel: "*wie 'se's wolln*" wäre die an die Standardorthographie angelehnte Form von "*Wie Sie es wollen*". Auf eine Standardzeichensetzung wird verzichtet und statt dessen nach linguistischen Kriterien entschieden, welche Einheiten bei der Sprachproduktion zusammengehören. Die einzelnen sprachlichen Einheiten werden durch einen Schrägstrich gekennzeichnet. Eventuelle Pausen werden durch Punkte markiert; dabei entspricht einem Punkt etwa eine Sekunde. Herausfallende prosodische Verhaltensweisen werden in eckigen Klammern vermerkt. Unverständliche Äußerungen werden mit einem Fragezeichen markiert oder werden phonetisch transkribiert (vgl. Springer, 1985).

Die benötigten Transkriptionszeichen können folgendermaßen zusammengefaßt werden:
/ = Trennung einzelner sprachlicher Einheiten
. = Pause von einer Sekunde
[] = herausfallende prosodische Merkmale
? = unverständliche Äußerung
?+ = unverständliche Äußerung und versuchte Transkription mit Hilfe des IPAs

Die Fragen umfassen ungefähr folgenden Umfang:
(1) Krankheit: Wie geht es Ihnen? Wie hat Ihre Krankheit begonnen? Welche Probleme haben Sie jetzt vor allem noch?
(2) Beruf: Was sind Sie von Beruf? Wo haben Sie gearbeitet? Was haben Sie dort gemacht? Wie kamen Sie zu dieser Berufswahl?
(3) Familie: Sind Sie verheiratet? Haben Sie Kinder? Wo kommen Sie ursprünglich her/ Wo sind Sie geboren?
(4) Freizeit: Was machen Sie in Ihrer Freizeit? Haben Sie ein Hobby, etwas womit Sie sich gerne beschäftigen?
Bei der Beurteilung der Spontansprache und des Kommunikationsverhaltens werden sieben Ebenen berücksichtigt. Die vier Ebenen *Flüssigkeit der Spontan-*

sprache, Satzsyntax, Wortwahl und *automatisierte Sprache* betreffen die Spontansprache, die drei Ebenen *Kommunikationsverhalten, nonverbaler Ausdruck* und *Situationsverständnis* beschreiben Aspekte des allgemeinen Kommunikationsverhaltens.

Anhand eines Profils können die Leistungen der einzelnen Ebenen veranschaulicht werden (vgl. Anhang). Die Bewertung erfolgt anhand einer vierstufigen Skala: 0 steht für keine, 1 für eine leichte, 2 für eine mittelschwere und 3 für eine schwere Beeinträchtigung.

Die Beeinträchtigungen in den verschiedenen Komponenten der sprachlichen Verarbeitung werden dadurch deutlich gemacht. Man erhält einen Überblick über die sprachliche Struktur, da jeder Aphasiker eine individuelle Ausprägung der beeinträchtigten Spontansprache aufweist.

Im folgenden werden die einzelnen Ebenen anhand der Bewertungskriterien beschrieben.

Flüssigkeit der Sprachproduktion

Die Flüssigkeit der Sprachproduktion kann anhand der durchschnittlichen Phrasenlänge bestimmt werden. Bei einer durchschnittlichen Phrasenlänge von mehr als fünf Wörtern, wenigen Unterbrechungen und bei normaler Sprechgeschwindigkeit ist von einer normal flüssigen Sprache auszugehen. Nicht-flüssig ist die Sprachproduktion, wenn die durchschnittliche Phrasenlänge weniger als fünf Wörter beträgt, viele Unterbrechungen auftreten und die Sprechgeschwindigkeit verlangsamt ist (vgl. Bayer, 1985).

0 wird vergeben, wenn der Patient eine durchschnittliche Phrasenlänge von mehr als fünf Wörtern aufweist.

1 wird vergeben, wenn die durchschnittliche Phrasenlänge leichte Beeinträchtigungen aufweist, d.h. die durchschnittliche Phrasenlänge leicht erhöht oder leicht gesenkt ist.

2 wird vergeben, wenn eine deutliche mittelschwere Beeinträchtigung der mittleren Phrasenlänge vorliegt, d.h. der Patient produziert vorwiegend Zwei-Wort-Sätze oder hat eine leichte Logorrhöe.

3 wird vergeben, wenn eine schwere Beeinträchtigung der Phrasenlänge besteht, d.h. der Patient produziert vor allem Ein-Wort-Sätze oder hat eine ausgeprägte, kaum einzudämmende Logorrhöe.

Satzsyntax
Innerhalb der Satzsyntax werden wie im AAT (Huber et al., 1983) die Komplexität und die Vollständigkeit einzelner Sätze beurteilt. Betrachtet wird die Anzahl und Stellung von Satzteilen und die Anwendung von Flexionsformen. Insbesondere werden die gesondert beschriebenen syntaktischen Störungen des Agrammatismus und des Paragrammatismus unterschieden. Den Agrammatismus kennzeichnet eine reduzierte syntaktische Komplexität, während der Paragrammatismus durch syntaktisch komplex strukturierte Äußerungen mit Satzteilverdopplungen und/oder -verschränkungen charakterisiert ist.

0 wird vergeben, wenn keine syntaktischen Auffälligkeiten registriert werden.

1 wird vergeben, wenn leichte satzsyntaktische Einschränkungen bestehen, wie lange komplexe Sätze mit Satzabbrüchen und zum Teil fehlenden Flexionsformen.

2 wird vergeben, wenn mittelstarke satzsyntaktische Einschränkungen bestehen, insbesondere wenn ein Agrammatismus oder eine Paragrammatismus vorliegt.

3 wird vergeben, wenn erhebliche satzsyntaktische Einschränkungen vorliegen; diese bestehen vor allem in einer Reduktion der Syntax auf Ein- oder Zwei-Wort-Sätze, im häufigen Fehlen von Flexionsformen und in häufigen Satzabbrüchen.

Wortwahl
Bei der Beurteilung der Wortwahl stehen *Wortfindungsstörungen, semantische* und *phonematische Paraphasien, Neologismen* und das mögliche Vorliegen eines *Jargons* im Mittelpunkt des Interesses.

Unter Wortfindungsstörungen ist, allgemein gesagt, ein Satzabbruch zu verstehen. Der Patient ist nicht in der Lage, ein bestimmtes Wort, das zur Bezeichnung von Objekten, Handlungen, Funktionen oder Eigenschaften benötigt wird, zu finden. Als Kompensationsstrategie treten oft ein Ausweichen in Redefloskeln, Beschreiben von Gebrauch oder Eigenschaften, gestisches Darstellen oder variiertes Fortführen des Gesprächs auf.

Mit semantischer Paraphasie bezeichnet man das fehlerhafte Auftreten eines Wortes dann, wenn es zum Zielwort eine Bedeutungsähnlichkeit aufweist (nahe semantische Paraphasie) oder aber semantisch grob davon abweicht (weite semantische Paraphasie).

Bei phonematischen Paraphasien liegt die Fehlerhaftigkeit des Wortes in seiner phonematischen Entstellung. Die lautliche Veränderung erfolgt durch

Substitution, Auslassung, Umstellung oder Hinzufügung einzelner oder mehrerer Laute und läßt das Zielwort noch erkennen.

Neologismen sind Wörter, die nicht der Standardsprache entstammen. Es kann ihnen keine Bedeutung zugewiesen werden. Es handelt sich um Wortneuschöpfungen.

Beim Jargon unterscheidet man zwei Formen: zum einen den semantischen Jargon und zum anderen den phonematischen Jargon. Beim semantischen Jargon handelt es sich um eine flüssige Aneinanderreihung von semantisch unzusammenhängenden Wörtern. Beim phonematischen Jargon werden phonematisch oder neologistisch entstellte Wörter aneinandergereiht.

Für die Auswertung dieser einzelnen Punkte (außer der Bewertung des Jargons) werden die Orientierungswerte für die Einschätzung der durchschnittlichen Vorkommenshäufigkeit aus dem AAT (Huber et al., 1983) herangezogen (s. Abbildung 4.4). Anhand dieser Werte erfolgt die Einschätzung auf der vierstufigen Skala.

Symptom	Vorkommenshäufigkeit			Beobachtungseinheit
	sehr viele (3) 1 x pro	viele (2) 1 x pro	wenige (1) 1 x pro	
Wortfindung	2-5	6-10	11-15	Phrasen
sem. Paraphasien phon. Paraphasien Neologismen	2-10	11-20	21-30	Inhaltswörter

Abb. 4.4: **Quantitative Bewertung der beeinträchtigten Wortwahl (nach Huber et al., 1983)**

Automatisierte Sprache
Unter automatisierter Sprache versteht man das Wiederkehren formstarrer Äußerungen innerhalb eines Gesprächs. Man kann innerhalb der automatisierten Sprache allgemein Sprachautomatismen und Echolalien unterscheiden.

Sprachautomatismen sind formstarr wiederkehrende Äußerungen, die aus neologistischen Silbenabfolgen (recurring utterances), beliebigen Wörtern oder Phrasen bestehen. Diese Äußerungen passen weder semantisch noch syntaktisch in den sprachlichen Kontext.

Bei einer Echolalie handelt es sich um das Wiederholen von Äußerungen des Gesprächspartners. Es wird hierbei unterschieden, ob es sich um eine exakte Wiederholung handelt oder um eine Wiederholung mit leichter Wortumstellung bei korrekter Konversion von Pronomina und Verben.

Die Vorkommenshäufigkeit von Automatismen wird an den Orientierungswerten des AATs (Huber et al., 1983) bestimmt (s. Abbildung 4.5).

Symptom	Vorkommenshäufigkeit			Beobachtungseinheit
	sehr viele (3) 1 x pro	viele (2) 1 x pro	wenige (1) 1 x pro	
Automatismus	2-10	11-20	21-30	Inhaltswörter

Abb. 4.5: Quantitative Bewertung automatisierter Sprache (nach Huber et al., 1983)

Kommunikationsverhalten
Bei der Bewertung des Kommunikationsverhaltens soll die Fähigkeit des Patienten eingeschätzt werden, ein Gespräch zu führen und sprachliche Inhalte mitzuteilen.

0 wird vergeben, wenn keine Störung der Kommunikation vorliegt.

1 wird vergeben, wenn ein allgemeines Gespräch mit wenig Hilfe seitens des Gesprächspartners möglich ist, obwohl der Patient wegen sprachlicher Defizite beeinträchtigt ist.

2 wird vergeben, wenn ein Gespräch nur über vertraute Themen mit Hilfe des Gesprächspartners möglich ist. Häufig gelingt es dem Patienten dabei nicht, seine Gedanken zu übermitteln. Der Gesprächspartner muß häufig das Gesagte ergänzen, Teile erfragen oder erraten.

3 wird vergeben, wenn keine Kommunikation möglich ist. Der Patient ist nicht mehr in der Lage, verständliche Sprachäußerungen zu produzieren und auch das Sprachverständnis ist erheblich beeinträchtigt. Eine Kommunikation erfolgt meist nonverbal über Gesten.

Nonverbaler Ausdruck
Angaben zum nonverbalen Ausdruck werden gemacht, um das Gesamtbild des Patienten zu vervollständigen. Gestik und Mimik sind das Gespräch begleitende und unterstützende Bestandteile der Sprache. Beachtet werden muß, daß die nonverbalen Fähigkeiten des Patienten durch Facialisparesen oder durch Hemiparesen eingeschränkt sein können.
0 wird vergeben, wenn der Patient Gestik und Mimik natürlich und kommunikationsunterstützend einsetzt.
1 wird vergeben, wenn der Patient spontan Gesten einsetzt, die die Lautsprache ersetzen, d.h. der Patient verwendet Gesten symbolisch.
2 wird verwendet, wenn der Gebrauch von Gestik und Mimik erheblich eingeschränkt ist und ohne Bezug zum Gesprochenen eingesetzt wird.
3 wird vergeben, wenn keine Gestik und Mimik mehr vorhanden ist bzw. eine erhebliche Einschränkung vorliegt.

Situationsverständnis
Das Situationsverständnis ist vom auditiven Sprachverständnis abzugrenzen und wird auch zur Vervollständigung des Gesamtbildes herangezogen. Betrachtet wird, wie der Patient Situationen erfaßt, sie deutet und auf sie reagiert. Das Situationsverständnis ist häufig besser erhalten als das auditive Sprachverständnis und ist daher häufig Ursache für Mißverständnisse. Die Beurteilung des Situationsverständnisses kann den Ergebnissen des auditiven Sprachverständnisses gegenübergestellt werden.
0 wird vergeben, wenn keinerlei Auffälligkeiten bezüglich des Situationsverständnisses bestehen. Der Patient reagiert immer adäquat.
1 wird vergeben, wenn zum großen Teil angemessene Reaktionen in den Situationen erfolgen oder sich leichte Unsicherheiten zeigen.
2 wird vergeben, wenn starke Schwankungen in den Reaktionen auf Situationen erkennbar sind. Es kommt sowohl zu adäquaten Reaktionen als auch zu inadäquaten Reaktionen. Der Patient reagiert nicht zuverlässig richtig in den einzelnen Situationen.

3 wird vergeben, wenn nur unangemessene Reaktionen bezüglich der Situationen auftreten. Der Patient hat keinerlei Situationsverständnis mehr.

Die Darstellung des Protokollbogens und des Auswertungsprofils "Spontansprache und Kommunikationsverhalten" sind im Anhang enthalten.

4.3.2 Untersuchung phonologischer Prozesse

Bei der Untersuchung phonologischer Prozesse werden zwei Aufgabengruppen unterschieden. Die eine Aufgabengruppe untersucht den "auditiven Input" und die andere sowohl den "auditiven Input" als auch den "artikulatorischen Output".

4.3.2.1 Auditiver Input

Mit diesen Aufgaben werden das auditive Analysesystem, das für die phonetische Analyse des eintreffenden Sprachsignals verantwortlich ist, und das auditive Eingangslexikon, das alle Einträge der dem Hörer bekannten Wörter enthält, überprüft. Diese Aufgaben arbeiten mit Minimalpaaren und überprüfen die Diskriminationskraft des Patienten.

Eine intakte auditive Analyse ist die Voraussetzung für den Zugang zum semantischen System. Eine Wortverständnisstörung kann also ihre Ursache in einer Beeinträchtigung der auditiven Analyse haben. Liegt bereits ein beeinträchtigtes Wortverständnis vor, so muß anhand mehrerer Beispielitems versucht werden, dem Patienten die Aufgabenstellung klar zu machen. Bei einem schwer beeinträchtigten Sprachverständnis kann diese Aufgabe nicht durchgeführt werden. Es muß dann durch die lexikalische Entscheidungsaufgabe versucht werden, die Verarbeitungsprozesse zu differenzieren.

4.3.2.1.1 Phonemdiskrimination: Wort - Wort

Beschreibung der Verarbeitungsprozesse
Mit der Aufgabe *Phonemdiskrimination: Wort - Wort* wird das auditive Analysesystem untersucht. Im auditiven Analysesystem werden die einzelnen

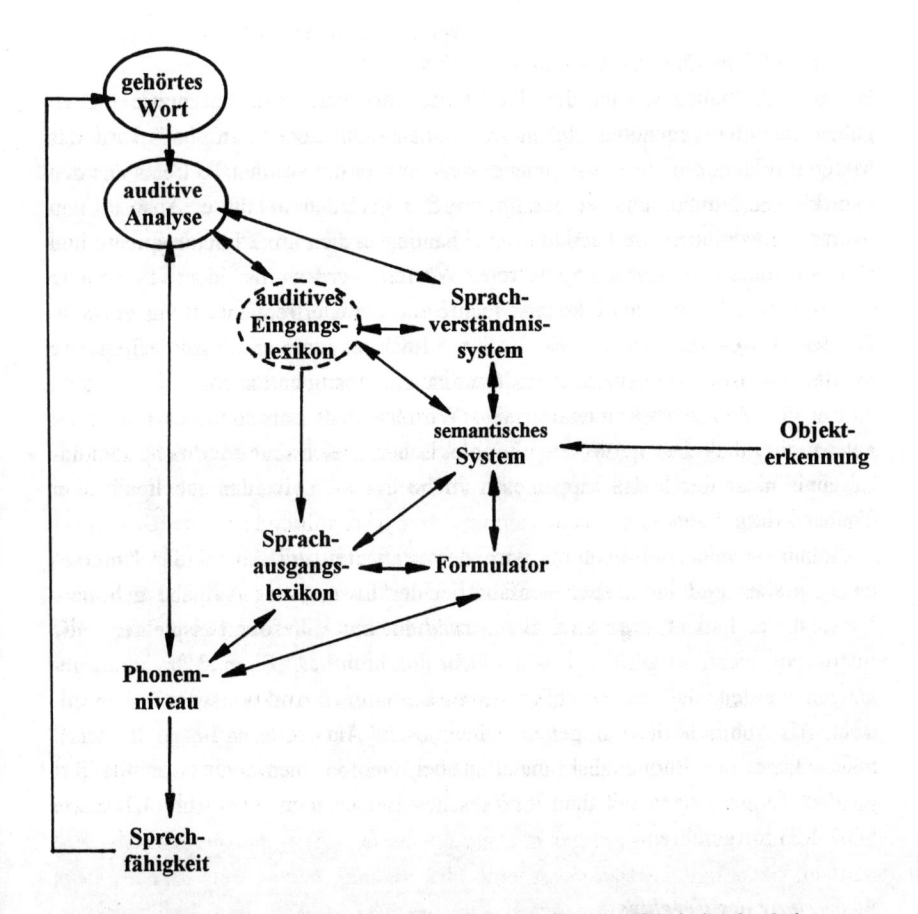

Abb. 4.6: Auditiver Input: Verarbeitungsprozesse der Phonemdiskrimination bei Wörtern

Sprachlaute der Lautketten extrahiert und analysiert. Da Wörter lexikalisch repräsentiert sind, ist nicht auszuschließen, daß die Verarbeitung durch das auditive Eingangslexikons unterstützt wird (vgl. Shallice, 1988). Durch diese lexikalische Unterstützung können Wörter häufig besser diskriminiert werden als Neologismen. In Abbildung 4.6 ist der Verarbeitungsprozeß dargestellt. Die mögliche Beteiligung des auditiven Eingangslexikons ist durch die gestrichelte Linie kenntlich gemacht.

Aufbau, Materialbeschreibung und Durchführung
Bei allen Aufgaben werden dieselben Items verwendet, um die einzelnen Aufgaben einander gegenüber stellen zu können. Aus dem "Itempool" wird das Material folgendermaßen zusammengestellt. Insgesamt werden 10 Items aus den Wortklassen Nomina und Verben überprüft. Es werden aus dieser Auswahl von Wörtern 5 Minimalpaare gebildet: dabei handelt es sich um 2 hochfrequente und 3 niederfrequente Items. 5 weitere Wörter werden als identische Paare dargeboten, dabei werden 3 hochfrequente und 2 niederfrequente Items gewählt. Bei den 10 Items handelt es sich also um 5 hochfrequente und 5 niederfrequente Wörter. Die Liste der verwendeten Items ist im Anhang enthalten.

Bei der Phonemdiskrimination von Wörtern muß entschieden werden, ob zwei auditiv dargebotene Wörter phonologisch identisch sind oder nicht. Um das Ergebnis nicht durch das Lippenlesen zu beeinflussen, werden die Items über Tonband dargeboten.

Anhand zweier Beispielitems wird dem Patienten der Ablauf der Untersuchung erklärt und ihm gegebenenfalls bei der Lösung der Aufgabe geholfen. Versteht der Patient trotz intensiver Erklärung mit Hilfe der Beispielitems die Instruktion nicht, so gilt der Test als nicht durchführbar. Es muß davon ausgegangen werden, daß ein erheblich beeinträchtigtes Instruktionsverständnis besteht. Als Abbruchkriterium gelten sieben falsche Antworten in Folge. In diesen Fällen kann die Phonemdiskrimination bei Neologismen nicht durchgeführt werden. Es wird dann mit dem lexikalischen Entscheiden (vgl. Abb. 4.1 sowie 4.3.2.1.3) fortgefahren.

Auswertung der Ergebnisse
Bei der *quantitativen Auswertung* wird die Anzahl der korrekten Antworten notiert und in den entsprechenden Prozentwert umgewandelt. Der erzielte Prozentwert wird in das Leistungsprofil (vgl. Abb. 4.3) übertragen.

Da bei einer binären Antwortmöglichkeit die Ratewahrscheinlichkeit bei 50% liegt, ist dies als kritischer Bereich anzusehen. Es kann dieses Ergebnis allein durch Raten erzielt werden. Interpretiert werden daher Ergebnisse ab 50%, ansonsten ist eine schwere Beeinträchtigung anzunehmen.

Bei der *qualitativen Analyse* ist zu vermerken, ob ein Wortfrequenzeffekt vorliegt. Treten die Fehler vor allem bei den niederfrequenten Items auf und ist zudem das Ergebnis der Phonemdiskrimination bei Neologismen schlechter als bei Wörtern, so ist eine Beeinträchtigung im auditiven Analysesystem anzunehmen, die bei hochfrequenten Wörtern durch die lexikalische Route kompensiert werden kann.

4.3.2.1.2 Phonemdiskrimination: Neologismus - Neologismus

Beschreibung der Verarbeitungsprozesse
Mit der Phonemdiskrimination bei Neologismen wird ausschließlich das auditive Analysesystem überprüft. Es wird untersucht, ob bereits bei der auditiven Analyse selektive Beeinträchtigungen vorliegen (vgl. Stadie et al., 1994; Yeni-Komshian et al., 1986; Franklin, 1989; Shallice, 1988). Im Gegensatz zur Aufgabe "Phonemdiskrimination: Wort- Wort" kann diese Aufgabe nur gelöst werden, wenn das auditive Analysesystem intakt ist, da die Neologismen nicht im auditiven Eingangslexikon enthalten sind und daher die Verarbeitung lexikalisch nicht unterstützt werden kann. Dieser Verarbeitungsprozeß ist in Abbildung 4.7 dargestellt.

Aufbau, Materialbeschreibung und Durchführung
Die Neologismen werden von den Wörtern aus dem "Itempool" abgeleitet, somit können die Ergebnisse der beiden Tests zur auditiven Analyse problemlos miteinander verglichen werden. Insgesamt werden analog zur Phonemdiskrimination bei Wörtern 10 Items aus den Wortklassen Nomina und Verben verwendet. Es werden wieder 5 Minimalpaare gebildet, wobei 2 von hochfrequenten Wörtern abgeleitete und 3 von niederfrequenten Wörtern abgeleitete Neologismen verwendet werden. Bei den 5 identischen Neologismenpaaren werden 3 von hochfrequenten Wörtern abgeleitete und 2 von niederfrequenten Wörtern abgeleitete Neologismen verwendet. Die Items sind im Anhang enthalten.

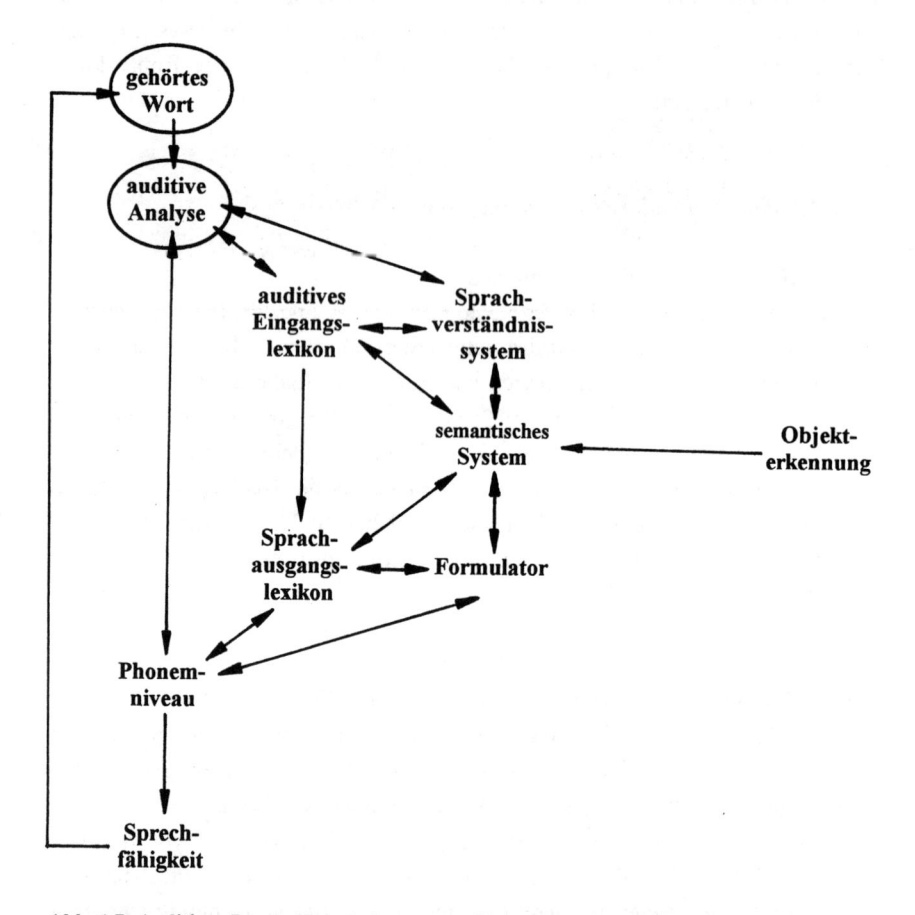

Abb. 4.7: Auditiver Input: Verarbeitungsprozeß der Phonemdiskrimination bei Neologismen

Bei der Erzeugung der Neologismen wurden nur Konsonanten ausgetauscht oder addiert und folgende Prinzipien berücksichtigt. Zunächst gibt es drei Möglichkeiten, wo im Wort die Variation erfolgen kann: initial, medial oder final. Des weiteren sind durch den Wechsel von Artikulationsort und Artikulationsmodus drei Variationen möglich. Es ergeben sich somit neun verschiedene Möglichkeiten, die zufällig über die abzuleitenden Wörter verteilt werden (vgl. Anhang). Die Kategorien sind folgende:
 A) Der Artikulationsort wechselt, der Artikulationsmodus bleibt erhalten. Zum Beispiel in einer initialen Position wird aus *fliegen* → *schliegen*. Der Modus Affrikate aus Frikativ und Labial bleibt erhalten, dagegen wechselt der Artikulationsort von labial nach postalveolar.
 B) Der Artikulationsort bleibt erhalten und der Artikulationsmodus wechselt. Zum Beispiel in einer medialen Position wird aus *betrachten* → *betrackten*. Der velare Artikulationsort bleibt erhalten, der Artikulationsmodus wechselt von einem Frikativen zu einem Plosiven.
 C) Artikulationsort und Artikulationsmodus wechseln. Zum Beispiel in einer initialen Position wird aus dem Wort *Robbe* → *fobbe*. Der initiale Konsonant wechselt sowohl den Artikulationsort als auch den Artikulationsmodus.

Dem Patienten wird analog zur vorherigen Aufgabe ein Neologismenpaar auditiv dargeboten, das er dahingehend beurteilt, ob es sich um zwei gleiche oder zwei verschiedene Neologismen handelt.
 Eine Beeinträchtigung der auditiven Analyse kann die Ursache einer Wortverständnisstörung sein, da die Wörter aufgrund einer fehlenden Analyse das auditive Eingangslexikon und dadurch das semantische System gar nicht erreichen. Da die Aufgaben der Phonemdiskrimination sehr abstrakt sind, sollten auf alle Fälle das lexikalische Entscheiden und vor allem das Wortverständnis überprüft werden. Bei diesen Aufgaben ist bereits eine Hilfestellung durch den möglichen Zugriff auf das semantische System gegeben.

Auswertung der Ergebnisse
Die *quantitative Auswertung* erfolgt analog der Phonemdiskrimination bei Wörtern. Der erzielte Prozentwert wird ebenfalls in das vorgesehene Leistungsprofil eingetragen. Eine mögliche Interpretation der *qualitativen Auswertung* wurde in 4.3.2.1.1 vorgenommen.

4.3.2.1.3 Lexikalische Entscheidungsaufgabe: Wort - Neologismus

Beschreibung der Verarbeitungsprozesse
Mit der lexikalischen Entscheidungsaufgabe wird das auditive Eingangslexikon überprüft. Es enthält die Einträge aller bekannten Wörter, jedoch keine Neologismen.
Es ist bei hochfrequenten Wörtern eine bessere Leistung als bei niederfrequenten zu erwarten (vgl. Kelter, 1990). Ebenso beschreiben Forster & Chambers (1973) den Einfluß der Wortfrequenz auf die Wortverarbeitung. Ihre Untersuchungen ergaben, daß bei hochfrequenten Wörtern die Reaktionszeit beim auditiv-lexikalischen Entscheiden kürzer war als bei niederfrequenten Wörtern. Die beteiligten Verarbeitungsprozesse sind in Abbildung 4.8 dargestellt.

Aufbau, Materialbeschreibung und Durchführung
Es werden zum einen Nomina und Verben und daraus abgeleitete Neologismen aus 4.3.2.1.1 sowie 4.3.2.1.2 verwendet und zum anderen Nomina Komposita hinzugenommen. Von den Nomina Komposita werden analog zu 4.3.2.1.2 Neologismen abgeleitet. Die Nomina Komposita werden verwendet, um gegebenenfalls einen Wortlängeneffekt nachweisen zu können. Insgesamt werden 20 Items überprüft, davon 10 Wörter und 10 Neologismen. Die Itemliste ist wiederum im Anhang enthalten.
  Der Patient wird aufgefordert zu entscheiden, ob das auditiv dargebotene Wort ein Wort aus dem deutschen Sprachgebrauch ist oder nicht. Diese Entscheidung kann nur bei einem intakten auditiven Eingangslexikon stattfinden, da hierin ausschließlich Wörter repräsentiert sind und keine Neologismen.
  Versteht der Patient die Instruktion nicht, rät der Patient oder drückt er große Ratlosigkeit aus, so ist nach 5 falschen Antworten in Folge die Aufgabe abzubrechen.

Auswertung der Ergebnisse
Bei der *quantitativen Auswertung* wird wiederum die Anzahl der korrekten Antworten notiert und in den entsprechenden Prozentwert umgewandelt. Der Prozentwert wird in das Leistungsprofil eingetragen. Auch hier liegt eine Ratewahrscheinlichkeit von 50% vor, daher ist dies als kritischer Bereich anzusehen (vgl. 4.3.2.1.1).

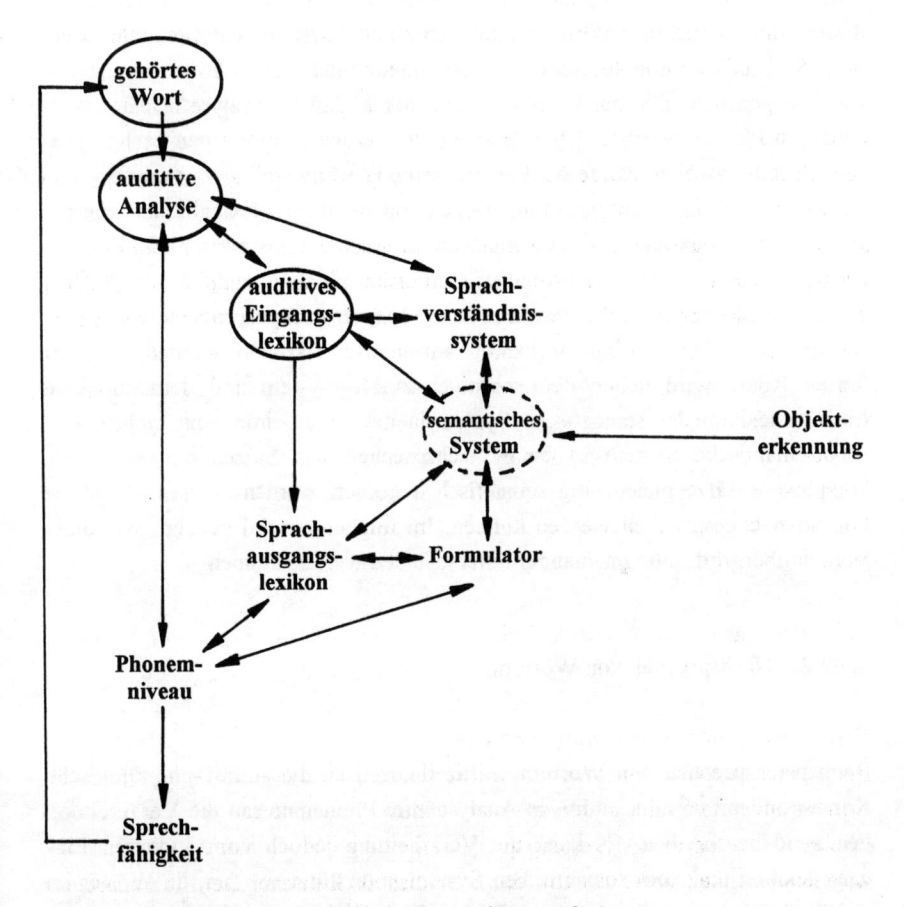

Abb. 4.8: Auditiver Input: Lexikalische Entscheidungsaufgabe

Bei der *qualitativen Analyse* wird überprüft, ob ein Wortfrequenzeffekt, ein Wortklasseneffekt und/oder eine Wortlängeneffekt vorliegt. Je nachdem können Rückschlüsse auf die Schwere der Beeinträchtigung gezogen werden.

4.3.2.2 Auditiver Input und artikulatorischer Output

Mit dieser Aufgabengruppe werden die Nachsprechleistungen überprüft. Für das Nachsprechen können folgende drei Routen benutzt werden. Bei der ersten Route wird das gehörte Wort im auditiven Analysesystem analysiert und direkt über die auditiv-phonologische Korrespondenzroute dem Phonemniveau zugänglich gemacht, d.h. ein Wort wird von der auditiven Analyse in einen phonetischen Plan konvertiert. Über diese Route werden Neologismen nachgesprochen. Bei der zweiten Route wird ein gehörtes Wort im auditiven Analysesystem analysiert und im auditiven Eingangslexikon wird ein lexikalischer Eintrag aktiviert; dieser aktiviert im Sprachausgangslexikon die abstrakte phonologische Form, der dann auf Phonemniveau wiederum ein phonetischer Plan zugeordnet wird. Anzunehmen ist, daß über diese Route Wörter nachgesprochen werden, da Wörter im auditiven Eingangslexikon automatisch aktiviert werden. Bei der dritten Route wird neben dem auditiven Analysesystem und dem auditiven Eingangslexikon das semantische System in die Verarbeitung mit einbezogen. Das semantische System ist beim Nachsprechen von Sätzen notwendig, da komplexere Sätze gleichzeitig semantisch dekodiert werden müssen, damit sie korrekt nachgesprochen werden können. Im folgenden wird gezeigt, wie diese Routen überprüft und voneinander unterschieden werden können.

4.3.2.2.1 Nachsprechen von Wörtern

Beschreibung der Verarbeitungsprozesse
Beim Nachsprechen von Wörtern würde theoretisch die auditiv-phonologische Korrespondenz von der auditiven Analyse zum Phonemniveau die Verarbeitung genügend beschreiben. Es kann die Verarbeitung jedoch vom auditiven Eingangslexikon und vom semantischen System unterstützt werden, da Wörter im auditiven Eingangslexikon repräsentiert sind und gleichzeitig eine Bedeutung im semantischen System unterstützend mitaktiviert werden kann. Die beteiligten Prozesse beim Nachsprechen von Wörtern sind in Abbildung 4.9 dargestellt.

Aufbau, Materialbeschreibung und Durchführung
Es werden wiederum dieselben Items wie in den anderen Aufgaben benutzt, um aufgabenspezifische Effekte einander gegenüber stellen zu können. Insgesamt müssen 20 Wörter aus den Wortklassen Nomina, Verben und Nomina Komposita nachgesprochen werden. Die Aufgabe enthält 10 hochfrequente Wörter und 10 niederfrequente Wörter. Zur Darbietung werden die hoch- und niederfrequenten Items gemischt und nach Wortlänge sortiert. Die Zusammenstellung der Items ist im Anhang enthalten.

Das Nachsprechen weiterer Wortklassen, wie es bei Stadie et al. (1994) vorgeschlagen wird, wie zum Beispiel das Nachsprechen von Fremdwörtern, das Nachsprechen mit umgekehrter Phonemfolge, das Nachsprechen mit Hinzufügen des Artikels, das Nachsprechen von Nomina, Adjektiven und Funktionswörtern, wird nicht berücksichtigt, da das primäre Ziel dieser Aufgabensammlung nicht ist, Wortklasseneffekte aufzudecken, sondern Dissoziationen zwischen den Einzelleistungen bilden zu können. Hierfür sind für das gesamte Untersuchungsinstrument dieselben Items notwendig.

Der Patient wird aufgefordert, die vorgesprochenen Wörter nachzusprechen. Um eine genaue Auswertung zu gewährleisten, sollte eine Tonbandaufnahme gemacht werden.

Zeigt der Patient beim Nachsprechen von Wörtern bereits erhebliche Schwierigkeiten, kann nach der fünften fehlerhaften Antwort in Folge die Aufgabe abgebrochen werden. Das Nachsprechen von Neologismen wird dann nicht untersucht. Das Nachsprechen von Sätzen wird nur dann untersucht, wenn ein Verdacht auf semantisches Nachsprechen besteht. Beim semantischen Nachsprechen gibt der Patient den Inhalt des nachzusprechenden Wortes oder Satzes in eigenen Wörtern wieder. Ansonsten wird, wenn das Nachsprechen von Wörtern erheblich beeinträchtigt ist, mit der Untersuchung semantischer Prozesse fortgefahren (vgl. Leitfaden Abb. 4.1).

Auswertung der Ergebnisse
Bei der *quantitativen Auswertung* wird eine 4-stufige Skala verwendet: 3 Punkte werden bei einer korrekten Antwort vergeben. 2 Punkte werden bei Selbstkorrektur, Unsicherheit oder wenn mindestens 2/3 der Laute enthalten sind vergeben. 1 Punkt wird vergeben, wenn eine geringe Ähnlichkeit mit dem

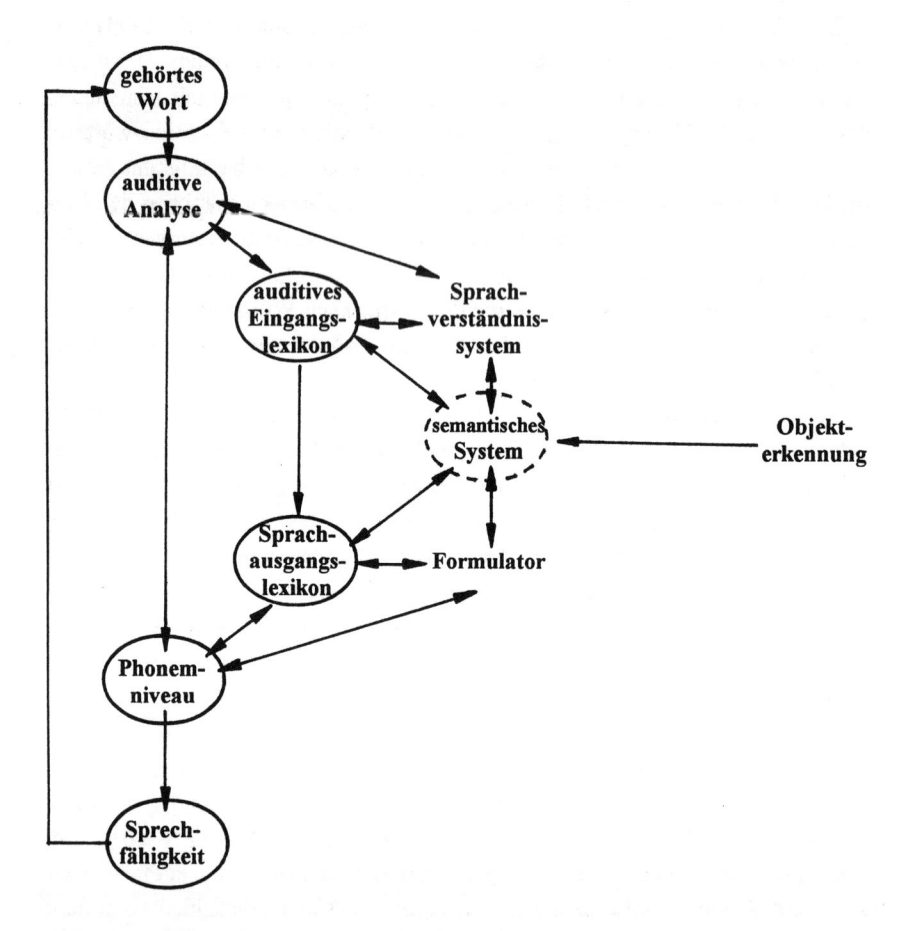

Abb. 4.9: Auditiver Input und artikulatorischer Output: Nachsprechen von Wörtern

Zielwort besteht, d.h. nur 1/3 der Laute enthalten ist. 0 Punkte werden bei Perseveration, Stereotypie oder bei keiner Antwort vergeben.

Die Punkte werden summiert, und die Gesamtpunktzahl wird in den entsprechenden Prozentwert umgewandelt.

Für die *qualitative Auswertung* sind folgende Punkte relevant: Eine Verarbeitung über die lexikalische Route wird angenommen, wenn vor allem hochfrequente Wörter besser nachgesprochen werden können als niederfrequente. Ebenso ist von der Verwendung der lexikalisch-semantischen Route auszugehen, wenn vor allem konkrete Wörter nachgesprochen werden können, abstrakte Wörter dagegen nicht.

Phonematische Paraphasien können auftreten, wenn bereits Beeinträchtigungen im auditiven Analysesystem vorliegen oder wenn das Sprachausgangslexikon gestört ist. Ebenso könnte die Verbindung zwischen diesen Modulen beeinträchtigt sein, so daß die phonologische Form nicht mehr aktiviert werden kann.

Semantisches Nachsprechen, wie es bislang von Leitungsaphasien berichtet wird, weist auf die Verwendung der Nachsprechroute über das semantische System hin. In diesem Fall muß davon ausgegangen werden, daß die direkte auditiv-phonologische Route sowie die lexikalische Route über das auditive Eingangslexikon und das Sprachausgangslexikon beeinträchtigt sind.

4.3.2.2.2 Nachsprechen von Neologismen

Beschreibung der Verarbeitungsprozesse
Neologismen können nur nachgesprochen werden, wenn die auditiv-phonologische Korrespondenz intakt ist, d.h. in dieser Aufgabe wird untersucht, ob ein auditiver Input direkt in einen phonologischen Output umgewandelt werden kann. Es handelt sich dabei um eine nicht-lexikalische Route, da Neologismen nicht im auditiven Eingangslexikon gespeichert sind und für sie auch keine entsprechende semantische Bedeutung existiert. Neologismen können also ausschließlich über die auditiv-phonologische Route nachgesprochen werden. Die Verarbeitungsprozesse sind in Abbildung 4.10 dargestellt.

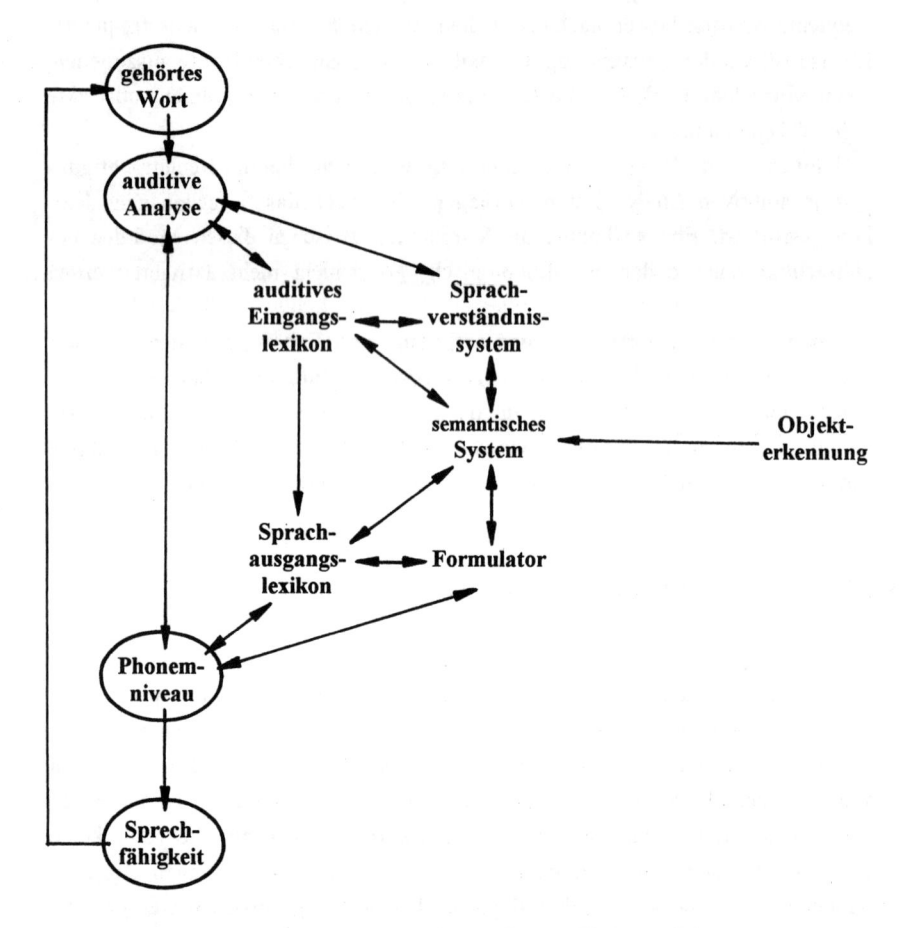

Abb. 4.10: Auditiver Input und artikulatorischer Output: Nachsprechen von Neologismen

Aufbau, Materialbeschreibung und Durchführung
Der Aufgabenaufbau ist derselbe wie beim Nachsprechen von Wörtern. Insgesamt werden 20 Neologismen überprüft, die von den Wörtern aus den Wortklassen Nomina, Verben und Nomina Komposita abgeleitet wurden (vgl. Anhang). Die Aufgabe enthält sowohl von hochfrequenten Wörtern abgeleitete Neologismen als auch von niederfrequenten Wörtern abgeleitete Neologismen. Zur Darbietung werden die Neologismen, ebenfalls wie die Wörter, nach der Länge sortiert. Wesentlicher als die Überprüfung aller Laute ist bei dieser Untersuchung wiederum die Gegenüberstellung derselben Items in den verschiedenen Modalitäten.

Die Ableitung der Neologismen wurde bereits in 4.3.2.1.2 ausführlich beschrieben. Die Neologismen entsprechen der Phonotaktik des Deutschen, so daß eine Verwechslung mit einem regulären deutschen Wort nahe liegt. Die Patienten werden jedoch ausdrücklich instruiert Neologismen nachzusprechen. Für die korrekte Auswertung sollte wieder eine Tonbandaufnahme gemacht werden.

Auswertung der Ergebnisse
Bei der *quantitativen Auswertung* gelten dieselben Kriterien wie beim Nachsprechen von Wörtern. Es wird dieselbe 4-stufige Skala angewendet (s. 4.3.2.2.1).

Die erreichten Punkte werden wieder summiert, in Prozentwerte umgewandelt und diese in das Leistungsprofil eingetragen.

Für die *qualitative Analyse* müssen folgende Punkte beachtet werden: Sind die Nachsprechleistungen von Wörtern eindeutig besser als die Leistungen beim Nachsprechen von Neologismen, ist daraus zu schließen, daß primär die lexikalische Route für das Nachsprechen verwendet wird.

Es kann vorkommen, daß Patienten beim Nachsprechen von Neologismen häufig zu Lexikalisierung neigen, d.h. sie sprechen anstatt des Neologismus ein ähnlich klingendes Wort nach (vgl. Bub et al., 1987; Sinn und Blanken, 1995). Dies spricht ebenfalls dafür, daß die auditiv-phonologische Route nicht intakt ist und zum Nachsprechen die Route über das auditive Eingangslexikon gewählt werden muß. Da sowohl im auditiven Eingangslexikon als auch im Sprachausgangslexikon nur Wörter repräsentiert sind, ist es dem Patienten nicht möglich Neologismen zu produzieren.

4.3.2.2.3 Nachsprechen von Sätzen

Beschreibung der Verarbeitungsprozesse
Beim Nachsprechen von Sätzen wird angenommen, daß eine umfassendere Speicherleistung notwendig ist und daher nicht ausgeschlossen werden kann, daß die Nachsprechleistung durch das semantische System unterstützt wird. Eine Nachsprechleistung auf Satzebene kann besser erfolgen, wenn der Inhalt bzw. die Propositionen erfaßt und kurzfristig gespeichert werden. Ist dies nicht der Fall, d.h. werden nur einzelne Wörter ohne jeglichen Zusammenhang wahrgenommen, schrumpft die Merkspanne auf 7 (+/- 2) Einheiten. Ein Satz mit Nebensatzgefüge kann dann nicht reproduziert werden. Nachsprechen von Sätzen erfolgt also über das semantische System. Der Verarbeitungsprozeß ist in Abbildung 4.11 deutlich gemacht.

Aufbau, Materialbeschreibung und Durchführung
Es werden insgesamt 10 Sätze verwendet, deren Komplexität zunimmt. Zum einen nimmt die Satzlänge zu, damit ausgeschlossen werden kann, daß die Reproduktion des Satzes eine reine Gedächtnisleistung ist. Zum anderen nimmt die Komplexität der Satzkonstruktion zu; der Patient wird somit dazu veranlaßt, den Inhalt zu entschlüsseln, um die Aufgabe angemessen bewältigen zu können.

Dargeboten werden 5 Aktivsätze, 1 Aktivsatz mit Präposition, 1 Aktivsatz mit Negation und 3 Sätze mit Satzergänzungen. Dieselben Sätze werden auch im Satzverständnis und beim Beschreiben von Situationen und Handlungen verwendet, so daß wieder die Bildung von Dissoziationen möglich ist. Zur Darbietung sind die Sätze der Schwierigkeit nach geordnet. Alle verwendeten Sätze sind im Anhang enthalten.

Der Patient wird wie in den vorherigen Aufgaben dazu aufgefordert, die Sätze nachzusprechen; wiederum ist eine Tonbandaufnahme nötig.

Zeigt der Patient bereits bei den einfachen Sätze große Schwierigkeiten, so kann wiederum nach der fünften fehlerhaften Antwort in Folge die Aufgabe abgebrochen werden.

Auswertung der Ergebnisse
Bei der *quantitativen Auswertung* wird wie in den beiden vorhergehenden Aufgaben verfahren: 3 Punkte werden bei der korrekten Wiedergabe des Satzes vergeben. 2 Punkte werden vergeben, wenn eine Selbstkorrektur vorgenommen

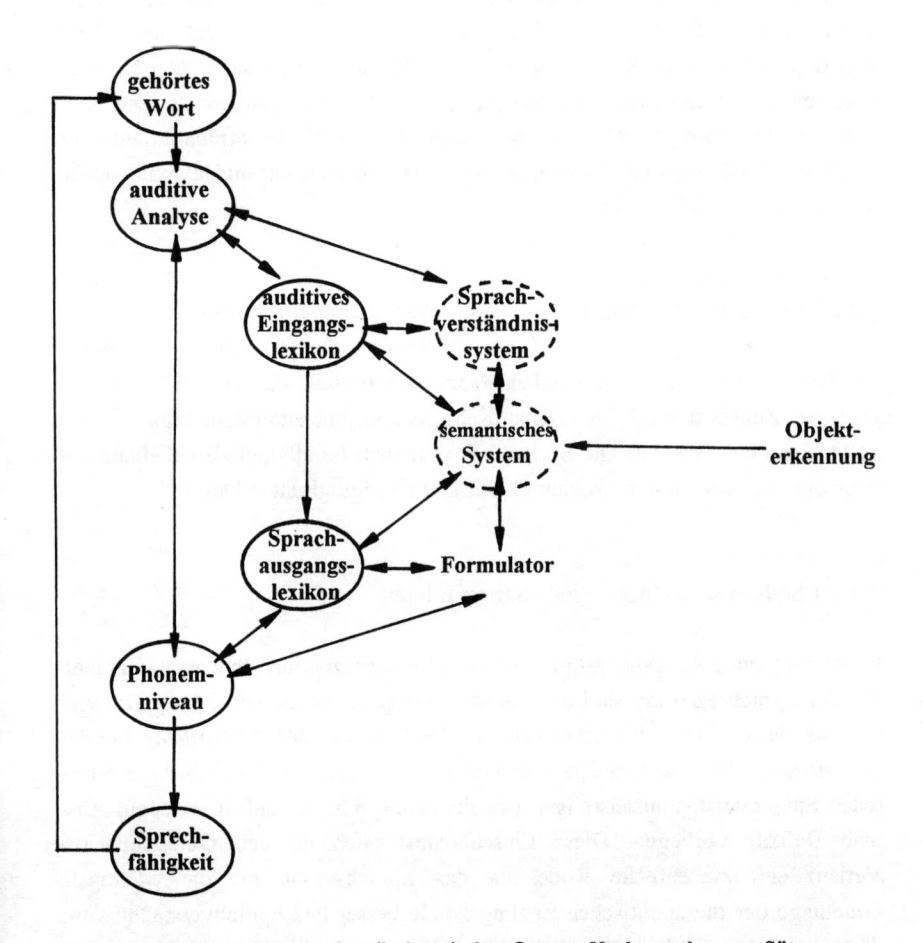

Abb. 4.11: Auditiver Input und artikulatorischer Output: Nachsprechen von Sätzen

wird, Unsicherheit vorliegt oder wenn mindestens 2/3 der Wörter des Satzes enthalten sind. 1 Punkt wird vergeben, wenn nur noch eine geringe Ähnlichkeit mit dem Zielsatz vorliegt, d.h. wenn nur 1/3 der Wörter des Satzes korrekt wiedergegeben werden. 0 Punkte werden bei Perseveration, Stereotypie und bei keiner Antwort gegeben.

Bei der *quantitativen Auswertung* ist vor allem auf folgendes zu achten: Kommt es auch auf Satzebene zu semantischem Nachsprechen oder vermehrt zu semantischen Paraphasien, weist dies auf die Verwendung der lexikalisch-semantischen Route hin. Es muß davon ausgegangen werden, daß sowohl die auditiv-phonologische Korrespondenz als auch die lexikalische Route beeinträchtigt sind. Beim Auftreten von phonematischen Paraphasien ist, wie beim Nachsprechen von Wörtern, davon auszugehen, daß Beeinträchtigungen im auditiven Analysesystem vorliegen oder das Sprachausgangslexikon beeinträchtigt ist (vgl. 4.3.2.2.1).

4.3.3 Untersuchung semantischer Prozesse

Die Untersuchung der semantischen Prozesse unterteilt sich in drei Aufgabengruppen: Zunächst wird das "semantische System mit auditivem Input" untersucht, dann das "semantische System mit visuellem Input" und abschließend das "semantische System mit visuellem Input und phonologischem Output".

4.3.3.1 Semantisches System mit auditivem Input

In der folgenden Aufgabengruppe wird die Sprachrezeption genauer untersucht. Bei der Sprachrezeption sind die Verarbeitungsprozesse des *auditiven Analysesystems*, des *auditiven Eingangslexikons*, des *Sprachverständnissystems* und des *semantischen Systems* beteiligt. Der Untersucher erhält ein Bild über die erhaltenen Sprachverständnisleistungen des Patienten, d.h. ob und in welchem Ausmaß Defizite vorliegen. Diese Einschätzung spielt für den therapeutischen Verlauf eine wesentliche Rolle, da das Sprachverständnis die wichtigste Grundlage der therapeutischen Sitzung ist. Je besser das Sprachverständnis ist, desto mehr Möglichkeiten sind dem Patienten gegeben, mit seiner Umwelt zu kommunizieren. Ebenso ist das therapeutische Potential größer, wenn auf der Basis eines relativ gut erhaltenen Sprachverständnisses aufgebaut werden kann.

Die Aufgaben zur Sprachrezeption sind folgendermaßen gegliedert: es werden das referentielle Wortverständnis, das referentielle Satzverständnis, das relationale Wortverständnis und das relationale Satzverständnis überprüft. Hinweise für die Aufgabenabfolge sind in den Unterpunkten zur Durchführung enthalten. Im folgenden werden die einzelnen Aufgaben genauer beschrieben.

4.3.3.1.1 Referentielles Wortverständnis

Beschreibung der Verarbeitungsprozesse
Beim referentiellen Wortverständnis wird überprüft, ob der phonetische und der phonologische Input, das semantische System und die Verbindung zwischen den beiden Systemen intakt sind. Der auditiv dargebotene Stimulus muß zunächst im auditiven Eingangslexikon analysiert werden, d.h. die Lautstruktur muß erkannt werden. Hierfür wird der Stimulus kurzfristig gespeichert. Nachdem die einzelnen Laute erkannt wurden, wird im auditiven Eingangslexikon überprüft, ob es sich um ein bekanntes Wort handelt, denn nur bekannte Wörter sind bereits lexikalisch im auditiven Eingangslexikon enthalten. Ist dies der Fall, so wird vom auditiven Eingangslexikon aus der passende lexikalische Eintrag im semantischen System aktiviert. Dieser lexikalische Eintrag enthält Informationen über die Bedeutung, die Wortsyntax, die Phonologie und die Morphologie des Wortes. Über die phonologische Form werden also die anderen Informationen aktiviert. Wird ein Wort im auditiven Eingangslexikon als "nicht bekannt" identifiziert, so kann diesem auch kein lexikalischer Eintrag zugeordnet werden. Die Verarbeitungsprozesse sind in Abbildung 4.12 dargestellt.

Aufbau, Materialbeschreibung und Durchführung
Beim referentiellen Wortverständnis wird einem auditiven Stimulus eines von vier Bildern zugeordnet. Die Aufgabe gliedert sich in zwei Durchgänge. Im ersten Durchgang werden neben dem Zielbild Ablenker ohne jeglichen Bezug dazu dargeboten; hingegen werden im zweiten Durchgang neben dem Zielbild zwei semantische Ablenker und ein Bild ohne semantische Relation dargeboten. Als Ablenker werden jeweils ein semantisch eng assoziiertes Item und ein situativ eng assoziiertes Item ausgewählt.
   Nach Kelter (1990) ist anzunehmen, daß weniger die Worthäufigkeit einen Einfluß auf das referentielle Wortverständnis hat als die Art der Ablenker. Ty-

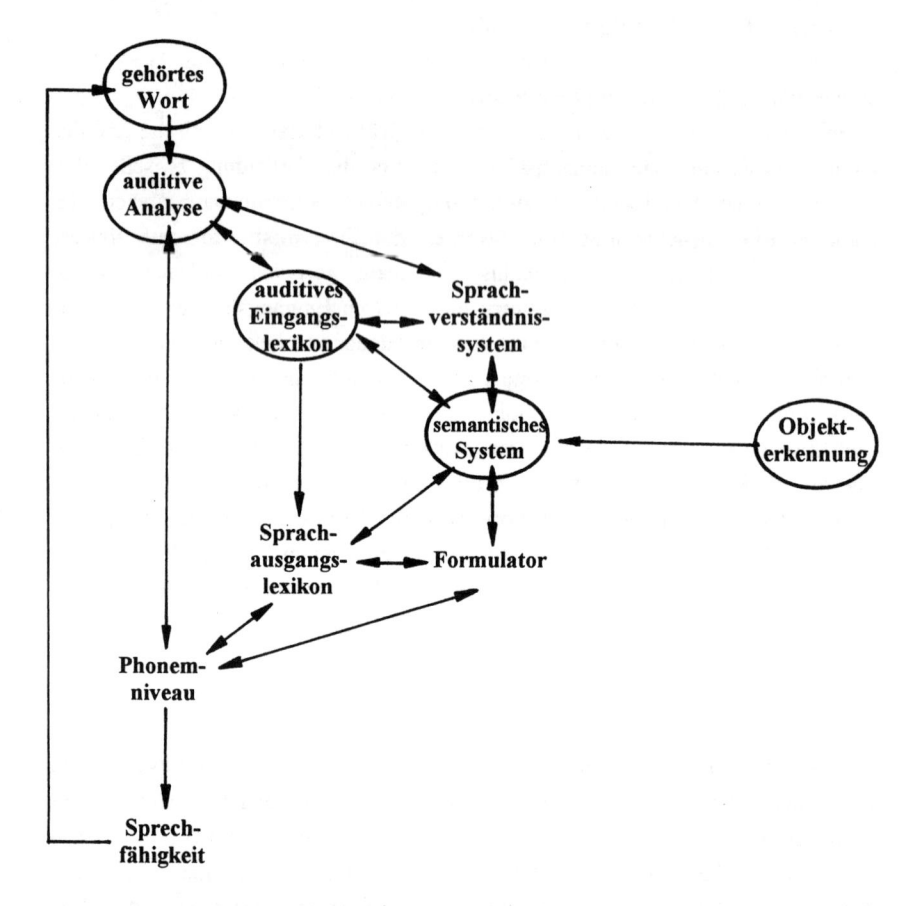

Abb. 4.12: Semantisches System mit auditivem Input: Referentielles und relationales Wortverständnis

pische Fehler bei einer solchen Aufgabe sind semantische Verwechslungen. Die Diskriminationskraft hängt im wesentlichen von der Art der Ablenker ab. Besonders schlecht sind die Ergebnisse, wenn alle Ablenker konzeptuell ähnlich sind; werden beispielsweise zu dem Zielitem *"Apfel"* die Ablenker *"Kirsche, Banane und Nüsse"* gegeben, ist eine hohe Fehlerwahrscheinlichkeit zu erwarten. Gute Ergebnisse sind dann zu erwarten, wenn die Ablenker aus einer anderen Kategorie stammen, d.h. wenn zum Beispiel zu dem Zielitem *"Apfel"* die Ablenker *"Bett, Hammer und Glas"* gegeben werden.

Phonematische Verwechslungen sind seltener. Daher werden in dieser Aufgabe, da es um den semantischen Zugriff geht, keine phonematischen Ablenker dargeboten, sondern diese bei Sprachproduktionsaufgaben verwendet, d.h. dann wenn es um den phonologischen Abruf geht.

Das Material wird folgendermaßen zusammengestellt. Insgesamt werden 32 Items überprüft, davon 16 im ersten Durchgang ohne Ablenker und 16 im zweiten Durchgang mit Ablenkern. In beiden Durchgängen werden die Wortarten Nomina, Verben, Nomina Komposita und Homonyme überprüft und von allen Wortarten hochfrequente und niederfrequente Items ausgewählt. Die Verteilung der Items sieht also folgendermaßen aus: 8 einfache Nomina, 8 Verben, 8 Nomina Komposita und 8 Homonyme. Von allen Wortarten wurden jeweils 4 hochfrequente und 4 niederfrequente Wörter ausgewählt.

Bei den Ablenkern im zweiten Durchgang handelt es sich immer um einen Ablenker aus dem semantischen Feld und einen Ablenker aus dem situativen Kontext. Die verwendeten Items sind im Anhang aufgelistet. In den Abbildungen 4.13, 4.14 und 4.15 sind Beispiele aus dem Bildmaterial zum referentiellen Wortverständnis dargestellt.

Da für das referentielle Wortverständnis Bildmaterial verwendet wird, ist zum großen Teil gewährleistet, daß alle Wörter konkret und somit bildlich darstellbar sind.

Anhand zweier Beispielitems wird dem Patienten der Ablauf der Untersuchung erläutert und ihm gegebenenfalls bei der Lösung der Aufgabe geholfen. Der Patient wird aufgefordert, zu dem deutlich vorgesprochenen Wort das passende Bild zu zeigen.

Versteht der Patient die Instruktion und kann die Beispielitems lösen, dann sollte der ganze 1. Durchgang durchgeführt werden, um alle Wortarten zu überprüfen.

Ist das referentielle Wortverständnis bereits im ersten Durchgang, d.h. ohne Ablenker, erheblich beeinträchtigt, wird der zweite Durchgang nicht durchge-

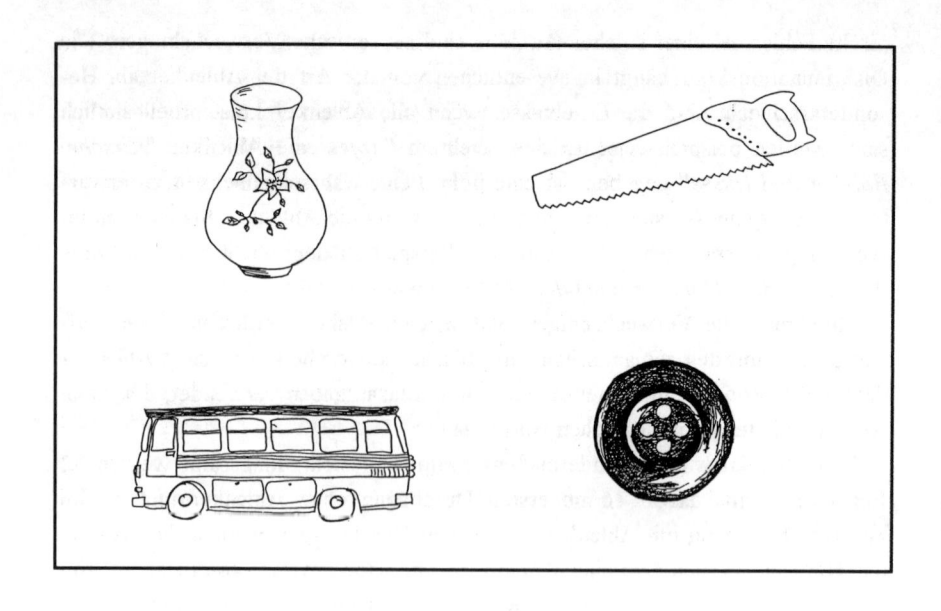

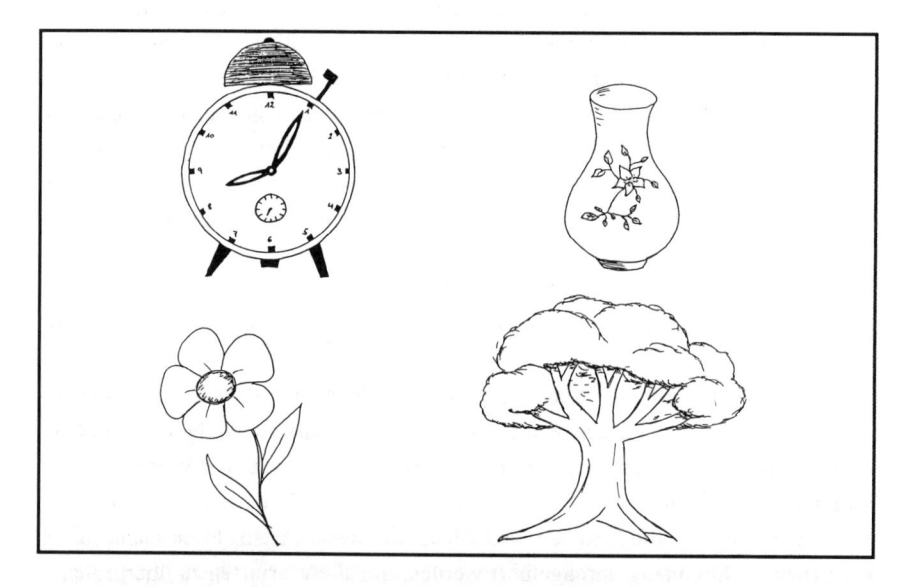

Abb. 4.13: Bildmaterial zum referentiellen Wortverständnis (Nomina): Oben: "Säge" als Zielitem ohne systematischen Ablenker. Unten: "Blume" als Zielitem mit systematischen Ablenkern

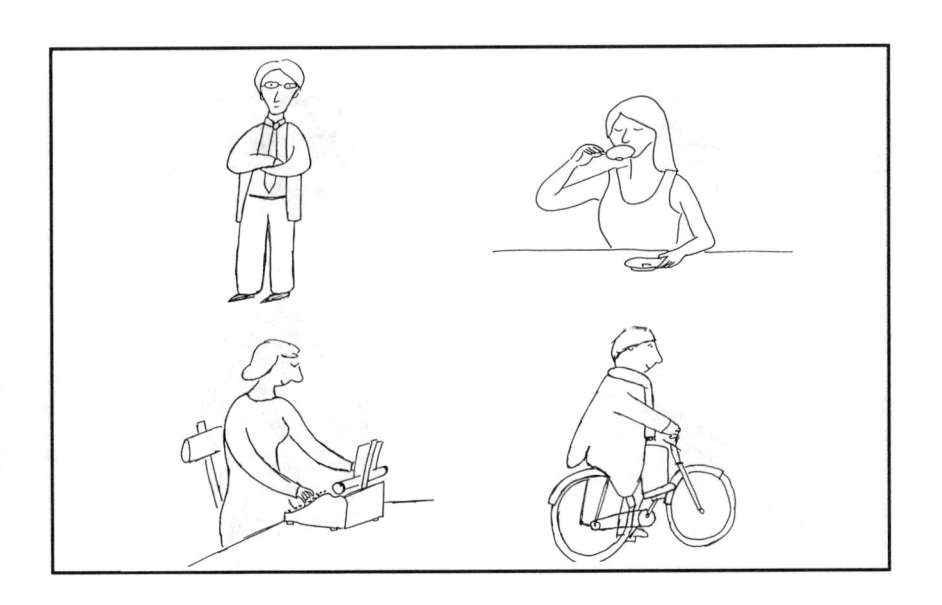

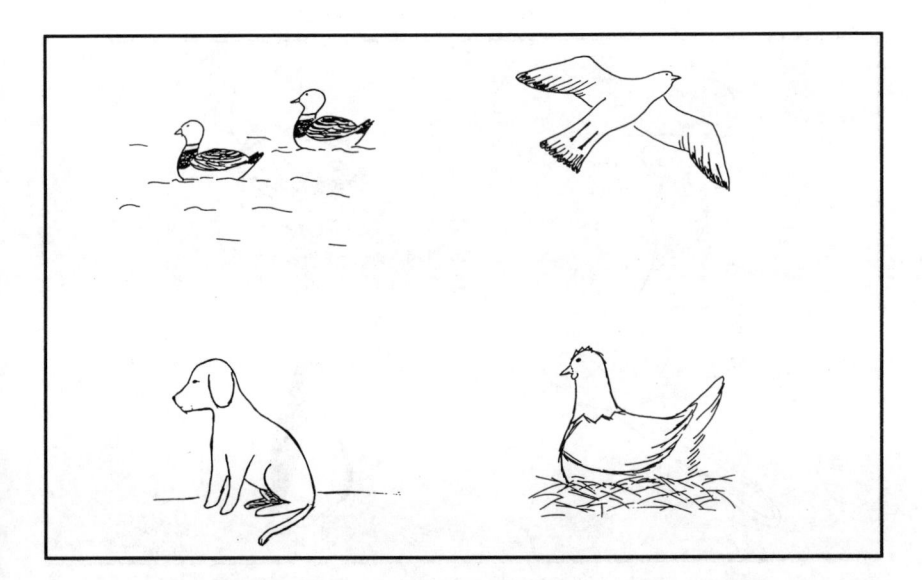

Abb. 4.14: Bildmaterial zum referentiellen Wortverständnis (Verben): Oben: "schreiben" als Zielitem ohne systematischen Ablenker. Unten: "fliegen" als Zielitem mit systematischen Ablenkern

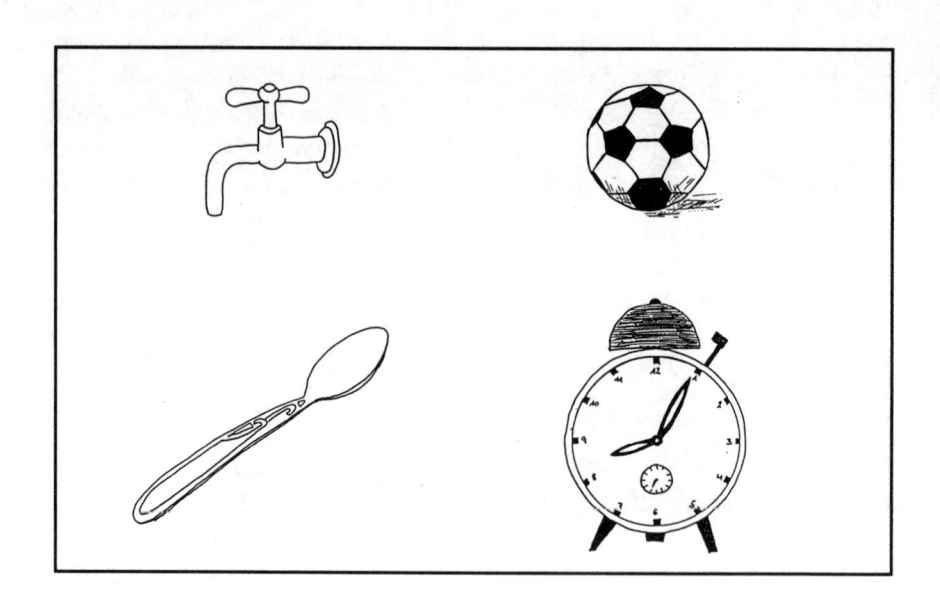

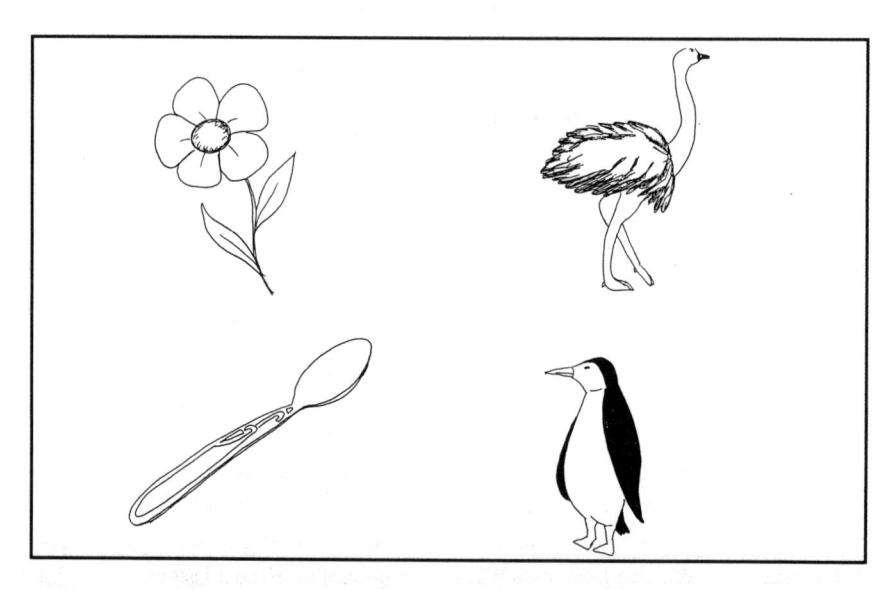

Abb. 4.15: Bildmaterial zum referentiellen Wortverständnis (Homonyme): Oben: "Hahn" als Zielitem ohne systematischen Ablenker. Unten: "Strauß" als Zielitem mit systematischen Ablenkern

führt, sondern gleich der erste Durchgang des referentiellen Satzverständnisses angeschlossen. Abbruchkriterium ist das Auftreten von fünf Fehlern in Folge. Die Überprüfung des relationalen Wortverständnisses wird nur durchgeführt, wenn der Patient sowohl im ersten als auch im zweiten Durchgang sehr gute Ergebnisse erzielt hat, d.h. nur leicht beeinträchtigt ist.

Auswertung der Ergebnisse
Für die *quantitative Auswertung* wird wieder die 4-stufige Skala benutzt. 3 Punkte werden bei einer korrekten Antwort vergeben. 2 Punkte werden vergeben, wenn der Patient die richtige Antwort gibt, jedoch unsicher ist, sich selbst korrigiert oder das Wort auf Wunsch des Patienten wiederholt werden muß. 1 Punkt wird nur im zweiten Durchgang vergeben, wenn ein Ablenker gewählt wird. 0 Punkte werden vergeben, wenn keine oder eine falsche Antwort erfolgt sowie bei Perseverationen oder Stereotypien.

Die Punkte werden summiert, die Gesamtpunktzahl wird in den entsprechenden Prozentwert umgewandelt und dieser in das Leistungsprofil eingetragen.

Bei der *qualitativen Auswertung* werden folgende Punkte beachtet. Kommt es zu einer fehlerhaften oder unzureichenden Aktivierung vom auditiven Eingangslexikon aus, so entstehen Wortverständnisschwierigkeiten. Wortverständnisprobleme können drei Ursachen haben: Es kann erstens der Fall sein, daß die auditive Analyse nicht ausreicht, um das richtige Wort im auditiven Eingangslexikon zu aktivieren, d.h. das Wortverständnis scheitert bereits an der Analyse der einzelnen Laute. Diese phonologischen Prozesse werden unter 4.3.2 abgeklärt. Die zweite mögliche Ursache ist, daß der Eintrag im auditiven Eingangslexikon aktiviert werden kann, jedoch die Aktivierung nicht ausreicht, um den dazugehörenden lexikalischen Eintrag im semantischen System zu aktivieren. Es kann dazu kommen, daß nur das allgemeine semantische Feld aktiviert wird, jedoch nicht exakt auf die übermittelte Information zugegriffen werden kann. Die dritte Möglichkeit ist, daß das auditive Analysesystem und das auditive Eingangslexikon intakt sind, jedoch das semantische System betroffen ist und überhaupt keine lexikalische Einheiten mehr aktiviert werden können.

Zunächst werden die Ergebnisse aus den beiden Durchgängen einander gegenübergestellt. Werden beim ersten Durchgang bessere Ergebnisse erzielt als im zweiten Durchgang, kann man davon ausgehen, daß das semantische Konzept nur vage aktiviert wird. Beim ersten Durchgang ist die Trefferquote noch hoch, da aus dem semantischen Feld keine konkurrierenden Einträge aktiviert werden.

Im zweiten Durchgang wird der Zugriff durch die Ablenker, d.h. zum Zielitem konkurrierende Items, erschwert. Diese Art Fehlerverteilung spricht dafür, daß die Aktivierung einzelner lexikalischer Items beeinträchtigt ist.

Im zweiten Durchgang wird die Art der Ablenkerwahl betrachtet; dafür muß aufgeschlüsselt werden, wieviele Ablenker aus dem semantischen Feld und wieviele Ablenker aus dem situativen Kontext gewählt wurden. Werden primär die situativen Ablenker gewählt, ist von einer schweren Beeinträchtigung auszugehen, da das Konzept nur allgemein aktiviert wird und aus den konkurrierenden Angeboten nur auf das allgemeinste zugegriffen werden kann. Bei der primären Wahl des Ablenkers aus dem semantischen Feld kann das Konzept schon genauer spezifiziert werden, d.h. es werden noch weitere Gemeinsamkeiten oder Merkmale mit dem Zielitem aktiviert.

4.3.3.1.2 Referentielles Satzverständnis

Beschreibung der Verarbeitungsprozesse
Bei der Überprüfung des referentiellen Satzverständnisses sind die Prozesse der *phonetischen* und *phonologischen Analyse*, der *grammatischen Dekodierung im Sprachverständnissystem* und des *semantischen Systems* beteiligt. Neben den bereits im referentiellen Wortverständnis ausgeführten Verarbeitungskomponenten kommt beim referentiellen Satzverständnis das Sprachverständnissystem hinzu, in dem ein Satz grammatisch dekodiert werden muß, um verstanden zu werden. Die grammatischen Relationen innerhalb des Satzes müssen analysiert werden. Die beteiligten Verarbeitungsprozesse sind in Abbildung 4.16 dargestellt.

Aufbau, Materialbeschreibung und Durchführung
Beim referentiellen Satzverständnis muß wie beim referentiellen Wortverständnis einem auditiven Stimulus - in diesem Fall einem Satz - eines von vier Bildern zugeordnet werden. Dabei ist es wichtig, daß die Sätze das Abgebildete direkt beschreiben. Der Patient muß also aus den Sätzen keine Kausalbeziehungen ableiten.
Diese Aufgabe gliedert sich wie das referentielle Wortverständnis in zwei Durchgänge und enthält insgesamt 30 Items. Bei den 15 Items im ersten Durchgang werden keine Ablenker geboten, bei den 15 Items im zweiten

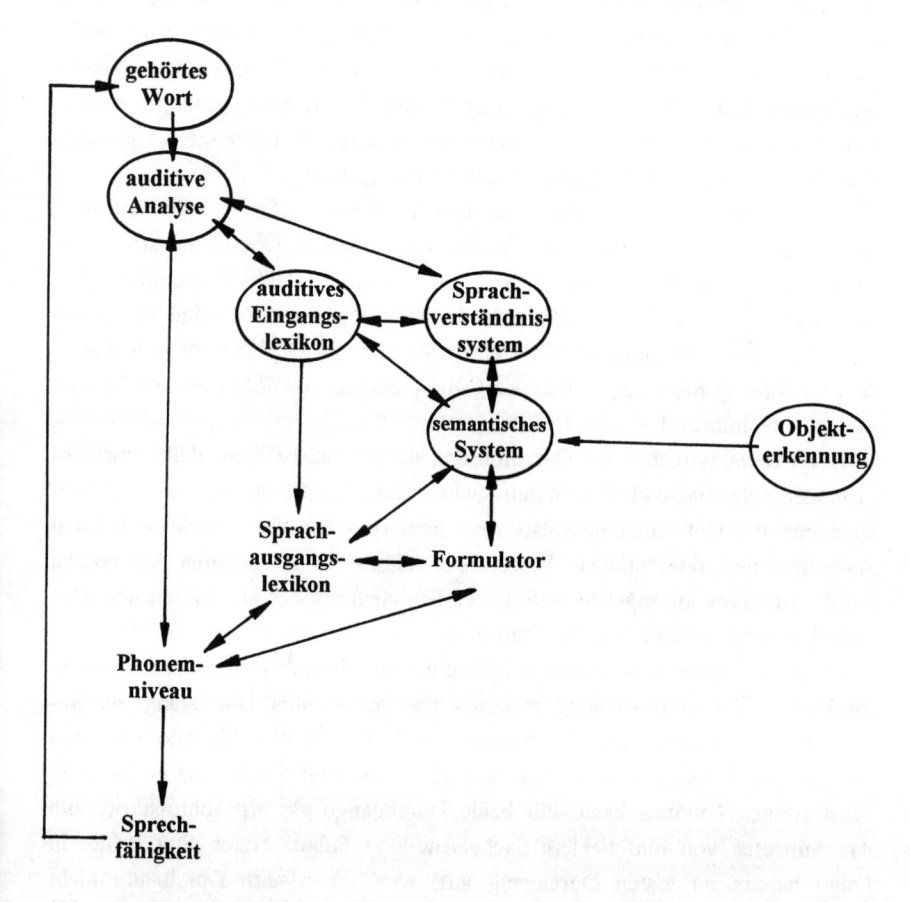

Abb. 4.16: Semantisches System mit auditivem Input: Referentielles und relationales Satzverständnis

Durchgang werden neben dem Zielwort zwei Ablenker dargeboten und ein Bild ohne jeglichen Bezug zum Zielwort. Bei den Ablenkern wurde jeweils das Subjekt und das Objekt des Satzes variiert. Bei reversiblen Sätzen wurden in den Ablenkern Subjekt und Objekt vertauscht. Zur Auswahl der Schwierigkeitshierarchie vgl. Parisi und Pizzamiglio (1970) und Kapitel 3.3.2.2. Die Liste der verwendeten Sätze ist im Anhang aufgeführt.

Folgende Satzarten werden beim referentiellen Satzverständnis verwendet: 18 Aktivsätze mit kanonischer Konstituentenfolge (davon 3 Sätze ohne Präposition, 3 reversible Sätze, die später mit einer anderen Oberflächenstruktur auftreten, 3 Sätze mit Präposition, 3 Sätze mit Satzergänzung, 3 Sätze mit Possessivpronomen und 3 Sätze mit Negation), 6 topikalisierte Sätze (davon 3 topikalisierte Aktivsätze und 3 topikalisierte Passivsätze), 6 Passivsätze (davon 3 einfache Passivsätze und 3 Passivsätze mit Satzergänzung).

Bei den drei reversiblen Sätzen wird immer dieselbe Tiefenstruktur verwendet und die Sprachverständnisleistung in vier verschiedenen Oberflächenstrukturen (Aktiv, topikalisierter Aktiv, Passiv, topikalisierter Passiv) überprüft. Um Lerneffekten vorzubeugen und die Redundanz zu reduzieren, sind bei einem Item der zusammenhängenden Satzreihen Subjekt und Objekt vertauscht (diese sind im Anhang mit einem * markiert). Beispielitems aus dem Bildmaterial sind in den Abbildungen 4.17 und 4.18 dargestellt.

Der Patient wird bei der Durchführung darauf hingewiesen, daß er nun zu einem Satz das passende Bild heraussuchen muß. Wiederum wird an zwei Beispielitems der Untersuchungsablauf demonstriert. Wenn die Instruktion bei den Aufgaben des referentiellen Wortverständnisses vom Patienten verstanden wurde, ist davon auszugehen, daß der Patient auch mit der Instruktion des referentiellen Satzverständnisses zurechtkommt.

Da die Komplexität der Sätze aufgrund der verschiedenen Satzkonstruktionen im Verlauf der Untersuchung zunimmt und im zweiten Durchgang zur gesteigerten Komplexität eine Erschwernis durch die Ablenker hinzukommt, muß für das Satzverständnis ein Abbruchkriterium bestimmt werden, da es leicht zu Frustrationen kommen kann. Für beide Durchgänge gilt als Abbruchkriterium das Auftreten von fünf Fehlern nacheinander in Folge. Treten fünf Fehler in Folge bereits im ersten Durchgang auf, wird der zweite Durchgang nicht durchgeführt. Das relationale Satzverständnis wird nur überprüft, wenn sowohl im referentiellen Satzverständnis als auch im relationalen Wortverständnis nur leichte Beeinträchtigungen bestehen (vgl. Leitfaden in Abbildung 4.1).

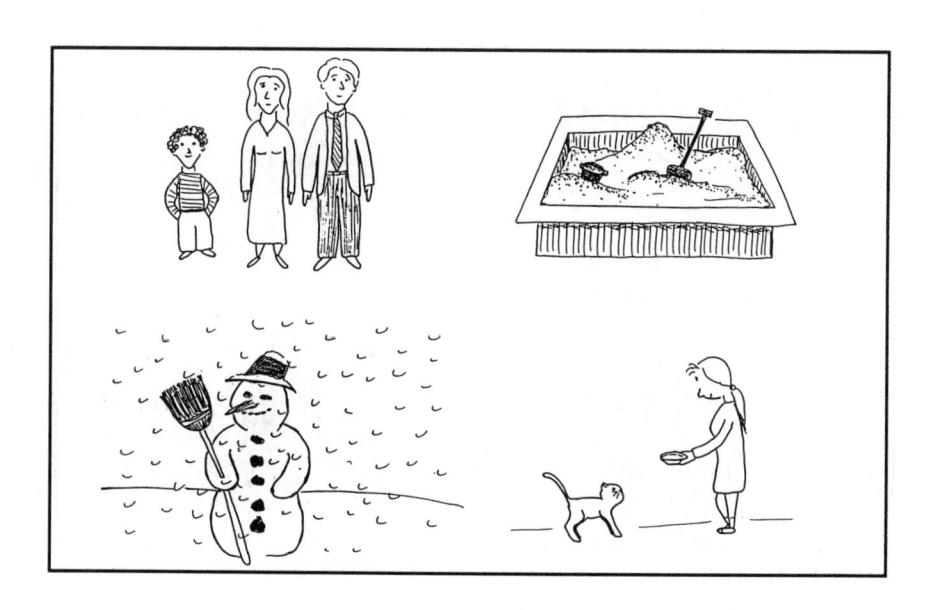

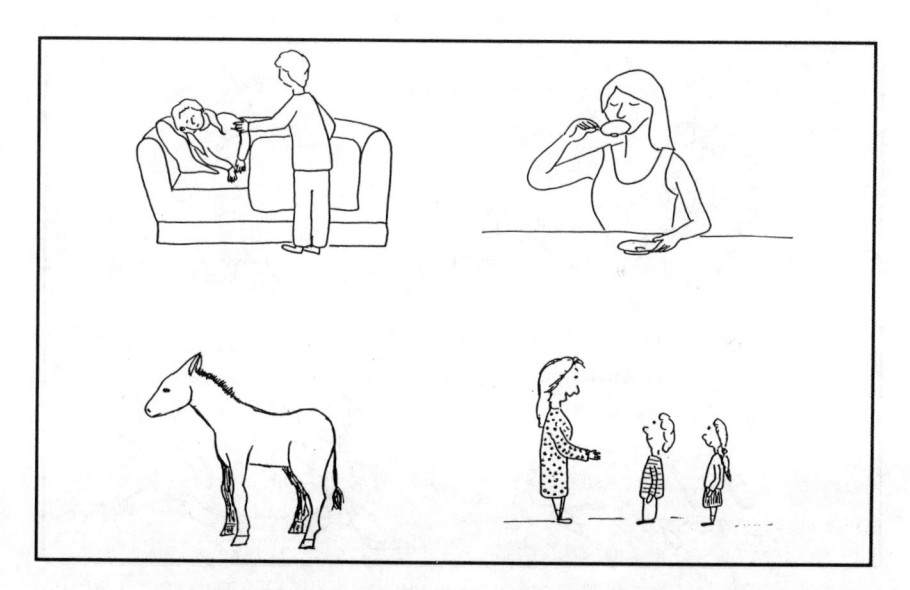

Abb. 4.17: Bildmaterial zum referentiellen Satzverständnis aus dem 1. Durchgang mit Ablenkern ohne Bezug zum Zielitem. Oben: "Der Junge steht neben den Eltern". Unten: "Von dem Vater wird das Mädchen geweckt"

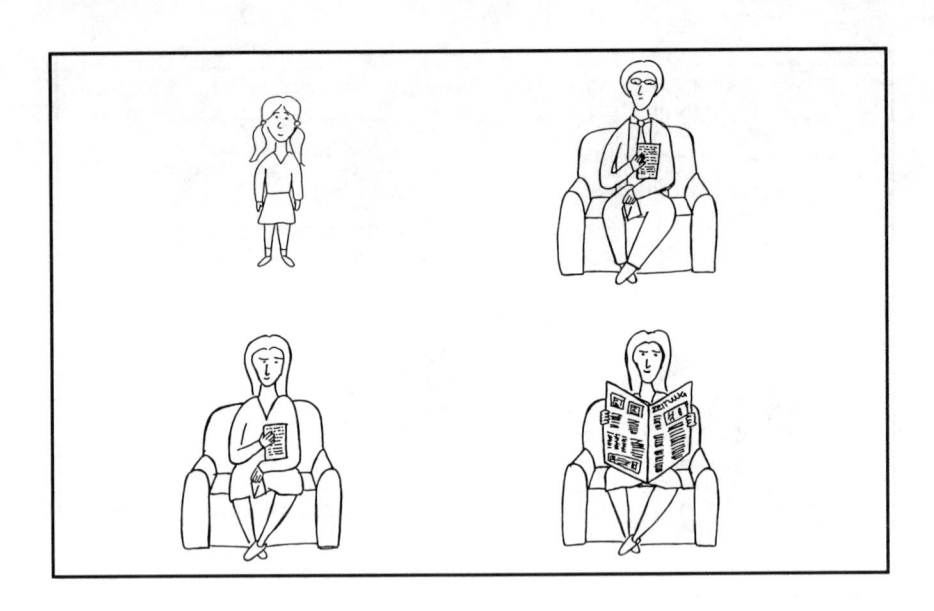

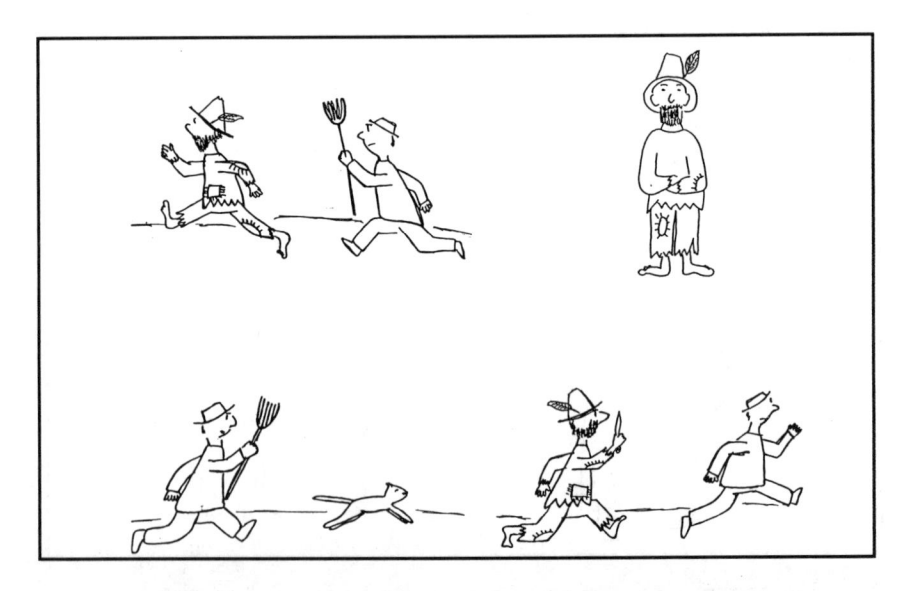

Abb. 4.18: Bildmaterial zum referentiellen Satzverständnis aus dem 2. Durchgang mit systematischen Ablenkern. Oben: "Die Frau liest einen Brief". Unten: "Von dem Bauern wird der Räuber verjagt".

Auswertung der Ergebnisse
Die *quantitative Auswertung* erfolgt analog der Auswertung des referentiellen Wortverständnisses. Die Punktzahl wird summiert, in Prozentwerte umgewandelt und in das Leistungsprofil eingetragen.

Bei der *qualitativen Auswertung* des Satzverständnisses ist vor allem der zweite Durchgang von Relevanz. Dabei müssen die Items einzeln analysiert werden, da je nach Satzart die Ablenker das Subjekt, das Objekt, die Präposition, die Pronomina etc. betreffen.

4.3.3.1.3 Relationales Wortverständnis

Beschreibung der Verarbeitungsprozesse
Beim relationalen Wortverständnis geht es um die Überprüfung des phonologischen Inputs, des semantischen Systems und der Verbindung zwischen diesen beiden Systemen. Es wird untersucht, ob der Patient in der Lage ist, assoziative bzw. semantische Beziehungen zwischen Wörtern herzustellen. Es werden dieselben Verarbeitungsprozesse wie beim referentiellen Wortverständnis postuliert (vgl. 4.3.3.1.1), nur daß eine komplexere Leistung, nämlich das Bilden von Assoziationen im semantischen System, benötigt wird. Die Verarbeitungsprozesse sind in Abbildung 4.12 dargestellt.

Aufbau, Materialbeschreibung und Durchführung
Zu beachten ist bei der Konstruktion einer solchen Aufgabe die zunehmende Schwierigkeit bei der Beurteilung semantischer Beziehungen, die u.a. von der Wortklasse abhängt. Orientiert an Kelter (1990) wird folgende Rangreihe verwendet: Bei den ersten drei Kategorien werden Nomina zugeordnet, bei der nächsten Kategorie Verben und zum Schluß Adjektive. Die jeweiligen Ablenker wurden aus einem angrenzenden semantischen Feld ausgewählt und sind in den folgenden Beispielen unterstrichen.

(1) Ein Wort muß zu seinem passenden Oberbegriff zugeordnet werden. Zum Beispiel: **"Huhn**: <u>Fisch</u> - Pflanze - **Vogel"**. Diese Zuordnungen fallen den Aphasikern um so leichter, je typischer die Objekte für eine bestimmte Kategorie sind.

(2) Ein Teil muß zu seinem Ganzen zugeordnet werden. Zum Beispiel: **"Stengel**: Tasse - **Blume** - <u>Baum</u>".

(3) Ein Wort muß einem situativen Kontext zugeordnet werden. Zum Beispiel: *"Auto: Reparatur - Operation - Saal"*. Im allgemeinen finden sich hier nur geringe Leistungsunterschiede zwischen Aphasikern und Kontrollprobanden (vgl. Cohen et al., 1980).
(4) Einem Wort muß eine spezifische Funktion zugeordnet werden, d.h. zu einem vorgegebenen Nomen muß das passende Verb gefunden werden. Zum Beispiel: *"Flugzeug: schwimmen - fliegen - nähen"*.
(5) Einem Wort muß eine spezifische Eigenschaft zugeordnet werden, d.h. zu einem vorgegebenen Nomen muß ein passendes Adjektiv gefunden werden. Zum Beispiel: *"Bügeleisen: heiß - schwer - rund"*.
Die Items entstammen wieder demselben "Itempool", somit kann das relationale Wortverständnis dem referentiellen Wortverständnis gegenübergestellt werden. Die Itemliste ist im Anhang enthalten.

Der Patient wird je nach Kategorie aufgefordert, zu einem auditiv vorgegebenen Referenzitem das jeweilige Zielitem auszusuchen. Die drei Antwortmöglichkeiten werden dem Patienten zweimal dargeboten. Als Abbruchkriterium gilt wieder die fünfte falsche Antwort in Folge.

Wie dem Leitfaden in Abbildung 4.1 zu entnehmen ist, werden die Aufgaben zum relationalen Wortverständnis dann durchgeführt, wenn das referentielle Wortverständnis nur leicht beeinträchtigt ist. Nach der Durchführung der Aufgaben zum relationalen Wortverständnis wird mit den Aufgaben zum referentiellen Satzverständnis fortgefahren.

Auswertung der Ergebnisse
Die *quantitative Auswertung* erfolgt anhand der 4-stufigen Skala. 3 Punkte vergibt man für die korrekte Antwort, 2 Punkt für Unsicherheit, Selbstkorrektur oder für eine richtige Antwort nach einer zusätzlichen Wiederholung auf Wunsch des Patienten, 1 Punkt für die Wahl des Ablenkers und 0 Punkte für eine falsche Antwort. Die erzielten Punkte werden summiert, in Prozentwerte umgewandelt und in das Leistungsprofil eingetragen.

Bei der *qualitativen Auswertung* ist von der Schwierigkeitshierarchie ausgehend von Interesse, ob ein Wortklasseneffekt vorliegt. Beeinträchtigungen beim Lösen dieser Aufgaben können auf eine mangelnde Verfügbarkeit von Einzelaspekten zurückgeführt werden. Es ist nicht auszuschließen, daß für die Lösung solcher Aufgaben innere Sprache notwendig ist und daß somit auch eine Beeinträchtigung in diesem Bereich die Ursache für Fehler im semantischen System sein kann.

4.3.3.1.4 Relationales Satzverständnis

Beschreibung der Verarbeitungsprozesse
Beim relationalen Satzverständnis werden der phonologische Input, die grammatische Dekodierung, das semantische System und die Beurteilung von Kausalität im Satzzusammenhang überprüft. Über das referentielle Satzverständnis hinausgehend finden hier komplexere Verarbeitungsprozesse im Sinne von Assoziationen statt. Die benötigten Verarbeitungsprozesse sind in Abbildung 4.16 zusammengefaßt.

Aufbau, Materialbeschreibung und Durchführung
Die Konstruktion der Aufgabe ist an den Lückensätzen vom IST (Intelligenz-Struktur-Test) von Amthauer (1970) angelehnt. Es muß bei dieser Aufgabe ein Lückensatz ergänzt werden. Diese Ergänzung kann nur korrekt erfolgen, wenn der relationale Zusammenhang des Satzes erfaßt werden kann. Dargeboten werden insgesamt 27 Lückensätze. Diese Sätze sind nach 3 Wortklassen unterteilt, d.h. es müssen jeweils 9 Sätze mit Nomina, Verben und Adjektiven ergänzt werden. Innerhalb der einzelnen Wortklassen müssen 3 Sätze ohne zusätzliche Spezifizierung, 3 Sätze, die Antonyme enthalten, und 3 Sätze, die Synonyme befragen, ergänzt werden. Ein Beispiel für die Ergänzung eines Nomens ohne weitere Spezifizierung ist der folgende Satz: *"Ein Baum hat immer ... Früchte - Wurzeln - Schatten"* (vgl. Anhang).

Die Ablenker stammen immer aus demselben situativen Kontext. Diese Aufgabe wird durchgeführt, wenn sowohl das relationale Wortverständnis als auch das referentielle Satzverständnis nur leicht beeinträchtigt ist.

Der Patient wird aufgefordert, den Lückensatz zu ergänzen. Der Satz und die Auswahlitems werden zweimal vorgelesen und können auf Wunsch des Patienten auch ein drittes Mal vorgelesen werden, da es in dieser Aufgabe nicht um Gedächtnisleistungen geht. Das Abbruchkriterium liegt bei fünf falschen Antworten in Folge.

Auswertung der Ergebnisse
Für die *quantitative Auswertung* gelten bei dieser Aufgabe nur die Kriterien richtig oder falsch, da beide Ablenker immer in situativem Kontext mit dem Zielitem stehen. 3 Punkte werden bei einer korrekten Antwort vergeben, 2 Punkte, wenn der Patient sich selbst korrigiert, unsicher ist oder eine erneute Wiederholung wünscht. 1 Punkt wird nicht vergeben und 0 Punkte werden ver-

geben, wenn die Antwort falsch ist. Die korrekten Antworten werden zusammengezählt, in den entsprechenden Prozentwert umgewandelt und in das Leistungsprofil eingetragen.

In die *qualitative Auswertung* spielen die Ergebnisse der *quantitativen Auswertung* mit hinein. Wenn die Ergebnisse im referentiellen und relationalen Wortverständnis sowie im referentiellen Satzverständnis sehr gut sind, die Ergebnisse beim relationalen Satzverständnis dagegen eher schlecht ausfallen, ist nicht auszuschließen, daß andere neuropsychologische Defizite vorliegen (z.B. Planungsstörung oder Beeinträchtigungen beim schlußfolgernden Denken). Eine neuropsychologische Differentialdiagnose ist ratsam und von sprachlicher Seite auch durchführbar, da das relationale Satzverständnis eine hohe sprachliche Anforderung darstellt.

Werden die Aufgaben des relationalen Satzverständnisses gut gelöst, ist davon auszugehen, daß nur noch minimale Defizite im rezeptiven Bereich vorliegen.

Daher kann, wenn von Anfang an nur mit einer geringfügigen sprachlichen Beeinträchtigung gerechnet wird, die Untersuchung sofort mit dieser Aufgabengruppe begonnen werden.

4.3.3.2 Semantisches System mit visuellem Input

Diese Aufgabengruppe untersucht die Verarbeitung im semantischen System unabhängig vom auditiven Input und vom artikulatorischen Output. Bei allen Aufgaben wird ein visueller Stimulus in Form von Bildmaterial gegeben; es muß zunächst eine Objekterkennung stattfinden. Ein Modell der Objekterkennung geben Ellis und Young (1991). Sie beziehen sich bei ihren Ausführungen auf ein Modell von Marr und unterscheiden drei Ebenen der Repräsentation visueller Informationsaufnahme. Die erste Repräsentationsebene enthält die zweidimensionale Anordnung des Bildes. Die zweite, betrachterzentrierte Repräsentationsebene bezieht sich auf die räumliche Anordnung verschiedener Objekte von der Position des Betrachters aus. Die dritte, objektbezogene Repräsentationsebene bezieht sich auf die Darstellung des gesehenen Objekts und seiner Oberfläche, unabhängig von der Betrachterposition. Es wird angenommen, daß das Erkennen durch einen Vergleich zwischen betrachterzentrierter und objektzentrierter Repräsentation sowie den gespeicherten strukturellen Beschreibungen bekannter Objekte beeinflußt wird. Bei den gespeicherten Be-

schreibungen spricht man von Objekterkennungseinheiten. Diese Objekterkennungseinheiten stellen die Verbindungsglieder zwischen visueller und semantischer Repräsentation dar. Im Modell ist dieser Prozeß kurz unter *Objekterkennung* zusammengefaßt.
Danach findet der primäre Verarbeitungsprozeß im semantischen System statt. Es kann jedoch nicht ausgeschlossen werden, daß bei der Verarbeitung interne phonologische Prozesse eine Rolle spielen. Es werden jedoch keine Anforderungen gestellt, die expressiv phonologische Prozesse erfordern. Es soll dadurch eine Verarbeitung im semantischen System untersucht werden. Zu überprüfen ist, ob Patienten, deren phonologischer Input beeinträchtigt ist, dennoch in der Lage sind, mit Bildmaterial umzugehen. Eine rein phonologische Beeinträchtigung kann somit von einer semantischen Beeinträchtigung abgegrenzt werden.
Die Aufgaben zum semantischen System mit visuellem Input sind folgendermaßen gegliedert. Zum einen müssen Abbildungen mit fehlenden Details bearbeitet werden und zum anderen Bilder Bildern zugeordnet werden.

4.3.3.2.1 Beurteilung von Objektabbildungen mit fehlenden Details

Beschreibung der Verarbeitungsprozesse
Bei der Beurteilung von Objektabbildungen mit fehlenden Details soll untersucht werden, ob ein semantischer Kontext erfaßt und beurteilt werden kann. Zunächst findet eine Objekterkennung statt und dann muß die Vorlage dahingehend analysiert werden, welches Detail fehlt. Es findet somit nur eine Analyse im semantischen System statt. Der artikulatorische Output wird umgangen, indem der Patient die Möglichkeit hat, auf das fehlende Detail zu zeigen. Die Verarbeitungsprozesse sind in Abbildung 4.19 dargestellt.

Aufbau, Materialbeschreibung und Durchführung
Die Art der Aufgabe ist dem Hamburg-Wechsler-Intelligenztest für Erwachsene (Wechsler, 1955) entnommen. Es werden aus dem "Itempool" 8 Nomina und 7 Nomina Komposita, d.h. insgesamt 15 Items, ausgewählt. Den einzelnen Objektabbildungen fehlen diverse Details; der *"Robbe"* zum Beispiel das *"Auge"* und der *"Sanduhr"* der *"Sand"*. Die verwendeten Items sind im Anhang aufgelistet. Beispielitems aus dem Bildmaterial sind in Abbildung 4.20 dargestellt.

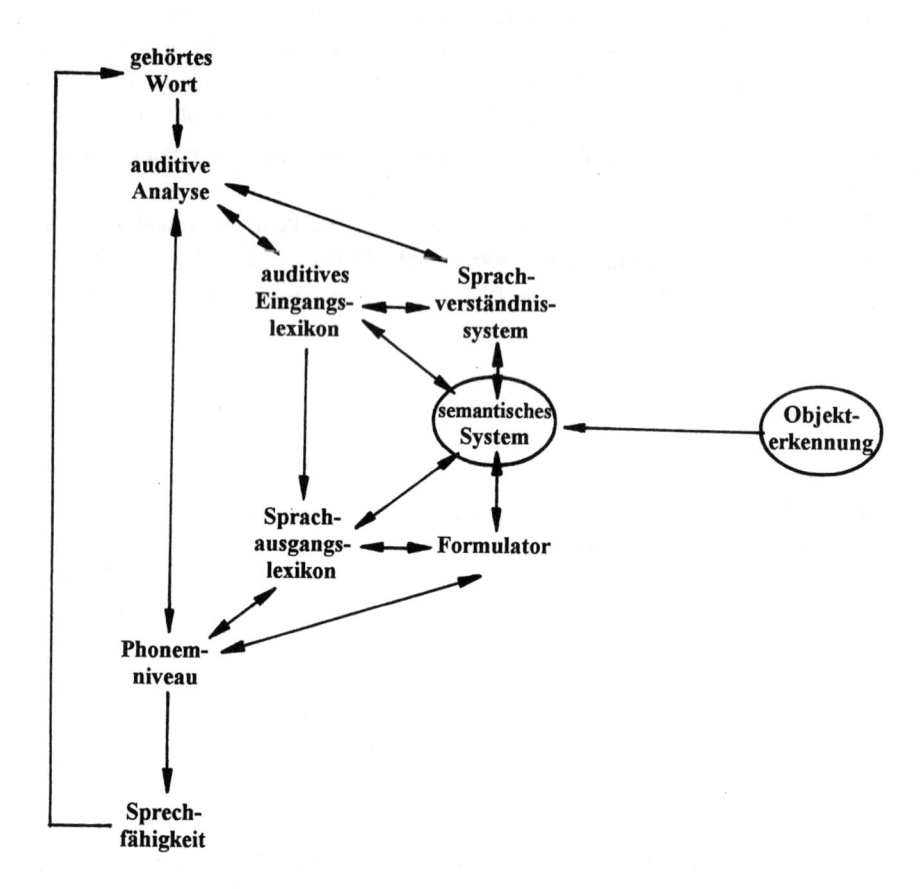

Abb. 4.19: Semantisches System mit visuellem Input: Beurteilung von
Objektabbildungen mit fehlenden Details

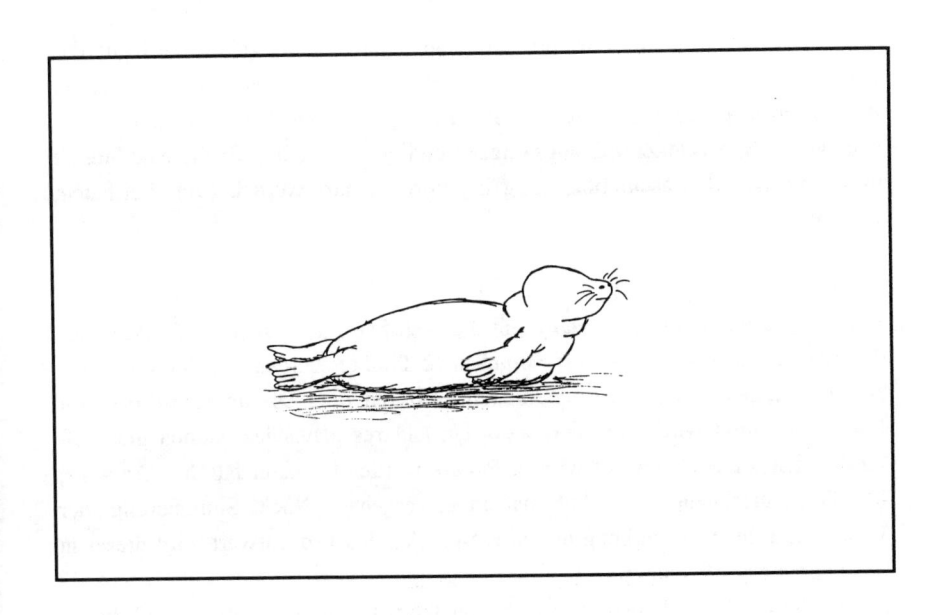

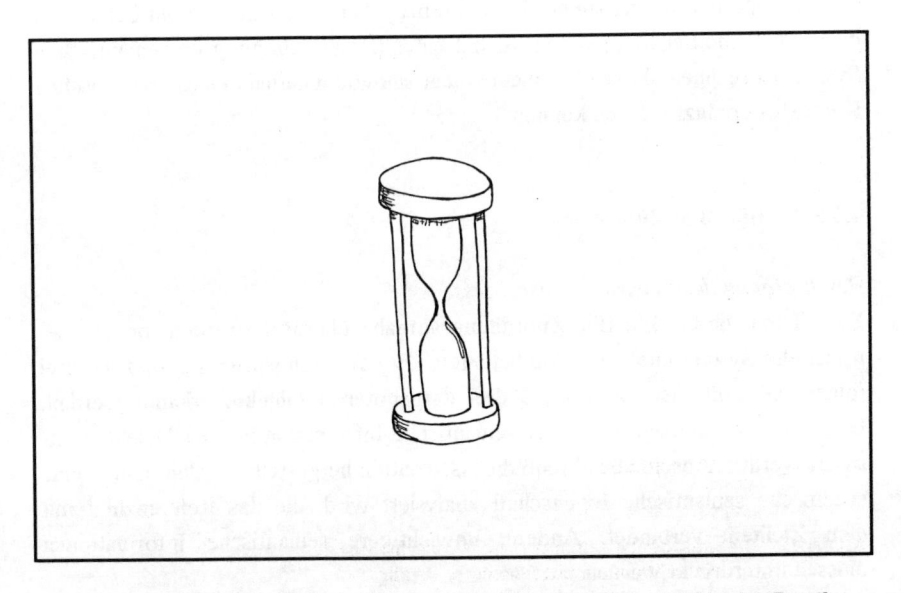

Abb. 4.20: Bildmaterial zur Beurteilung von Objektabbildungen mit fehlenden Details.
Oben: "Robbe mit fehlendem Auge". Unten: "Sanduhr mit fehlendem Sand".

Der Patient wird aufgefordert, das Bild genau zu betrachten und auf das fehlende Detail zu zeigen. Das Abbruchkriterium ist wieder bei fünf falschen Antworten in Folge festgelegt. Es sollten zur genaueren Abklärung jedoch unbedingt die Bild-Bild-Zuordnungsaufgabe und eine Aufgabe, für die eine interne phonologische Repräsentation nötig ist, durchgeführt werden (vgl. Leitfaden, Abbildung 4.1).

Auswertung der Ergebnisse
Bei der *quantitativen Auswertung* gilt die 4-stufige Punkteskala. 3 Punkte werden bei der korrekten Antwort vergeben. 2 Punkte werden bei der korrekten Antwort gegeben, wenn Unsicherheiten auftreten oder es zur Selbstkorrektur kommt. 1 Punkt wird vergeben, wenn ein anderes plausibles, jedoch nicht offensichtliches Detail genannt wird. 0 Punkte werden bei einer falschen Antwort, bei Perseverationen oder Automatismen vergeben. Nach Summierung der Punkte und der Umwandlung in den entsprechenden Prozentwert wird dieser in das Leistungsprofil eingetragen.

Für die *qualitative Auswertung* ist von Interesse, ob der Patient zunächst in der Lage ist, mit nonverbalem Material umzugehen. Zeigt der Patient bereits bei dieser Aufgabe Schwierigkeiten, ist mit einer Beeinträchtigung im semantischen System zu rechnen, da selbst Objekte nicht sinnvoll innerhalb eines semantischen Kontextes ergänzt werden können.

4.3.3.2.2 Bild-Bild-Zuordnung

Beschreibung der Verarbeitungsprozesse
Es soll mit dieser Bild-Bild-Zuordnungsaufgabe überprüft werden, ob das semantische System intakt ist. Die beteiligten Verarbeitungsprozesse sind die drei folgenden: Zunächst müssen die drei dargebotenen Objekte erkannt werden. Dann muß die konzeptuelle oder semantische Information zu den Objekten aktiviert werden. Abschließend muß die Assoziation hergestellt werden, indem eine spezifische semantische Eigenschaft analysiert wird, die das Referenzbild mit dem Zielitem verbindet. Andere, unwichtigere semantische Informationen müssen unterdrückt werden.

Ausgeschlossen werden kann allerdings nicht, daß für eine semantische Kategorisierung ein interner Benennvorgang vorgenommen wird, um diese Aufgabe korrekt zu lösen. Das expressive phonologische System wird jedoch durch

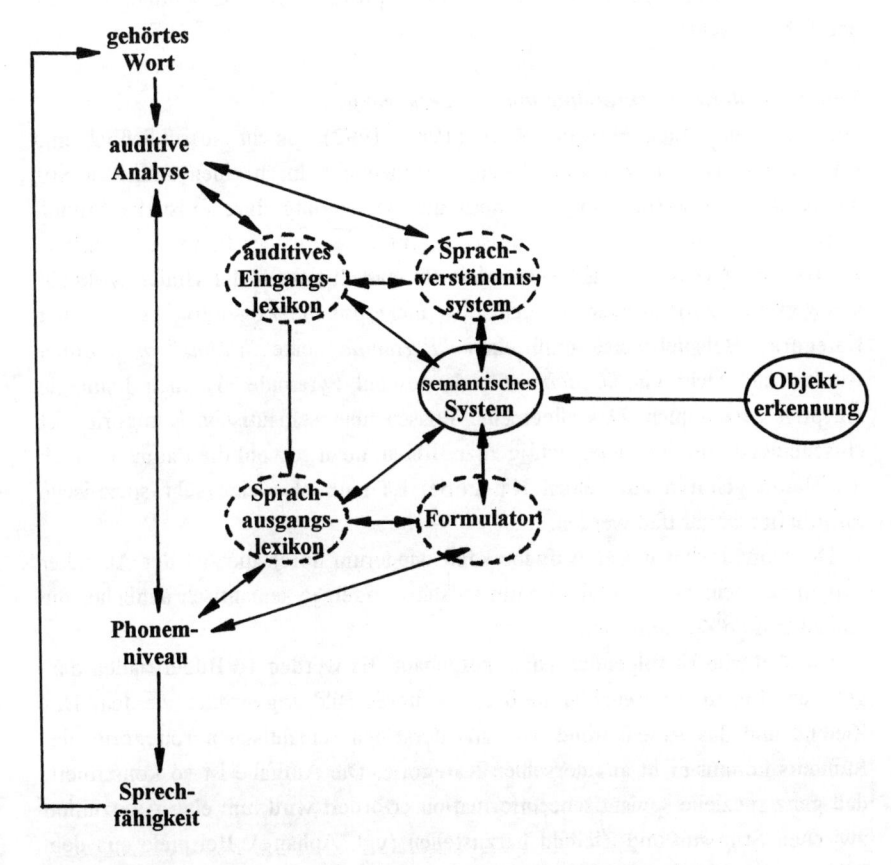

Abb. 4.21: Semantisches System mit visuellem Input: Bild-Bild-Zuordnung

die Art der Aufgabenstellung nicht provoziert. Es ist jedoch nicht auszuschließen, daß das Erstellen einer phonologischen Repräsentation für die semantische Kategorisierung benötigt wird.

Es soll mit dieser Überprüfung differenziert werden, ob die mögliche Ursache einer Beeinträchtigung des referentiellen Wortverständnisses im semantischen System selbst liegt, d.h. die Repräsentation im semantischen System lückenhaft ist, oder ob die Beeinträchtigung durch einen mangelnden Zugriff auf das semantische System bedingt ist, d.h. die auditiven Stimuli reichen nicht aus, das korrekte semantische Feld zu aktivieren - die Struktur des semantischen Systems an sich ist jedoch intakt. Die Verarbeitungsprozesse sind in Abbildung 4.21 deutlich gemacht.

Aufbau, Materialbeschreibung und Durchführung
Diese Aufgabe nach Howard et al. (1984, 1992) besteht ausschließlich aus Bildmaterial, so daß das semantische System nicht durch einen auditiven Stimulus aktiviert werden muß, sondern die Aktivierung durch visuelle Stimuli erreicht wird.

Das Lösen dieser Aufgabe erfordert für das Zuordnen der Bilder wirklichkeitsgetreue Assoziationen; es geht also nicht um die Zugehörigkeit zu einer Kategorie. Beispielsweise muß einer *"Pyramide"* eine *"Palme"* zugeordnet werden und nicht ein *"Laubbaum"*, da sowohl Pyramide als auch Palme in Ägypten vorkommen. Das allgemeine Wissen über semantische Kategorien ist entscheidend, um die Bilder richtig zuzuordnen, denn sowohl die Palme als auch der Baum gehören zur selben Kategorie. Es muß also eine sehr spezifische Information abgerufen werden.

Die Komplexität dieser Aufgabe kann wiederum durch die Art der Ablenker variiert werden. Die Aufgabe ist um so schwieriger, je semantisch ähnlicher die Ablenker dem Zielitem sind.

Die Aufgabe ist folgendermaßen aufgebaut: Es werden 16 Bildertriaden dargeboten. Einem Referenzbild muß ein weiteres Bild zugeordnet werden. Das Zielbild und das Ablenkerbild sind aus derselben semantischen Kategorie, der Stimulus kommt nicht aus derselben Kategorie. Die Aufgabe ist so konstruiert, daß ganz spezielle semantische Information erforderlich wird, um eine Assoziation zwischen Stimulus und Zielbild herzustellen (vgl. Anhang). Beispiele aus dem Bildmaterial sind in der Abbildung 4.22 dargestellt.

Der Patient wird aufgefordert, dem Referenzbild ein weiteres Bild zuzuordnen. Macht der Patient fünf Fehler in Folge, so ist die Aufgabe abzubrechen.

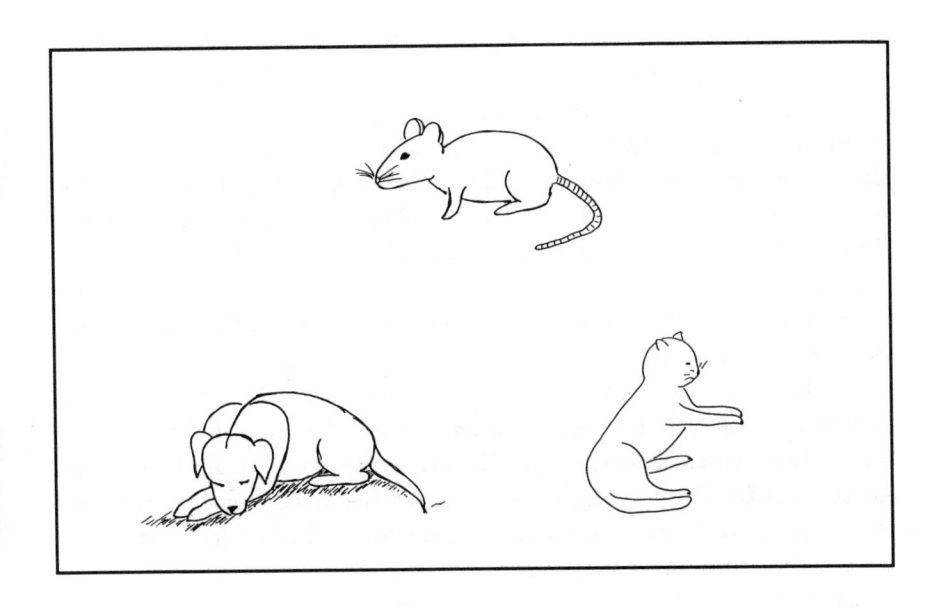

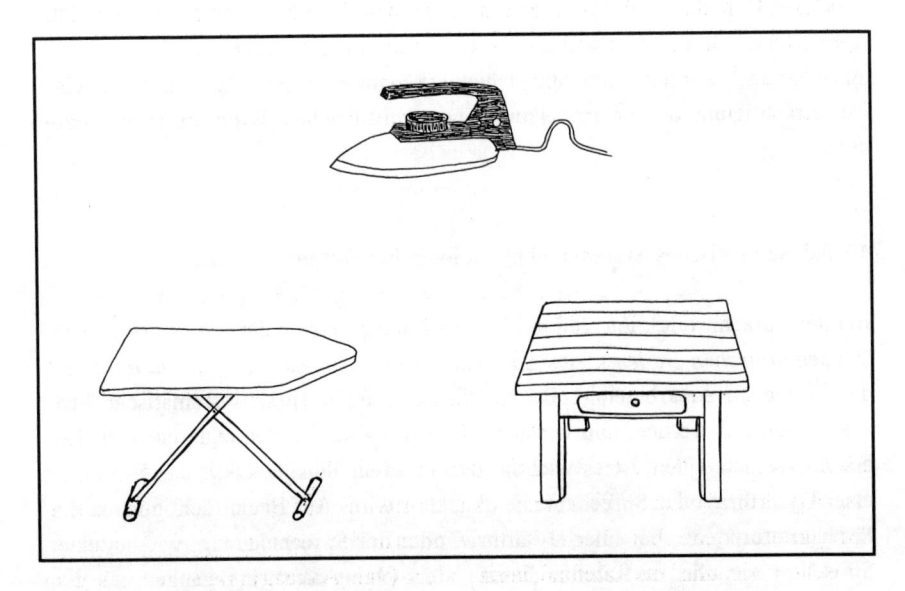

Abb. 4.22: Bildmaterial zur Bild-Bild-Zuordnung. Oben: "Maus-Katze". Unten: "Bügeleisen-Bügelbrett".

Traten bereits Schwierigkeiten bei den Objektabbildungen mit fehlenden Details auf, so ist mit dem Benennen von Objekten fortzufahren (s. Leitfaden, Abb. 4.1).

Auswertung der Ergebnisse
Bei der *quantitativen Auswertung* wird wieder die Punkteskala verwendet. Es werden jedoch nur 3, 2 oder 0 Punkte vergeben: 3 Punkte bei der korrekten Antwort, 2 Punkte bei Unsicherheit oder Selbstkorrektur und 0 Punkt bei einer falschen Antwort.

Die Punkte werden summiert in Prozentwerte umgewandelt und in das Leistungsprofil eingetragen.

Bei der *qualitativen Auswertung* sind folgende Punkte zu beachten: Wenn die Aufgaben korrekt gelöst werden, kann man daraus schließen, daß die drei oben verwendeten Verarbeitungsstrategien intakt sind. Kommt es zu Fehlern, so können drei Ursachen vorliegen: erstens in der Objekterkennung, zweitens im Abruf semantischer Informationen und/oder drittens im Erstellen von Assoziationen (vgl. Howard et al., 1992).

Wenn in der Aufgabe zuvor, der Beurteilung von Objektabbildungen mit fehlenden Details, nur wenige Fehler gemacht wurden und wenn das referentielle Sprachverständnis nur mittelschwer bis leicht beeinträchtigt ist, kann davon ausgegangen werden, daß die Objekterkennung intakt ist. Dann ist eine Beeinträchtigung in der Erstellung einer semantischen Repräsentation anzunehmen.

4.3.3.3 Semantisches System und phonologischer Output

Bei der Sprachproduktion sind die Verarbeitungsprozesse der *Objekterkennung,* des *semantischen Systems,* des *Sprachausgangslexikons,* des *Formulators* und des *Phonemniveaus* beteiligt. Da mit dieser Aufgabe sprachsystematische Prozesse überprüft werden, und vor allem Dissoziationen zu den anderen Aufgaben erstellt werden sollen, ist es wichtig, daß differentialdiagnostisch das Vorliegen einer Dysarthrie oder Sprechapraxie abgeklärt wird. Auf Beeinträchtigungen der Sprechmotorik, wie bei einer Dysarthrie, oder der Sprechplanung, wie bei einer Sprechapraxie, wird im Rahmen dieser Untersuchung nicht eingegangen.

Die Aufgaben zur Sprachproduktion sind nicht nur entsprechend den Aufgaben zur Sprachrezeption unterteilt, sondern enthalten wiederum dieselben Items, um die einzelnen Aufgaben einander gegenüberstellen zu können und gegebenenfalls Dissoziationen aufzuzeigen.

Die Gliederung der Aufgaben ist folgende: zunächst wird das Benennen von Objekten überprüft, dann müssen Reime nach Bildvorlage gefunden, Homonyme entdeckt werden, und abschließend muß das Beschreiben von Situationen bzw. Handlungen überprüft werden. Im folgenden werden die einzelnen Aufgaben genauer erläutert.

Bei den mittleren beiden Aufgaben ist nur eine interne phonologische Verarbeitung nötig, um die Aufgaben zu lösen. Die Aufgaben können also Aufschluß darüber geben, ob eine rein semantische Störung vorliegt und ob, wenn eine phonologische Beeinträchtigung vorliegt, diese auch den internen phonologischen Output betrifft.

4.3.3.3.1 Benennen von Objekten

Beschreibung der Verarbeitungsprozesse
Beim Benennen von Objekten müssen zunächst die bildlich dargestellten Objekte erkannt werden (vgl. 4.3.3.2). Nach dem Erkennen des Objektes muß diesem eine *semantische Bedeutungsstruktur* zugeordnet werden und anschließend die dazugehörige *Wortform im phonologischen Output* aktiviert werden, die wiederum die *phonetischen Programme* zur artikulatorischen Realisierung der Wortform aktiviert. Für den Benennvorgang sind somit viele einzelne Verarbeitungsschritte notwendig. Eine Beeinträchtigung des Benennens kann deshalb mehrere Ursachen haben. Ziel der Aufgabe ist es, die sprachlichen Fähigkeiten zu überprüfen, die notwendig sind, um sprachkonventionell festgelegte Namen abzurufen (vgl. Arbeiten von Stark und Stark, 1991; Basso et al., 1990; Williams et al., 1987). Die Verarbeitungsprozesse sind in Abbildung 4.23 zusammengefaßt.

Aufbau, Materialbeschreibung und Durchführung
Beim Benennen von Objekten wird je ein Bild dargeboten, das benannt werden soll. Die Zusammenstellung des Material ist folgende: Insgesamt werden 32 Items überprüft, davon 16 hochfrequente im ersten Durchgang und 16 niederfrequente im zweiten Durchgang. In beiden Durchgängen werden analog zum referentiellen Wortverständnis insgesamt 8 Nomina, 8 Verben, 8 Nomina Komposita und 8 Homonyme überprüft. Von allen Wortklassen werden jeweils

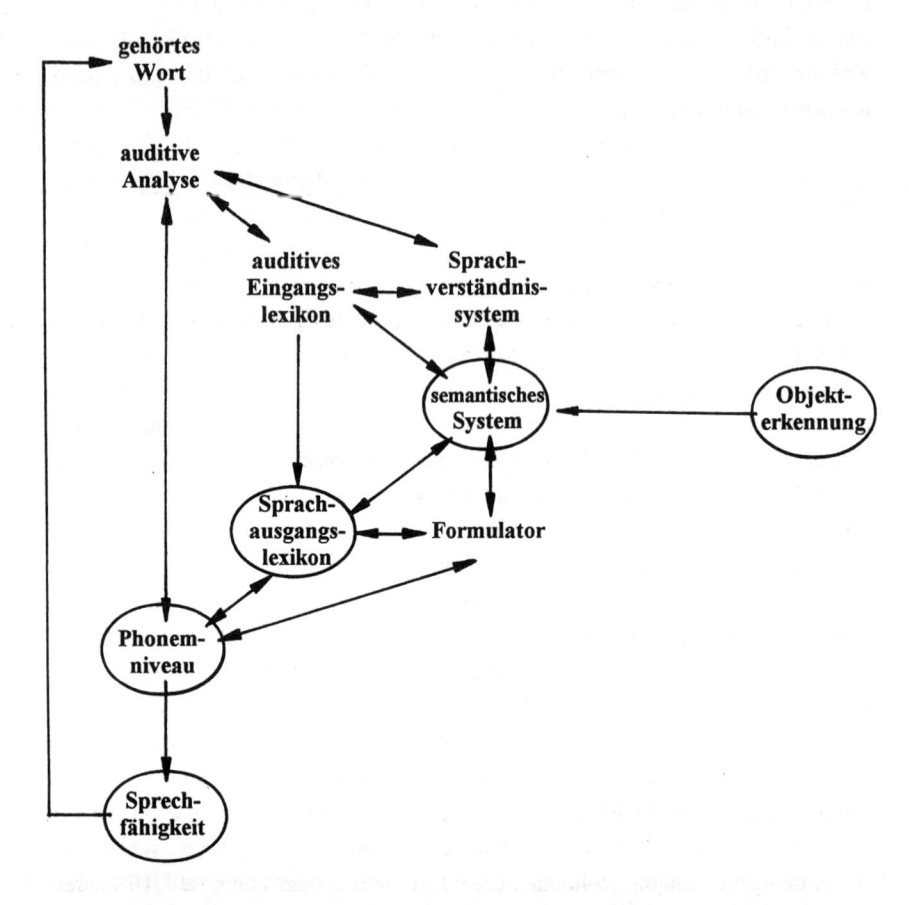

Abb. 4.23: Semantisches System und artikulatorischer Output: Benennen von Objekten

4 hochfrequente und 4 niederfrequente Wörter überprüft. Die verwendeten Items sind im Anhang enthalten. In der Abbildung 4.24 sind Objekte aus dem Bildmaterial dieser Aufgabe dargestellt.

Mit Hilfe der Beispielitems wird dem Patient der Ablauf der Untersuchung erläutert, und er wird bei den Objekten aufgefordert, diese zu benennen. Bei den Verben muß die Instruktion dahingehend verändert werden, daß der Patient gefragt wird, was auf dem Bild "getan" wird. Um eine genaue Auswertung zu gewährleisten und durch Mitprotokollieren den Ablauf nicht zu verzögern, sollte eine Tonbandaufnahme gemacht werden.

Bei Patienten, die in der Sprachproduktion erheblich beeinträchtigt sind und zudem einen hohen Leidensdruck unter vielen Fehlbenennungen zeigen, sollte die Untersuchung nach fünf in Folge fehlbenannten Objekten abgebrochen werden. Der zweite Durchgang mit den niederfrequenten Objekten wird nur durchgeführt, wenn im ersten Durchgang eine mittelschwere bis leichte Beeinträchtigung vorliegt. Auch wenn bereits der erste Durchgang der Objektbenennungen abgebrochen werden mußte, sollte der erste Durchgang des Beschreibens von Situationen versucht werden (vgl. 4.3.3.3.2), da Patienten hier eine bessere Leistung zeigen können, wenn die Antwortmöglichkeit nicht nur auf ein einziges Wort beschränkt ist (vgl. Leitfaden, Abb. 4.1).

Auswertung der Ergebnisse
Für die *quantitative Auswertung* steht wieder die 4-stufige Skala zur Verfügung. 3 Punkte werden bei einer korrekten Antwort vergeben. 2 Punkte werden vergeben, wenn eine semantische oder phonematische Paraphasie nahe dem Zielwort genannt wird, wenn eine korrekte Umschreibung des Zielwortes erfolgt, wenn Unsicherheiten auftreten oder wenn der Patient sich selbst korrigiert. 1 Punkt wird vergeben, wenn eine semantische oder phonematische Paraphasie mit geringer Ähnlichkeit zum Zielwort genannt wird oder wenn eine logorrhoische Umschreibung des Zielwortes erfolgt. 0 Punkte werden bei keiner Antwort, Perseveration oder Stereotypie vergeben.

Die erzielten Punkte werden summiert, in Prozentwerte umgewandelt und in das Leistungsprofil eingetragen.

Bei der *qualitativen Auswertung* ist zu vermerken, wieviele semantische und phonematische Paraphasien genannt wurden. Je nachdem kann auf eine primäre Beeinträchtigung im phonologischen oder im semantischen Bereich geschlossen werden. Des weiteren kann durch eine Gegenüberstellung zum Sprachverständnis abgewogen werden, ob primär eine rezeptive oder eine produktive

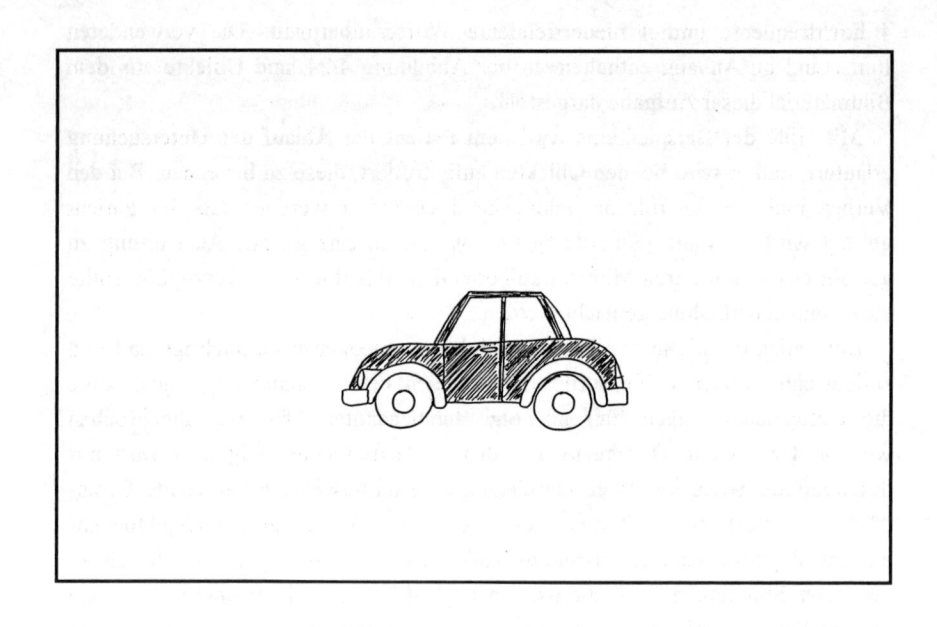

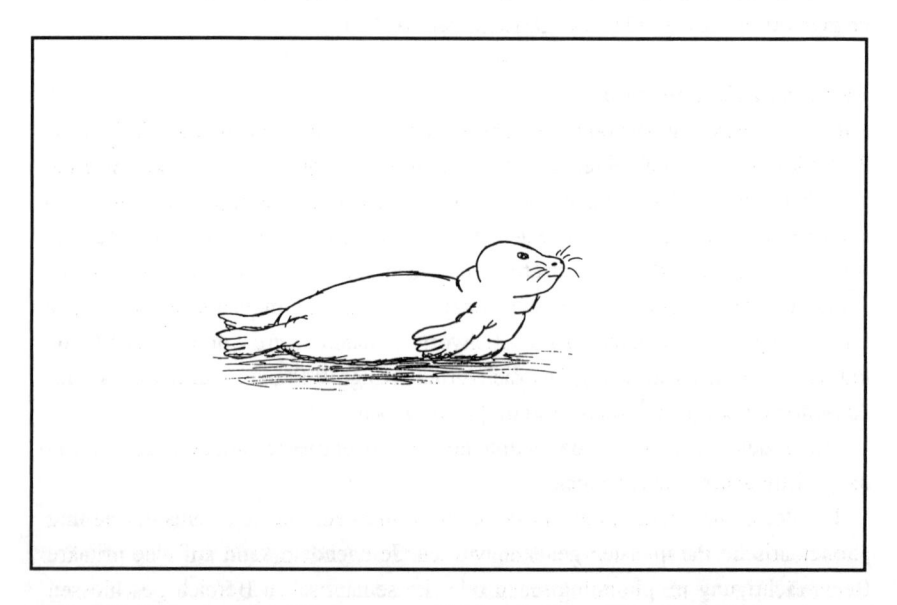

**Abb. 4.24: Bildmaterial zu "Benennen von Objekten". Oben: "Auto" (hochfrequent).
Unten: "Robbe" (niederfrequent)**

Beeinträchtigung vorliegt. Dies belegen auch Fallbeschreibungen aus der Praxis (vgl. Lesser, 1989; Kay & Ellis, 1987; Howard & Orchard-Lisle, 1984). Als Ursachen einer Benennstörung können zwei Punkte herausgegriffen werden: Zum einen kann bereits eine Störung im semantischen System vorliegen, d.h. die Wahrnehmung des Objekts aktiviert keinen bzw. nur unzureichend einen semantischen Eintrag im semantischen System. In einem solchen Fall betrifft die Störung immer mehrere Modalitäten. Wird der semantische Eintrag nur unzureichend aktiviert kommt es zu semantischen Paraphasien. Zum anderen kann eine Störung im phonologischen System vorliegen, d.h. das semantische System ist intakt und die Aktivierung des phonologischen Systems ist nicht ausreichend. Es kommt vermehrt zu phonematischen Paraphasien.

4.3.3.3.2 Reime finden

Beschreibung der Verarbeitungsprozesse
Bei dieser Aufgabe geht es darum, daß der Patient mit der inneren Sprache die vorgegebenen Bilder benennen muß, um die Aufgabe zu lösen. Er muß also dargebotene Objekte im semantischen System abrufen und die entsprechende phonologische Form intern repräsentieren. Voraussetzung ist, daß die Verbindung zwischen diesen beiden Systemen intakt ist. Möglicherweise besteht eine Rückkopplung innerhalb der phonologischen Module, so daß ein Monitoring bezüglich der intern repräsentierten phonologischen Form stattfinden kann. Die beteiligten Verarbeitungsprozesse sind in Abbildung 4.25 zusammengefaßt.

Aufbau, Materialbeschreibung und Durchführung
Diese Aufgabe ist dem PALPA (Psycholinguistic Assessments of Language Processing in Aphasia, Kay et al., 1992) entlehnt und besteht ausschließlich aus Bildmaterial. Zwei Abbildungen stellen ein Reimpaar dar, wie zum Beispiel *"Nase"* und *"Vase"*. Das Ablenkerbild steht in keinem Bezug zu dem Reimpaar.

Insgesamt werden dem Patienten 20 Bildertriaden dargeboten, die Referenzbilder sind dem "Itempool" entnommen, soweit darstellbare Reimwörter gefunden wurden. Bei den ergänzten Reimpaaren handelt es sich ausschließlich um hochfrequente Nomina. Die Itemliste ist im Anhang aufgeführt. Beispiele aus dem Bildmaterial sind in der Abbildung 4.26

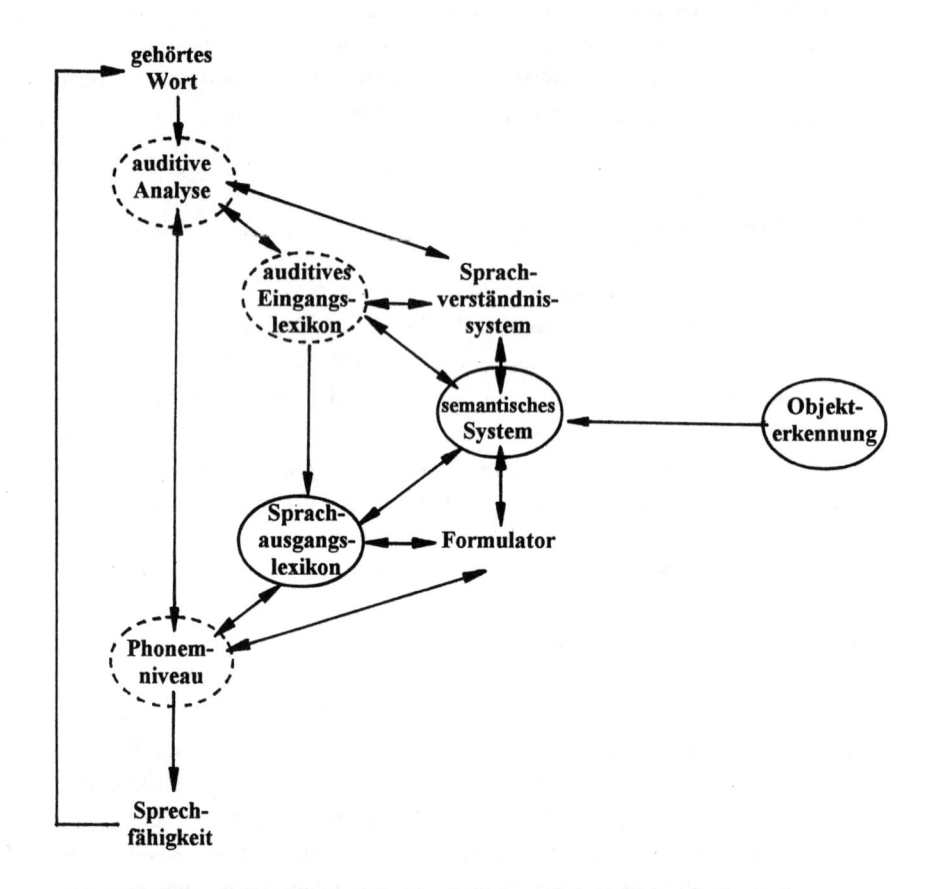

Abb. 4.25: Semantisches System mit phonologischem Output: Reime finden und Homonyme-Entdeckungsaufgabe

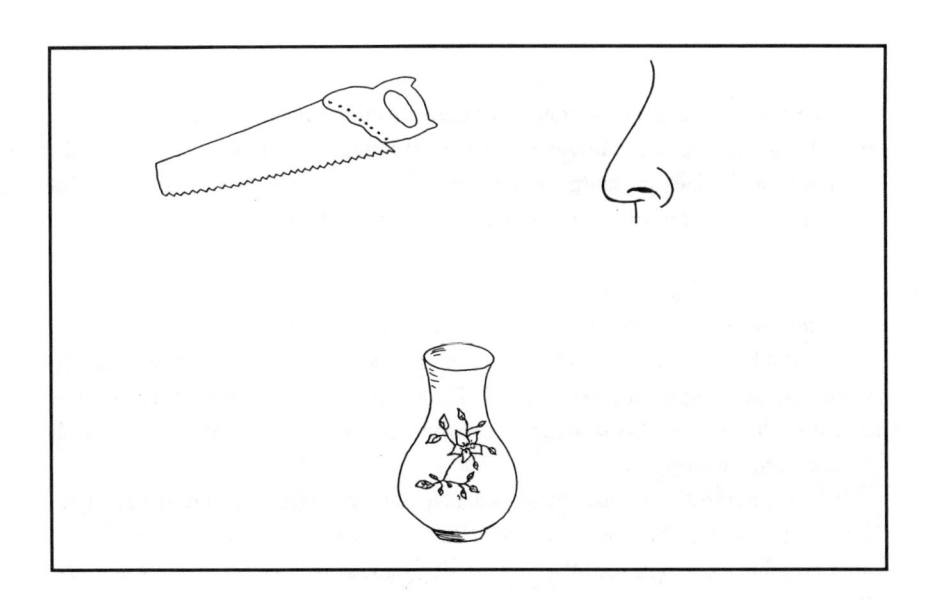

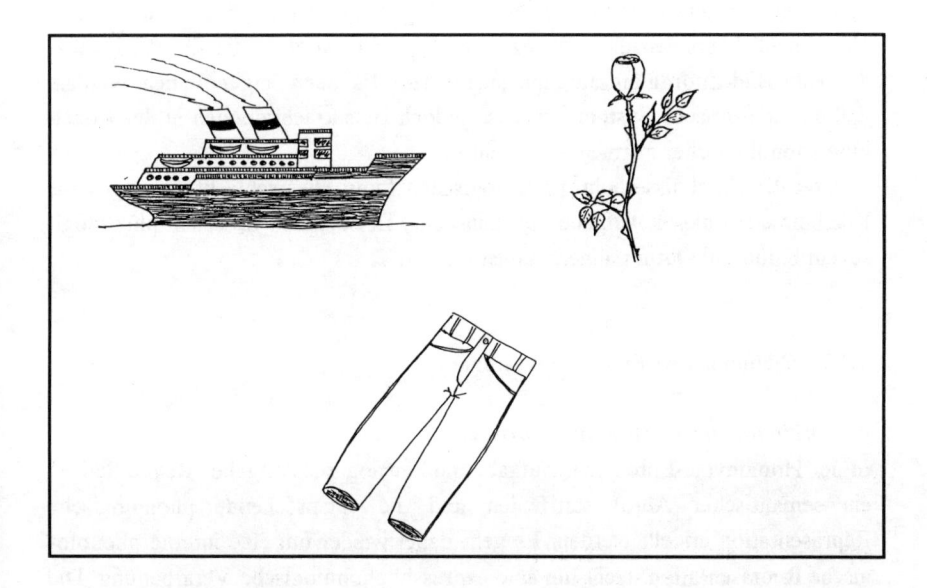

Abb. 4.26: Bildmaterial zu "Reime finden". Oben: "Vase-Nase". Unten: "Hose-Rose".

Der Patient wird aufgefordert, aus den drei Bildern diejenigen auszusuchen, die sich reimen. Treten fünf Fehler in Folge auf, wird die Aufgabe abgebrochen. Nur wenn bei dieser Aufgabe gute Ergebnisse erzielt werden, wird die Homonyme-Entdeckungsaufgabe durchgeführt, ansonsten wird mit dem Benennen von Objekten fortgefahren (vgl. Leitfaden, Abb. 4.1).

Auswertung der Ergebnisse
Die *quantitative Auswertung* erfolgt anhand der Punkteskala. Es werden 3, 2 oder 0 Punkte vergeben. 3 Punkte bei der korrekten Antwort, 2 Punkte bei Unsicherheit oder Selbstkorrektur und 0 Punkte bei einer falschen Antwort. Die erzielten Punkte werden summiert, in Prozentwerte umgewandelt und im Leistungsprofil eingetragen.

In der *qualitativen Auswertung* können die Ergebnisse folgendermaßen interpretiert werden: Waren in der Bild-Bild-Zuordnungsaufgabe (vgl. 4.3.3.2.2) gute Ergebnisse erzielt worden und ist der Patient nun nicht in der Lage, die Bilder nach einem phonologischen Kriterium zu ordnen, muß eine Beeinträchtigung in der internen phonologischen Repräsentation angenommen werden. Vorsprachlich können dann Assoziationen erstellt werden, die für die Lösung der Bild-Bild-Zuordnungsaufgabe ausreichen. Es kann angenommen werden, daß das semantische System intakt ist, jedoch Beeinträchtigungen in der Erstellung phonologischer Formen vorliegen.

Sind die Ergebnisse beim phonologischen Input eher schlecht, hingegen die Ergebnisse bei dieser Aufgabe gut, kann eine Dissoziation zwischen phonologischem Input und Output angenommen werden.

4.3.3.3.3 Homonyme-Entdeckungsaufgabe

Beschreibung der Verarbeitungsprozesse
In der Homonyme-Entdeckungaufgabe muß analog zur Aufgabe "Reime finden" ein semantischer Abruf stattfinden und die entsprechende phonologische Repräsentation erstellt werden. Es geht dabei wieder um eine interne phonologische Repräsentation, nicht um eine expressiv phonologische Verarbeitung. Die Verbindung zwischen semantischem und phonologischem System muß ebenfalls intakt sein. Die Verarbeitungsprozesse sind in Abbildung 4.25 dargestellt.

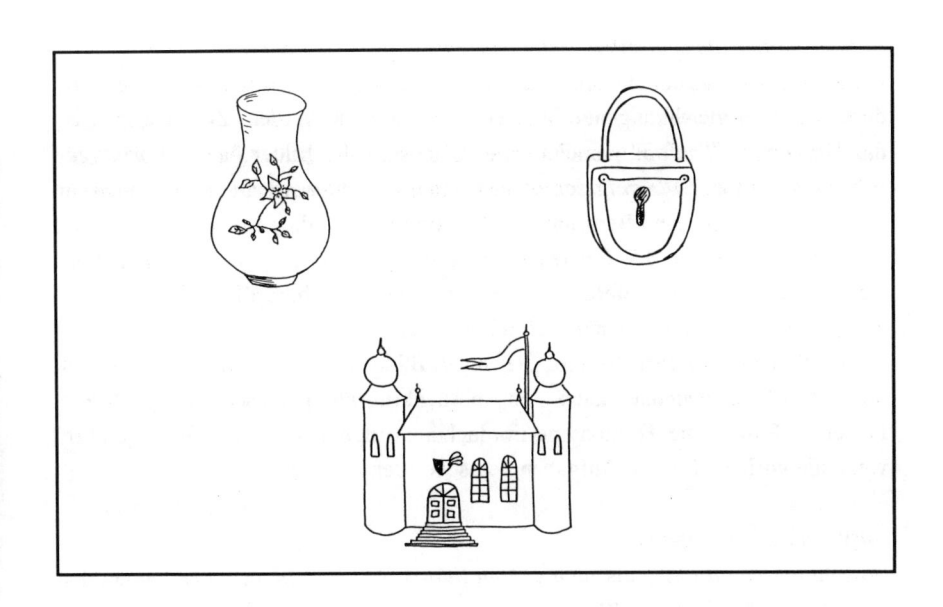

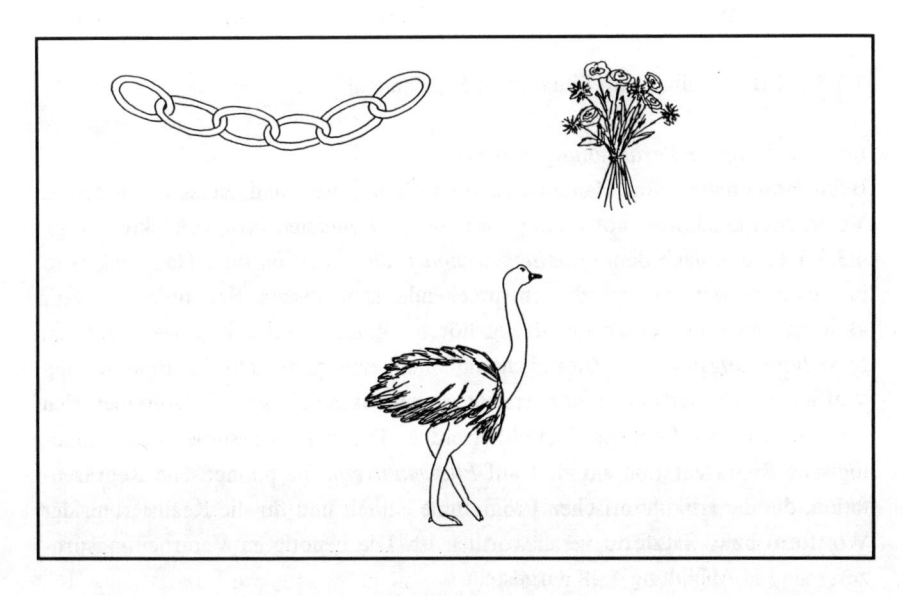

Abb. 4.27: Bildmaterial zu "Homonyme-Entdeckungsaufgabe": Oben: "Schloß". Unten: "Strauß"

169

Aufbau, Materialbeschreibung und Durchführung
Diese Aufgabe ist nur aus Bildmaterial konstruiert. Es müssen aus einer Bildertriade zwei gleichklingende Wörter herausgesucht werden. Zum Beispiel ist das Homonym *"Schloß"* gemeint, und es müssen die Bilder eines *"Vorhängeschlosses"* und eines *"Königsschlosses"* herausgesucht werden (vgl. Anhang). In der Abbildung 4.27 sind Beispiele aus dem Bildmaterial dargestellt.

Insgesamt werden 15 Triaden dargeboten. Die Homonyme wurden bereits zum großen Teil beim referentiellen Wortverständnis überprüft und die Ergebnisse können einander gegenübergestellt werden.

Der Patient wird aufgefordert, diejenigen Bilder herauszusuchen, die man mit demselben Wort benennen kann. Als Abbruchkriterium gilt wiederum der fünfte Fehler in Folge. Die Homonyme-Entdeckungsaufgabe wird nur durchgeführt, wenn die vorhergehenden Aufgaben gelöst werden konnten.

Auswertung der Ergebnisse
Sowohl die *quantitative* als auch die *qualitative Auswertung* erfolgen analog der Auswertung der Aufgabe "Reime finden".

4.3.3.3.4 Beschreiben von Situationen/Handlungen

Beschreibung der Verarbeitungsprozesse
Beim Beschreiben von Handlungen oder Situationen sind zunächst dieselben Verarbeitungsschritte notwendig wie beim Benennen von Objekten (vgl. 4.3.3.3.1), d.h. nach dem *visuellen Erkennen* der Situation oder Handlung wird im *semantischen System* die entsprechende semantische Bedeutungsstruktur aktiviert und von dieser die dazugehörige phonologische Repräsentation im *Sprachausgangslexikon*. Zusätzlich muß nun eine grammatische Enkodierung stattfinden, d.h. der *Formulator* erstellt grammatische Hülsen, die vom mentalen Lexikon aus mit Lemmas "gefüllt" werden. Die daraus resultierende phonologische Repräsentation aktiviert auf *Phonemniveau* die phonetische Repräsentation, die die artikulatorischen Programme enthält und für die Realisierung der Wortform bzw. Satzform verantwortlich ist. Die benötigten Verarbeitungsprozesse sind in Abbildung 4.28 dargestellt.

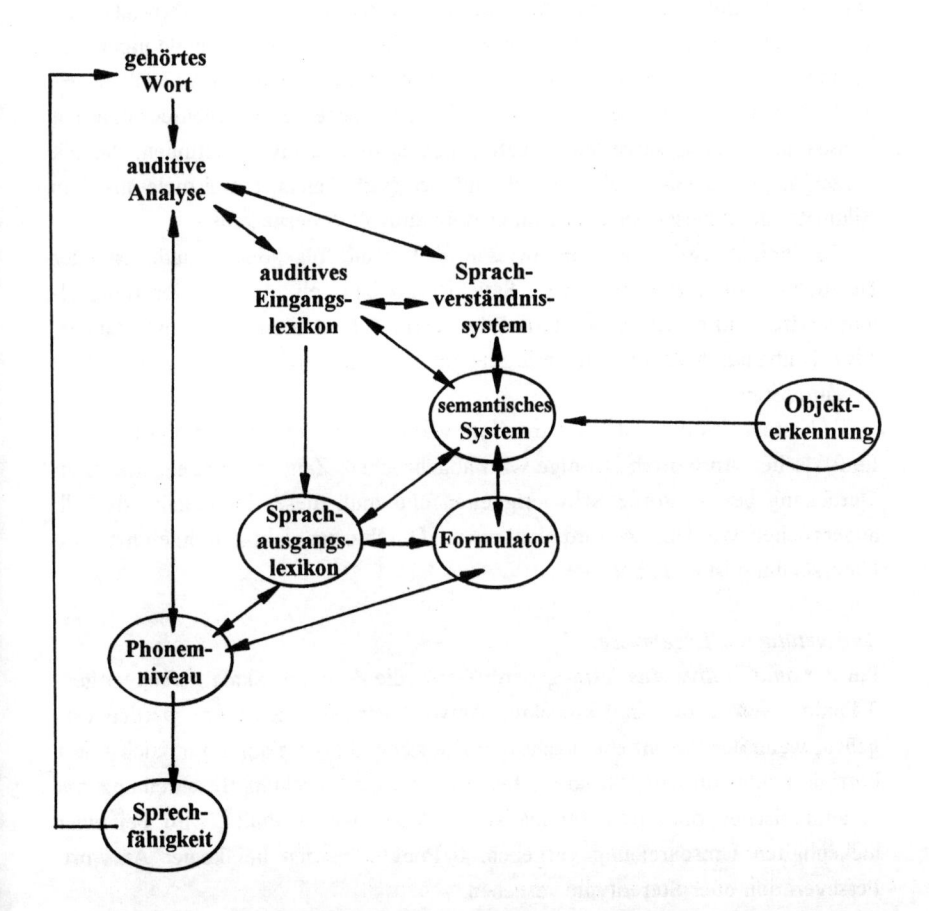

Abb. 4.28: Semantisches System und artikulatorischer Output: Beschreiben von Situationen /Handlungen

Aufbau, Materialbeschreibung und Durchführung
Beim Beschreiben von Situationen oder Handlungen werden die Abbildungen vom referentiellen Satzverständnis herangezogen. Wiederum geht es darum, Sprachrezeption und Sprachproduktion einander gegenüberstellen zu können.
Insgesamt werden 20 Items dargeboten. Die Überprüfung erfolgt in zwei Durchgängen und in jedem Durchgang werden 10 Items überprüft. Im ersten Durchgang handelt es sich bei den intendierten Zielsätzen um 10 Aktivsätze mit kanonischer Konstituentenfolge; im zweiten Durchgang sind Abbildungen zusammengestellt, die eine komplexere Satzproduktion intendieren sollen. Es handelt sich dabei um 2 Aktivsätze mit kanonischer Konstituentenfolge mit Präposition, 2 Aktivsätze mit Negation und 6 komplexere Situationen, die mit Satzergänzungen beschrieben werden müssen (vgl. Anhang). Beispiele aus dem Bildmaterial zu dieser Aufgabe sind in Abbildung 4.29 dargestellt.

Der Patient wird darauf hingewiesen, daß er die folgenden Situationen oder Handlungen möglichst mit einem Satz beschreiben soll. Anhand der Beispielitems wird dem Patienten wiederum der Verlauf der Untersuchung geschildert. Eine Tonbandaufnahme wird hinzugezogen, um einen reibungslosen Ablauf zu gewährleisten.

Es besteht dasselbe Abbruchkriterium wie bei der Wortproduktion, d.h. nach fünf falschen Antworten in Folge wird abgebrochen. Zeigt der Patient im ersten Durchgang bereits große Schwierigkeiten und muß dieser Durchgang deshalb abgebrochen werden, so wird der zweite Durchgang nicht durchgeführt. Die Untersuchung ist dann beendet.

Auswertung der Ergebnisse
Für die *quantitative Auswertung* wird wieder die 4-stufige Skala herangezogen. 3 Punkte werden bei einer korrekten Antwort vergeben. 2 Punkte werden vergeben, wenn der Patient eine leicht logorrhoische Umschreibung gibt, sich selbst korrigiert oder unsicher ist sowie bei einer relativ korrekten Beschreibung mit agrammatischen oder paragrammatischen Anzeichen. 1 Punkt wird bei einer lückenhaften Umschreibung vergeben. 0 Punkte werden bei keiner Antwort, Perseveration oder Stereotypie vergeben.

Die Punkte werden summiert, die Gesamtpunktzahl wird in den entsprechenden Prozentwert umgewandelt und dieser in das Leistungsprofil eingetragen.

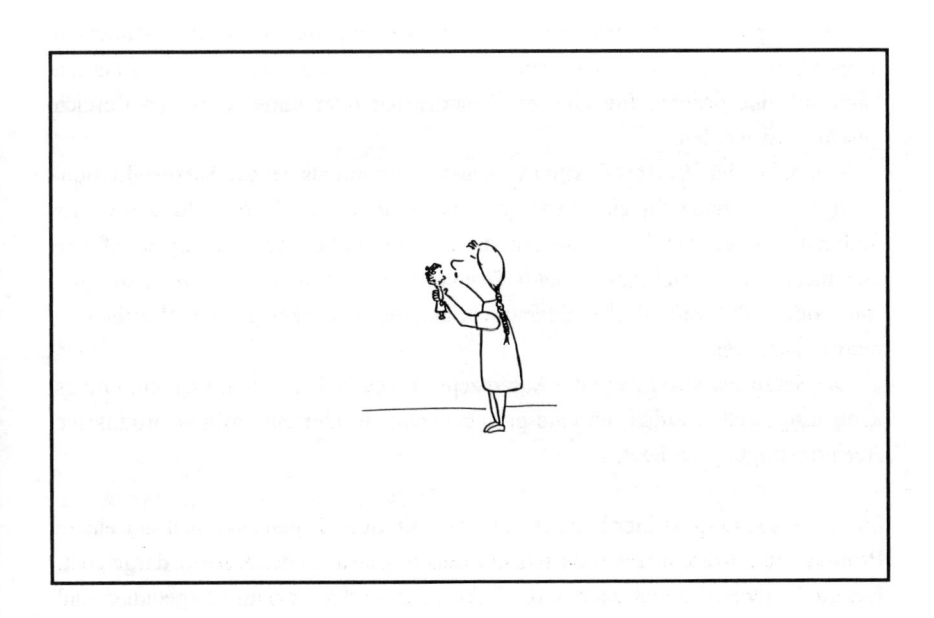

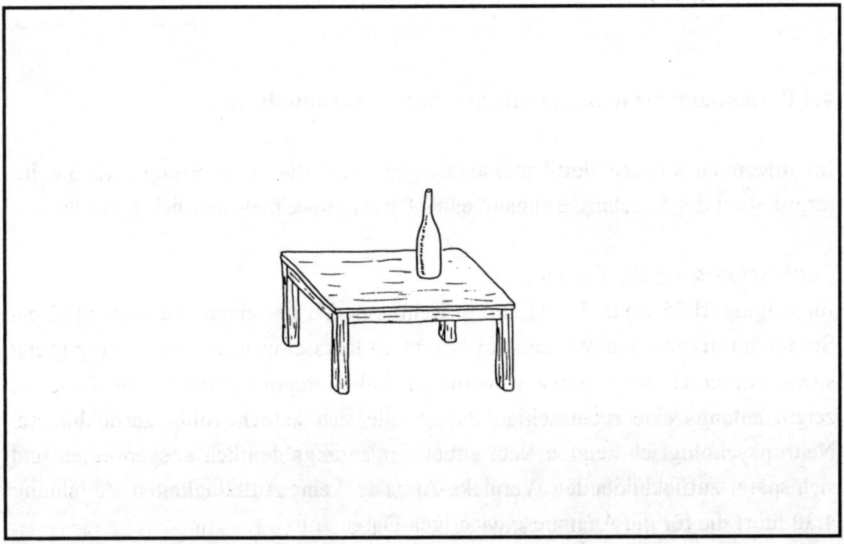

Abb. 4.29: Bildmaterial zu "Beschreiben von Situationen/Handlungen". Oben: "Das Mädchen küßt die Puppe". Unten: "Die Flasche steht auf dem Tisch".

Bei der *qualitativen Auswertung* sind folgende Punkte zu beachten: Aufgrund eines häufigen Auftretens von semantischen oder phonematischen Paraphasien kann auf eine primäre Störung im semantischen oder phonologischen Bereich geschlossen werden.

Treten bei der Wortproduktion weniger Fehler auf als bei der Satzproduktion, kann dies ein Indiz für eine beeinträchtigte syntaktische Verarbeitung sein. Es muß dabei berücksichtigt werden, ob diese syntaktischen Abweichungen auf eine allgemeine Beeinträchtigung beim Benennen auf Wortebene zurückzuführen sind, oder ob syntaktische Beeinträchtigungen unabhängig von Wortbenennungen auftreten.

Die Satzproduktion kann der Satzrezeption gegenübergestellt werden, und es kann festgestellt werden, ob eine primär rezeptive oder eine primär produktive Beeinträchtigung vorliegt.

Die Untersuchung ist hier beendet. Die quantitativen Ergebnisse sind auf einem Protokollblatt zusammengefaßt und im Leistungsprofil übersichtlich dargestellt. Die qualitativen Ergebnisse, d.h. die Interpretation der einzelnen Ergebnisse und der Rückschluß auf beeinträchtigte Verarbeitungskomponenten, werden im Modell dargestellt.

4.4 Patientenuntersuchung mit der Aufgabensammlung

Im folgenden werden der Untersuchungsverlauf, die Auswertung und die Interpretation der Ergebnisse anhand eines Patientenbeispiels deutlich gemacht.

Fallbeschreibung der Patientin SE
Im August 1995 erlitt die 73jährige Rentnerin SE bei einem Fahrradunfall ein Schädelhirntrauma mit subduralem Hämatom linksseitig fronto temporo-parietal sowie intracerebrale Kontusionsblutungen links temporo-parietal. Die Patientin zeigte anfangs eine rechtsseitige Parese, die sich jedoch völlig zurückbildete. Neuropsychologisch zeigten sich, außer der anfangs deutlich ausgeprägten und sich später zurückbildenden Wernicke-Aphasie, keine Auffälligkeiten. Abbildung 4.30 führt die für die Anamnese wichtigen Daten auf.

Persönliche Daten:		
Name: *SE*	geb.: *	Alter: *73*

Neurologische Befunde:

Ätiologie und Lokalisation: *Schädelhirntrauma mit subduralem Hämatom links fronto temporo-parietal und Kontusionsblutungen links temporo-parietal*

Zeitpunkt der Schädigung: *1.8.1995*
Informationen aus Vorbefunden: *keine wesentlichen Besonderheiten*

AAT-Klassifikation: *Spontansprache 355333, Token Test (PR 48), Nachsprechen (PR 66), Schriftsprache (PR 41), Benennen (PR 29), Sprachverständnis (PR 45)*

Kognitive Leistungen:
- Aufmerksamkeit: *o.B.*
- Gedächtnis: *nonverbal o.B., verbal wg. Aphasie nicht prüfbar*
- Planen/Problemlösen: *nonverbal o.B., verbal wg. Aphasie nicht prüfbar*

Motorik: *o.B.*

Sehen: *o.B.*

Hören: *leichte Altersschwerhörigkeit*

Händigkeit: *rechts*

Psychosoziale Daten:

Familienstand: *verwitwet*	Angehörige: *Sohn (Tel. *)*
Berufstätigkeit: *Rentnerin*	Muttersprache: *deutsch*

Freizeitinteressen: *Handarbeiten, gesellige Treffen mit Freunden*

Abb. 4.30: **Anamnesebogen der Patientin SE**

Untersuchung mit der Aufgabensammlung
In der Spontansprache zeigte die Patientin eine flüssige, leicht überschießende Sprachproduktion. Die Satzsyntax war leicht paragrammatisch, d.h. es kam zu Verdopplung von Satzteilen und zu Satzteilverschränkungen. In der Wortwahl lag eine erhebliche Beeinträchtigung vor: die Patientin hatte starke Wortfindungsstörungen, viele semantische Paraphasien und sehr viele phonematische Paraphasien sowie Neologismen. Es zeigte sich keine automatisierte Sprache.

Eine Kommunikation über vertraute Themen war mit viel Hilfe des Gesprächspartners möglich; die Patientin selbst gab an, daß sie aufgrund der sprachlichen Defizite mittelschwer beeinträchtigt sei. Während des Gesprächs setzte die Patientin spontan Gesten ein, die die Lautsprache ersetzten. Das Situationsverständnis war zum größten Teil angemessen. Das Spontansprachprofil ist in Abbildung 4.31 dargestellt.

	0	1	2	3
1. Flüssigkeit	o	x	o	o
2. Satzsyntax	o	o	x	o
3.1 Wortfindung	o	o	o	x
3.2 sem. Paraphasien	o	o	x	o
3.3 phonem. Paraphasien	o	o	o	x
3.4 Neologismen	o	o	o	x
3.5 Jargon	x	o	o	o
4.1 Sprachautomatismen	x	o	o	o
4.2 Echolalie	x	o	o	o
5.1 Kommunikationsverhalten	o	o	x	o
5.2 subj. Kommunikationsverhalten	o	o	x	o
6. nonverbaler Ausdruck	o	x	o	o
7. Situationsverständnis	o	x	o	o

Abb. 4.31: Beurteilung der Spontansprache und des Kommunikationsverhaltens der Patientin SE

Bei der Untersuchung der phonologischen Prozesse (vgl. 4.3.2) konnte folgendes beobachtet werden: in den Aufgaben zum "Auditiven Input" (vgl. 4.3.2.1), in denen die auditive Analyse untersucht wird, ergaben sich geringe Defizite. Es zeigten sich bei der Phonemdiskrimination zwischen Wörtern (vgl. 4.3.2.1.1) keine Auffälligkeiten, bei der Phonemdiskrimination zwischen Neologismen (vgl. 4.3.2.1.2) fiel jedoch eine leichte Unsicherheit auf, ebenso beim lexikalischen Entscheiden (vgl. 4.3.2.1.3).

In den Aufgaben zum "Auditiven Input und artikulatorischem Output" (vgl. 4.3.2.2), in denen die auditive Analyse und der artikulatorische Output untersucht werden, sind beim Nachsprechen von Wörtern (vgl. 4.3.2.2.1) nur geringe Defizite festgestellt worden. Beim Nachsprechen von Neologismen (vgl. 4.3.2.2.2) zeigte die Patientin häufige Lexikalisierungen und beim Nachsprechen von Sätzen (vgl. 4.3.2.2.3) konnten schwere Defizite diagnostiziert werden.

Die Untersuchung der semantischen Prozesse (vgl. 4.3.3) ergab folgendes: in den Aufgaben zum "Semantischen System mit auditivem Input" (vgl. 4.3.3.1), in denen das Sprachverständnis überprüft wird, waren jeweils die ersten Durchgänge zum referentiellen Wort- und Satzverständnis (vgl. 4.3.3.1.1 und 4.3.3.1.2) nahezu unauffällig. In den zweiten Durchgängen beider Aufgaben zeigten sich leichte Defizite. Das relationale Wortverständnis (vgl. 4.3.3.1.3) war stärker beeinträchtigt als das referentielle Wortverständnis. Das relationale Satzverständnis (vgl. 4.3.3.1.4) war aufgrund seiner komplexen Anforderungen jedoch am stärksten betroffen.

In den Aufgaben zum "Semantischen System mit visuellem Input" (vgl. 4.3.3.2), in denen Verarbeitungsprozesse im semantischen System überprüft werden, zeigten sich nur minimale Defizite.

Die stärkste Beeinträchtigung zeigte sich in den Aufgaben zum "Semantischen System und phonologischem Output" (vgl. 4.3.3.3), in denen die expressive Benennleistung und das Erstellen interner phonologischer Repräsentationen überprüft werden. Beim Benennen von Objekten (vgl. 4.3.3.3.1) wurde aufgrund der schlechten Leistungen nach dem 1. Durchgang abgebrochen. Die Aufgabe "Reime finden" (vgl. 4.3.3.3.2) war nicht durchführbar; deswegen wurde die "Homonyme-Entdeckungsaufgabe" (vgl. 4.3.3.3.3) ausgelassen und mit dem Beschreiben von Situationen/Handlungen (vgl. 4.3.3.3.4) fortgefahren. Hier zeigte die Patientin erwartungsgemäß ebenfalls erhebliche Defizite, es konnten jedoch beide Durchgänge durchgeführt werden. Alle Ergebnisse sind im Aufgabenprotokoll (Abbildung 4.32) und im Leistungsprofil (Abbildung 4.33) dargestellt.

Interpretation der Ergebnisse
Anhand des Modells lassen sich folgende Ergebnisse zusammenfassen: zum einen lag eine maßgebliche Beeinträchtigung im Sprachausgangslexikon vor und zum anderen zeigten sich Beeinträchtigungen im semantischen System auf komplexer Ebene.

Zunächst soll auf die Beeinträchtigung im Sprachausgangslexikon eingegangen werden: da das Nachsprechen von Wörtern und von Neologismen intakt ist (vgl. 4.3.2.2.1 und 4.3.2.2.2), kann angenommen werden, daß primär über die auditiv-phonologische Korrespondenz verarbeitet wird. Die auditive Analyse und das Phonemniveau müssen daher intakt sein. Für das Nachsprechen von Sätzen (vgl. 4.3.2.2.3) ist dagegen eine Verarbeitung über das auditive Eingangslexikon und das Sprachausgangslexikon notwendig. Die schlechten Ergebnisse bei dieser komplexen Leistung weisen auf eine Störung im Sprachausgangslexikon hin, da die auditive Analyse intakt ist.

Weitere Indizien für eine Störung im Sprachausgangslexikon sind Paraphasien und Neologismen beim Benennen von Objekten. Ebenso ist das Reime Finden und das Entdecken von Homonymen beeinträchtigt, da auch intern keine phonologischen Formen erstellt werden können. Das Beschreiben von Situationen/Handlungen ist besser erhalten, da nicht nur ein spezielles Wort und somit eine gezielte phonologische Repräsentation abgerufen werden muß.

Zum zweiten wird nun auf Beeinträchtigungen im semantischen System eingegangen: Einbußen auf komplexer Ebene deuten sich bereits dadurch an, daß beim referentiellen Wort- und Satzverständnis im 2. Durchgang jeweils mehr Fehler gemacht wurden als im 1. Durchgang. Der Grund dafür ist, daß im 2. Durchgang Ablenker dargeboten werden. Es genügt also nicht mehr nur ein globales Wortverständnis.

Beim relationalen Wortverständnis, das die Fähigkeit überprüft, assoziative und semantische Beziehungen eines Wortes zu anderen Wörtern einzuschätzen, waren vermehrt Unsicherheiten und Fehler zu beobachten. Zudem trat ein Wortklasseneffekt auf: die meisten Fehler zeigten sich bei Adjektiven, die nach Huber (1989) am meisten Verarbeitungskapazität benötigen (vgl. 4.2.2). Beim relationalen Satzverständnis, d.h. beim Satzverständnis auf komplexer Ebene, waren die meisten Fehler zu beobachten. Diese Ergebnisse weisen darauf hin, daß das semantische System auf einfachem Niveau gut verarbeiten kann, daß jedoch auf komplexer Ebene mit zunehmenden Schwierigkeiten zu rechnen ist.

Interessant ist ferner die Gegenüberstellung der Aufgaben zum Wortverständnis und zum Benennen von Objekten und somit der Module "auditives

Eingangslexikon" und "Sprachausgangslexikon". Das Verständnis der Wörter ist weitgehend intakt, während die Produktion derselben Wörter schwer beeinträchtigt ist. Eine phonologische Dekodierung ist also möglich, während die phonologische Enkodierung ein erhebliches Defizit aufweist.

Der Schwerpunkt einer therapeutischen Intervention wird im Training des phonologischen Bereichs liegen.

Aufgabe	Punkte	%
4.3.2 Ergebnisse der phonologischen Prozesse		
4.3.2.1 Auditiver Input		
4.3.2.1.1 Phonemdiskrimination: Wort - Wort	10 / 10	100
4.3.2.1.2 Phonemdiskrimination: Neologismus - Neologismus	8 / 10	80
4.3.2.1.3 Lexik. Entscheidungsaufgabe: Wort - Neologismus	17 / 20	85
4.3.2.2 Auditiver Input und artikulatorischer Output		
4.3.2.2.1 Nachsprechen von Wörtern	55 / 60	91
4.3.2.2.2 Nachsprechen von Neologismen	45/ 60	75
4.3.2.2.3 Nachsprechen von Sätzen	18/ 60	30
4.3.3 Ergebnisse der semantischen Prozesse		
4.3.3.1 Semantisches System mit auditivem Input		
4.3.3.1.1 Referentielles Wortverständnis		
1. Durchgang:	48 / 48	100
2. Durchgang:	41 / 48	85
4.3.3.1.2 Referentielles Satzverständnis		
1. Durchgang:	45 / 45	100
2. Durchgang:	37 / 45	82
4.3.3.1.3 Relationales Wortverständnis	70 / 75	93
4.3.3.1.4 Relationales Satzverständnis	33 / 81	41
4.3.3.2 Semantisches System mit visuellem Input		
4.3.3.2.1 Beurteilung von Objektabb. mit fehlenden Details	38 / 45	84
4.3.3.2.2 Bild-Bild-Zuordnung	45 / 48	94
4.3.3.3 Semantisches System und phonologischer Output		
4.3.3.3.1 Benennen von Objekten		
1. Durchgang:	17 / 48	35
2. Durchgang:	0 / 48	0
4.3.3.3.2 Reime finden	0 / 48	0
4.3.3.3.3 Homonyme-Entdeckungsaufgabe	0 / 45	0
4.3.3.3.4 Beschreiben von Situationen/Handlungen		
1. Durchgang:	11 / 30	36
2. Durchgang:	8 / 30	26

Abb. 4.32: Protokollbogen der quantitativen Ergebnisse von Patientin SE

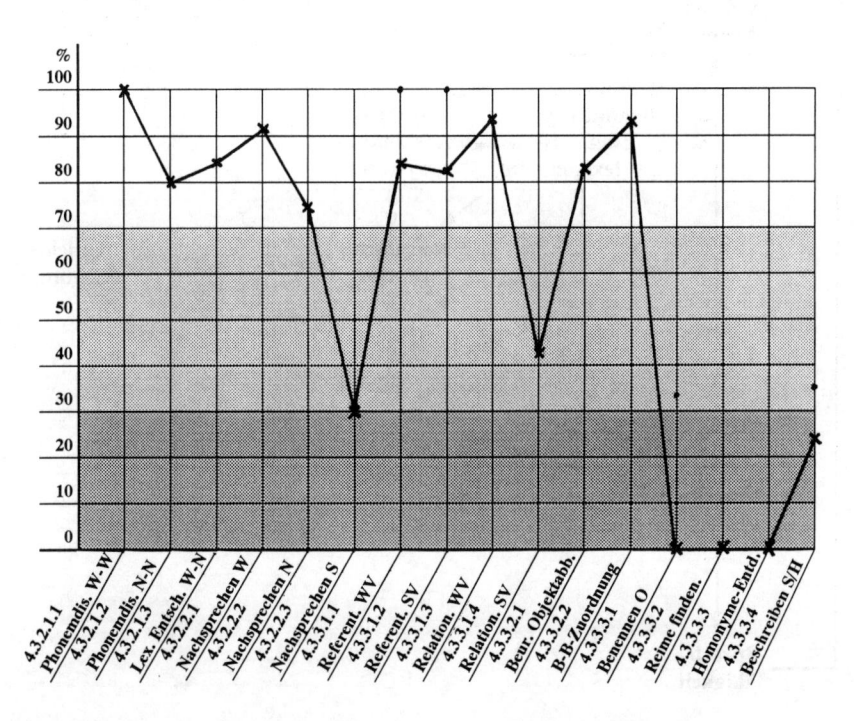

Abb. 4.33: Darstellung der Ergebnisse von Patientin SE im Leistungsprofil

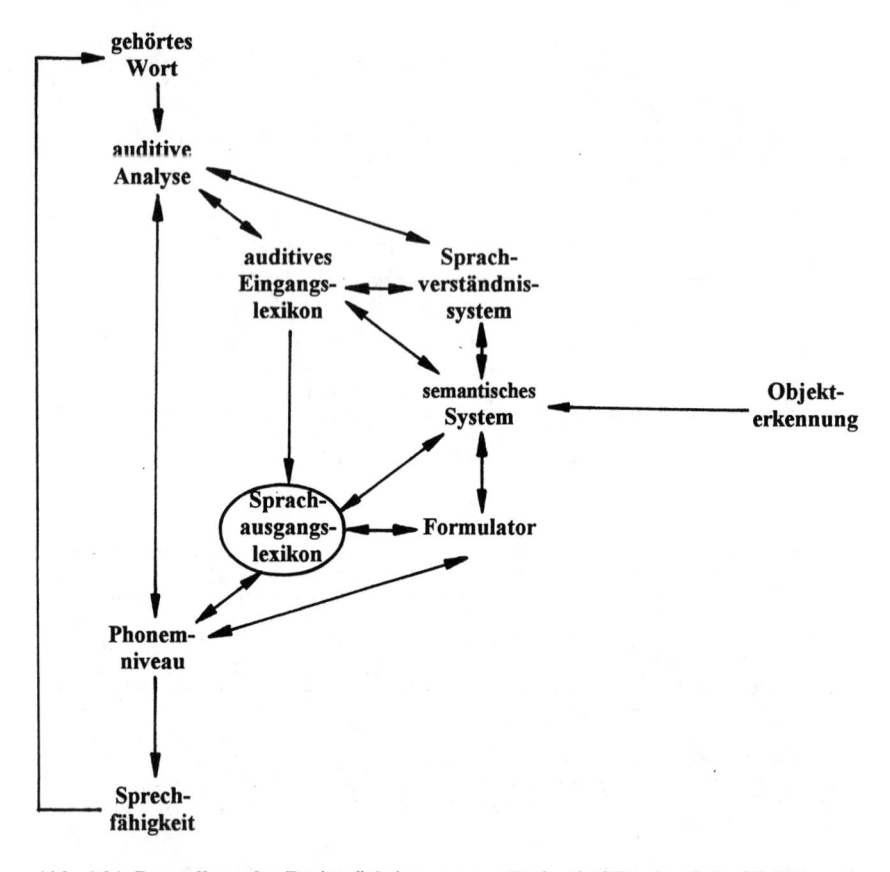

```
        gehörtes
          Wort
            │
            ▼
       auditive
        Analyse ←─────┐
            ↕         │
                 auditives     Sprach-
                 Eingangs- ⇄ verständnis-
                 lexikon       system
                                 ↕
                           semantisches  ←──  Objekt-
                             System           erkennung
                                 ↕
                    Sprach-
                  ausgangs- ⇄ Formulator
                   lexikon
            ↕
        Phonem-
         niveau
            │
            ▼
        Sprech-
        fähigkeit
```

Abb. 4.34: Darstellung der Beeinträchtigungen von Patientin SE anhand des Modells

4.5 Zusammenfassung

In diesem abschließenden Kapitel wurde ein Untersuchungsinstrument zur Erfassung sprachlicher Leistungen entwickelt, das helfen soll, aphasische Symptome besser beschreiben und erklären zu können.

Nach der kurzen Vorstellung der Konzeption und des theoretischen Rahmens wurden die einzelnen Aufgaben dargestellt. Es lassen sich drei Aufgabenteile unterscheiden:

Zunächst wird auf die Spontansprache und das Kommunikationsverhalten eingegangen.

Anschließend werden primär phonologische Prozesse überprüft. Zu dieser Untersuchung gehören Aufgaben zum "Auditiven Input", durch die das auditive Analysesystem geprüft wird, und Aufgaben zum "Auditiven Input mit artikulatorischem Output", mit deren Hilfe Prozesse untersucht werden, die unabhängig vom semantischen System ablaufen können.

Abschließend werden primär semantische Prozesse untersucht. Mit den Aufgaben "Semantisches System mit auditivem Input" wird das Sprachverständnis auf Wort- und Satzebene überprüft. Die Aufgaben zum "Semantischen System mit visuellem Input" untersuchen semantische Verarbeitungsprozesse, die keinerlei phonologischen Output provozieren. Die Aufgaben zum "Semantischen System mit phonologischem Output" dagegen provozieren eine phonologische Verarbeitung, indem expressiv benannt oder zumindest eine interne phonologische Repräsentation erstellt werden muß.

Zur Illustration wurde die Aufgabensammlung exemplarisch an einer Patientin durchgeführt. Die Ergebnisse wurden dargestellt und anhand des Modells interpretiert.

5 Ausblick

Ziel der vorliegenden Arbeit war es, die theoretische Modellbildung der Psycholinguistik und Grundannahmen der kognitiven Neuropsychologie aufeinander zu beziehen. Die durch den Einfluß der Psycholinguistik und der kognitiven Neuropsychologie neu entstandenen Forschungsparadigmen in der Aphasiologie führten dazu, daß die einzelnen aphasischen Symptome in den Vordergrund gestellt wurden und diese anhand von Modellen nun differenziert beschrieben werden können. Die bisher vorherrschenden Syndrome werden in den Hintergrund gedrängt.

Als Grundlage dieser Arbeit wurde ein theoretisches Sprachverarbeitungsmodell aus der psycholinguistischen Forschung herangezogen, das aphasische Symptome beschreiben und erklären soll, um damit für Diagnose und Therapie anwendbar zu sein.

Mit diesem nun vorliegenden Untersuchungsinstrument soll es gelingen, aphasische Symptome eindeutig zu beschreiben, zugrundeliegende funktionelle Störungen zu erkennen und somit Anweisungen für eine effektive Therapie geben zu können.

Nochmals sei darauf hingewiesen, daß die vorliegende Modelldarstellung kognitive Verarbeitungsprozesse stark vereinfacht darstellt. Die einzelnen Module verfügen möglicherweise über mehr Komplexität und müßten differenzierter strukturiert werden, wie beispielsweise das Modul des semantischen Systems und die Verbindung zu Konzepten.

Der Modellgedanke wurde bisher vor allem auf die Wortverarbeitung angewandt. Von größtem Interesse ist daher, die Verarbeitung von Sätzen, die bisher nur hypothetisch bearbeitet werden konnte, genauer zu betrachten. Strukturierte Untersuchungen auf Satzebene könnten dazu führen, die Module, die für die Satzverarbeitung postuliert wurden, zu verifizieren. Dafür müßten vermehrt Einzelfalluntersuchungen auf diesem Gebiet durchgeführt und Dissoziationen gebildet werden.

Ferner ist von Interesse, die gesamte Aufgabensammlung zu standardisieren und zu validieren, um sie einer großen Anwenderschaft zugänglich zu machen.

Zu hoffen ist, daß sich der Modellgedanke zunehmend in der sprachtherapeutischen Praxis durchsetzt und daß damit neue Wege in der Therapie erschlossen werden.

Anhang

Abbildungsverzeichnis

2.1 Kontinuum automatischer und kontrollierter Prozesse nach Whitaker (1983) 32
2.2 Inkrementelle Verarbeitung nach Kempen & Hoenkamp (1987) 34
2.3 Darstellung des Sprachverarbeitungsmodells 42
2.4 Struktur der verbal-semantischen Ebene 46
2.5 Darstellung einer Wortrepräsentation 50
2.6 Der Sprachrezeptionsprozeß 62
2.7 Der Sprachproduktionsprozeß 64

4.1 Leitfaden 105
4.2 Protokollblatt der quantitativen Ergebnisse der einzelnen Aufgaben 110
4.3 Leistungsprofil der quantitativen Ergebnisse 111
4.4 Quantitative Bewertung der beeinträchtigten Wortwahl 117
4.5 Quantitative Bewertung automatisierter Sprache 118
4.6 Auditiver Input: Verarbeitungsprozeß der Phonemdiskrimination zwischen Wörtern 121
4.7 Auditiver Input: Verarbeitungsprozeß der Phonemdiskrimination zwischen Neologismen 124
4.8 Auditiver Input: Lexikalisches Entscheiden zwischen Wörtern und Neologismen 127
4.9 Auditiver Input und artikulatorischer Output: Nachsprechen von Wörtern 130
4.10 Auditiver Input und artikulatorischer Output: Nachsprechen von Neologismen 132
4.11 Auditiver Input und artikulatorischer Output: Nachsprechen von Sätzen 135
4.12 Semantisches System mit auditivem Input: Referentielles und relationales Wortverständnis 138
4.13 Bildmaterial zum referentiellen Wortverständnis: Hoch- und niederfrequente Nomina 140
4.14 Bildmaterial zum referentiellen Wortverständnis: Hoch- und niederfrequente Verben 141

4.15 Bildmaterial zum referentiellen Wortverständnis: Hoch- und niederfrequente Homonyme 142
4.16 Semantisches System mit auditivem Input: Referentielles und relationales Satzverständnis 145
4.17 Bildmaterial zum referentiellen Satzverständnis aus dem 1. Durchgang mit Ablenkern ohne Bezug zum Zielitem 147
4.18 Bildmaterial zum referentiellen Satzverständnis aus dem 2. Durchgang mit systenatischen Ablenkern 148
4.19 Semantisches System mit visuellem Input: Beurteilung von Objektabbildungen mit fehlenden Details 154
4.20 Bildmaterial zur Beurteilung von Objektabbildungen mit fehlenden Details 155
4.21 Semantisches System mit visuellem Input: Bild-Bild- Zuordnung 157
4.22 Bildmaterial zur Bild-Bild-Zuordnung 159
4.23 Semantisches System mit phonologischem Output: Benennen von Objekten 162
4.24 Bildmaterial zu "Benennen von Objekten" 164
4.25 Semantisches System mit phonologischem Output: Reime finden und Homonyme-Entdeckungsaufgabe 166
4.26 Bildmaterial zu "Reime finden" 167
4.27 Bildmaterial zu "Homonyme-Entdeckungsaufgabe" 169
4.28 Semantisches System mit phonologischem Output: Beschreiben von Situationen/Handlungen 171
4.29 Bildmaterial zu "Beschreiben von Situationen/Handlungen" 173
4.30 Anamnesebogen der Patientin SE 175
4.31 Beurteilung der Spontansprache und des Kommunika- tionsverhaltens von Patientin SE 176
4.32 Protokollbogen der quantitativen Ergebnisse von Patientin SE 180
4.33 Darstellung der quantitativen Ergebnisse von Patientin SE im Leistungsprofil 181
4.34 Darstellung der sprachlichen Beeinträchtigungen von Patientin SE anhand des Modells 182

4.3.1 Beurteilung der Spontansprache und des Kommunikationsverhaltens

1. Flüssigkeit der Sprachproduktion

0 = normaler Sprachfluß	1 = leicht überschießend / stockend 2 = mittelstark überschießend / stockend 3 = stark überschießend /stockend

2. Satzsyntax

0 = unauffälliger Satzbau	1 = leichte satzsyntaktische Einschränkungen: lange, komplexe Sätze mit Satzabbrüchen und z.T. fehlenden Flexionsformen 2 = mittelstarke satzsyntaktische Einschränkungen: a) Paragrammatismus b) Agrammatismus 3 = starke satzsyntaktische Einschränkungen: Ein- und Zweiwortäußerungen, Fehlen von Flexionsformen, häufige Satzabbrüche

3. Wortwahl

0 = keine Störung in der Wortfindung	1 = leichte Wortfindungsstörungen 2 = mittelstarke Wortfindungsstörungen 3 = starke Wortfindungsstörungen
0 = keine semant. Paraphasien	1 = wenige semant. Paraphasien 2 = viele semant. Paraphasien 3 = sehr viele semant. Paraphasien
0 = keine phon. Paraphasien	1 = wenige phon. Paraphasien 2 = viele phon. Paraphasien 3 = sehr viele phon. Paraphasien
0 = keine Neologismen	1 = wenige Neologismen 2 = viele Neologismen 3 = sehr viele Neologismen
0 = kein Jargon	3 = semantischer Jargon 3 = phonematischer Jargon

4. Automatisierte Sprache

0 = keine Sprachautomatismen	1 = wenige Sprachautomatismen 2 = viele Sprachautomatismen 3 = sehr viele/nur Sprachautomatismen
0 = keine Echolalie	1 = leichte Echolalie 2 = mittelstarke Echolalie 3 = starke Echolalie

5. Kommunikationsverhalten

0 = keine Störung der sprachlichen Kommunikation	1 = Allgemeines Gespräch ist mit wenig Hilfe des Gesprächspartners möglich 2 = Kommunikation nur über vertraute Themen mit viel Hilfe des Gesprächspartners möglich 3 = Kommunikation ist nicht möglich bzw. nur mit sehr viel Hilfe seitens des Gesprächspartners; es werden vor allem nonverbale Strategien eingesetzt
0 = subjektiv werden vom Patienten keine Störungen der Kommunikation angegeben	1 = Patient gibt leichte Beeinträchtigung an 2 = Patient gibt mittelstarke Beeinträchtigungen an 3 = Patient gibt starke Beeinträchtigungen an bzw. kann sich nicht zu dieser Frage äußern

6. Nonverbaler Ausdruck

0 = natürlicher Gebrauch von Gesten, kommunikationsunterstützend	1 = spontane Gesten, die die Lautsprache ersetzen 2 = eingeschränkter Gebrauch der Gestik ohne Bezug zum Gesprochenen 3 = keine Gestik

7. Situationsverständnis

0 = normales Situationsverständnis	1 = zum großen Teil angemessene situative Reaktionen 2 = starke Schwankungen der situativen Reaktionen 3 = unangemessene Reaktionen bezüglich der Situationen

4.3.2 Untersuchung phonologischer Prozesse

4.3.2.1 Auditiver Input
4.3.2.1.1 Phonemdiskrimination: Wort - Wort
Aufgabenaufbau:
5 Minimalpaare: 2 hochfrequente, 3 niederfrequente;
5 identische Items: 3 hochfrequente, 2 niederfrequente

Nr.	Referenzwort	Ident. Wort/Minimalpaar
B1	Haus	Haus
B2	Haus	Laus
1.	Auto	Auto
2.	betrachten	betrachten
3.	Blume	Bluse
4.	Torte	Torte
5.	zahlen	mahlen
6.	arbeiten	arbeiten
7.	fliegen	siegen
8.	Trommel	Bommel
9.	Robbe	Robbe
10.	Mauer	Lauer

4.3.2.1.2 Phonemdiskrimination: Neologismus - Neologismus
Aufgabenaufbau:
5 Minimalpaare: 2 hochfrequent abgeleitete, 3 niederfrequent abgeleitete;
5 identische Items: 3 hochfrequent abgeleitete, 2 niederfrequent abgeleitete

Nr.	Referenzitem	Ident.Item/Minimalpaar
B1	*kaus*	*kaus*
B2	*kaus*	*faus*
1.	*essel*	*eggel*
2.	*scheingen*	*scheicken*
3.	*koser*	*koser*
4.	*mooto*	*mooto*
5.	*artischoche*	*artischoche*
6.	*sägel*	*sagel*
7.	*schausel*	*schausel*
8.	*mand*	*kand*
9.	*regem*	*regem*
10.	*bügen*	*büger*

Neologismenbildung:

Möglichkeiten:
1. Artikulationsort wechselt, Artikulationsmodus bleibt
2. Artikulationsort bleibt, Artikulationsmodus wechselt
3. Artikulationsort und Artikulationsmodus wechseln

Positionen:
a initial
b medial
c final

hochfrequente Items

Wort	Variation	Wechsel	Neologismus
Auto	2a	? → h	hauto
Säge	3c	- → l	sägel
Blume	1b	m → n	blune
essen	2c	n → l	essel
fliegen	1a	fl → schl	schliegen
arbeiten	2b	b → f	arfeiten
Motorrad	3b	rr → f	motofad
Bügeleisen	2c	l → n, n → l	bügeneisel
Regentonne	1c	n → m, - → k	regemtonnek
Tortenheber	3a	t → l, h → k	lortenkeber

niederfrequente Items

Wort	Variation	Wechsel	Neologismus
Robbe	3a	r → f	fobbe
Trommel	1a	tr → gr	grommel
Artischocke	2c	ck → ch	artischoche
zahlen	3b	l → f	zahfen
scheinen	1b	n → ng	scheingen
betrachten	2b	ch → ck	betrackten
Sanduhr	3a	s → m, ? → l	mandluhr
Schaukelstuhl	3c	k → s, l → g	schauselstug
Hosenträger	2a	h→k, tr→pf	kosenpfäger
Maurerkelle	2b	r → k, l → s	maukerkesse

4.3.2.1.3 Lexikalische Entscheidungsaufgabe: Wort - Neologismus
Aufgabenaufbau:
10 Wörter, 10 *Neologismen*, davon jeweils 5 hochfrequente, 5 niederfrequente

Nr.	Zielitem
B1	Haus
B2	*kaus*
1.	*fobbe*
2.	Sanduhr
3.	essen
4.	*schliegen*
5.	*scheingen*
6.	Artischocke
7.	*blune*
8.	Robbe
9.	*hauto*
10.	*essel*
11.	*mandluhr*
12.	*grommel*
13.	Regentonne
14.	Auto
15.	arbeiten
16.	*sägel*
17.	Maurerkelle
18.	Säge
19.	zahlen
20.	*kosenpfäger*

4.3.2.2 Auditiver Input und artikulatorischer Output

4.3.2.2.1 Nachsprechen von Wörtern
Aufgabenaufbau:
10 hochfrequente Items,
10 <u>niederfrequente</u> Items

Nr.	Zielitem	Nr.	Zielitem
B1	Laus	10.	arbeiten
B2	Fenster	11.	<u>scheinen</u>
1.	Auto	12.	Motorrad
2.	Säge	13.	Bügeleisen
3.	Blume	14.	Regentonne
4.	<u>Robbe</u>	15.	<u>betrachten</u>
5.	essen	16.	Tortenheber
6.	<u>zahlen</u>	17.	<u>Hosenträger</u>
7.	<u>Trommel</u>	18.	<u>Maurerkelle</u>
8.	<u>Sanduhr</u>	19.	<u>Artischocke</u>
9.	fliegen	20.	<u>Schaukelstuhl</u>

4.3.2.2.2 Nachsprechen von Neologismen
Aufgabenaufbau:
10 von den hochfrequenten Items abgeleitete *Neologismen*,
10 von den <u>niederfrequenten</u> Items abgeleitete *Neologismen*

Nr.	Zielitem	Nr.	Zielitem
B1	*kaus*	10.	*motofad*
B2	*schenster*	11.	*arfeiten*
1.	*hauto*	12.	*mandluhr*
2.	*fobbe*	13.	*bügeneisel*
3.	*blune*	14.	*betrackten*
4.	*sägel*	15.	*regemtonnek*
5.	*essel*	16.	*lortenkeber*
6.	*zahfen*	17.	*artischoche*
7.	*grommel*	18.	*maukerkesse*
8.	*scheingen*	19.	*kosenpfäger*
9.	*schliegen*	20.	*schauselstug*

4.3.2.2.3 Nachsprechen von Sätzen

Aufgabenaufbau:
10 Items: 5 Aktivsätze, 1 Satz mit Präposition, 1 Satz mit Negation, 3 Sätze mit Satzergänzungen

Nr.	Zielitem
B1	Die Sonne scheint.
B2	Die Marktfrau verkauft Obst.
1.	Der Mann ißt eine Suppe.
2.	Der Mann geht spazieren.
3.	Der Baum verliert seine Blätter.
4.	Die Frau gibt der Katze Milch.
5.	Der Mann redet mit den Kindern.
6.	Die Flasche steht auf dem Tisch.
7.	Das Auto hat keine Räder mehr.
8.	Der Junge nimmt den Apfel, der auf dem Tisch liegt.
9.	Der Mann, der den Hut trägt, gießt das Beet.
10.	Der Räuber, der weglaufen wollte, wird verjagt.

4.3.3 Untersuchung semantischer Prozesse

4.3.3.1 Semantisches System mit auditivem Input

4.3.3.1.1 Referentielles Wortverständnis
Aufgabenaufbau:
jeweils 4 Items werden mit, 4 ohne Ablenker dargeboten:
8 einfache Nomen: 4 hochfrequent - 4 niederfrequent;
8 Verben: 4 hochfrequent - 4 niederfrequent;
8 zusammengesetzte Nomen: 4 hochfrequent - 4 niederfrequent;
8 Homonyme: 4 hochfrequent - 4 niederfrequent

1. Durchgang: 16 Items ohne systematische Ablenker

Nr.	Zielitem	neutrale Abb.	neutrale Abb.	neutrale Abb.
B1	Huhn	Stuhl	Hose	Auto
B2	blühen	trinken	fahren	lesen
1.	Säge	Vase	Bus	Knopf
2.	Rock	Baum	Feder	Hobel
3.	Pistole	Hose	Topf	Holzstumpf
4.	Robbe	Möhre	Dolch	Geige
5.	gehen	telefonieren	fernsehen	kochen
6.	arbeiten	schwimmen	sitzen	blühen
7.	schreiben	stehen	trinken	fahren
8.	zahlen	brüten	essen	ausruhen
9.	Regentonne	Bügeleisen	Reh	Sandkasten
10.	Tortenheber	Hemd	Fahrrad	Eimer
11.	Hosenträger	Kuchengabel	Helm	Kissen
12.	Maurerkelle	Stuhl	Hose	Gießkanne
13.	Zimmer-<u>Decke</u>	Mann	Henne	Blume
14.	Wasser-<u>Hahn</u>	Fußball	Löffel	Wecker
15.	Triller-<u>Pfeife</u>	Ziegelstein	Bügeleisen	Oma
16.	Turn-<u>Pferd</u>	Krawatte	Torte	Kette

2. Durchgang: 16 Items mit systematischen Ablenkern

Nr.	Zielitem	Abl. sem. Feld	situat. Abl.	neutrale Abb.
1.	Blume	Baum	Vase	Wecker
2.	Auto	Bus	Reifen	Baum
3.	Trommel	Geige	Schlägel	Oma
4.	Artischocke	Möhre	Topf	Hose
5.	fliegen	schwimmen	brüten	sitzen
6.	essen	trinken	kochen	fernsehen
7.	betrachten	fernsehen	malen	telefonieren
8.	scheinen	regnen	schneien	zahlen
9.	Bügeleisen	Bügelbrett	Hemd	Fahrrad
10.	Motorrad	Fahrrad	Helm	Eimer
11.	Sanduhr	Wecker	Sandkasten	Mann
12.	Schaukelstuhl	Stuhl	Kissen	Gießkanne
13.	Vorhänge-Schloß	Schlüssel	König	Henne
14.	Schrauben-Mutter	Schraubenzieh.	Oma	Blume
15.	Vogel- Strauß	Pinguin	Blume	Löffel
16.	Stuben- Fliege	Biene	Krawatte	Zigarette

4.3.3.1.2 Referentielles Satzverständnis

Aufgabenaufbau:
18 Aktivsätze mit kanonischer Konstituentenfolge (3 Sätze ohne Präposition; 3 reversible Sätze, 3 Sätze mit Präposition, 3 Sätze mit Satzergänzung, 3 Sätze mit Possessivpronomen, 3 Sätze mit Negation);
6 Topikalisierte Sätze (3 topikalisierte Aktivsätze; 3 topikalisierte Passivsätze);
6 Passivsätze (3 Passivsätze; 3 Passivsätze mit Satzergänzung)

1. Durchgang: 15 Sätze mit Ablenkern ohne Bezug zum Zielitem

Nr.	Satz
B1	Das Mädchen küßt die Puppe.
B2	Sie liest Zeitung.
1.	Der Mann ißt eine Suppe.
2.	Sie gehen spazieren.
3.	Das Mädchen weckt den Vater.
4.	Die Flasche steht auf dem Tisch.
5.	Der Junge steht neben den Eltern.
6.	Der Baum, der auf der Wiese steht verliert seine Blätter.
7.	Er faßt an ihren Fuß.
8.	Der Mann hat kein Geld.
9.	Das Mädchen schlägt den Jungen nicht.
10.	Den Bauern verjagt der Räuber. *
11.	Von dem Mädchen wird der Junge geküßt. *
12.	Von dem Vater wird das Mädchen geweckt. *
13.	Das Mädchen wird von dem Jungen geküßt.
14.	Der Vater wird von dem Mädchen geweckt, weil es schon 7 Uhr ist.
15.	Der Räuber, der weglaufen wollte, wird von dem Bauern verjagt.

2. Durchgang: 15 Sätze mit systematischen Ablenkern

Nr.	Satz
1.	Die Frau liest einen Brief.
2.	Der Junge küßt das Mädchen.
3.	Der Bauer verjagt den Räuber.
4.	Der Hund springt von der Mauer.
5.	Der Junge nimmt den Apfel, der auf dem Tisch liegt.
6.	Der Mann, der den Hut trägt, gießt das Beet.
7.	Er redet mit ihnen.
8.	Sie gibt ihr Milch.
9.	Die Katze ist nirgendwo zu sehen.
10.	Das Mädchen küßt der Junge.
11.	Den Vater weckt das Mädchen.
12.	Von dem Bauern wird der Räuber verjagt.
13.	Der Vater wird von dem Mädchen geweckt.
14.	Der Bauer wird von dem Räuber verjagt.*
15.	Das Mädchen wird von dem Jungen geküßt, der eine Mütze trägt.

Abbildungsverzeichnis

Nr.	Zielbild	1. Ablenker	2. Ablenker	Bild ohne Bezug
1.	Frau liest Brief	Frau liest Zeitung	Mann liest Brief	Mädchen
2.	Junge küßt Mädchen	Junge küßt Puppe	Mädchen küßt Jungen	Mann spricht mit Kindern
3.	Bauer verjagt Räuber	Bauer verjagt Katze	Räuber verjagt Bauern	Mädchen küßt Puppe
4.	Hund springt von Mauer	Hund springt auf Mauer	Katze springt von Mauer	Hund
5.	Junge nimmt Apfel vom Tisch	Junge pflückt Apfel vom Baum	Mädchen nimmt Kuchen vom Tisch	Mädchen küßt Jungen
6.	Mann mit Hut gießt Beet	Mann ohne Hut gießt Beet	Mann mit Hut steht neben Beet	Mann geht spazieren
7.	Mann redet mit 2 Kindern	Mann mit einem Kind	Frau redet mit zwei Kindern	Junge und Mädchen
8.	Frau gibt Katze Milch	Frau gibt Jungen ein Glas Milch	Mann gibt Katze Milch	Junge küßt Puppe
9.	Baum	Katze auf Baum	Katze unter Baum	Katze im Korb
10.	Junge küßt Mädchen	Junge küßt Puppe	Mädchen küßt Jungen	Mann spricht mit Mädchen
11.	Mädchen weckt Vater	Mädchen weckt Mutter	Vater weckt Mädchen	Frau liegt
12.	Bauer verjagt Räuber	Bauer verjagt Katze	Räuber verjagt Bauern	Räuber
13.	Mädchen weckt Vater	Mädchen weckt Mutter	Vater weckt Mädchen	Frau liegt
14.	Räuber verjagt Bauern	Räuber verjagt Katze	Bauer verjagt Räuber	Bauer und Räuber
15.	Junge mit Mütze küßt Mädchen	Junge ohne Mütze küßt Mädchen	Mädchen küßt Jungen mit Mütze	Junge und Mädchen

4.3.3.1.3 Relationales Wortverständnis

Aufgabenaufbau: 5 Kategorien:
1. Zuordnung zu einem Oberbegriff (Nomen);
2. Zuordnung eines Teils zu einem Ganzen (Nomen);
3. Zuordnung zu einem situativen Kontext (Nomen);
4. Zuordnung zu einer bestimmten Funktion (Verben);
5. Zuordnung zu einer Eigenschaft (Adjektive)

1. Zuordnen zu einem Oberbegriff

B1	Hammer:	**Werkzeug**	Obst	*Besteck*
1.	**Huhn:**	*Fisch*	Pflanze	**Vogel**
2.	**Artischocke:**	**Gemüse**	*Obst*	Werkzeug
3.	**Regentonne:**	*Gebäude*	**Gefäß**	Beruf
4.	**Tortenheber:**	*Geschirr*	Gerät	**Besteck**
5.	**Schaukelstuhl:**	Medikament	**Möbelstück**	*Kleidung*

2. Zuordnen eines Teils zu einem Ganzen

B2	Finger:	*Fuß*	**Hand**	Buch
1.	**Stengel:**	Tasse	**Blume**	*Baum*
2.	**Saum:**	*Hut*	Lampe	**Rock**
3.	**Flossen:**	**Robbe**	*Vogel*	Füller
4.	**Blinker:**	Kiste	**Motorrad**	*Fahrrad*
5.	**Gummi:**	Papier	*Krawatte*	**Hosenträger**

3. Zuordnung zu einem situativen Kontext

B3	Buch:	*Konzert*	Küche	**Bibliothek**
1.	**Auto:**	**Reparatur**	*Operation*	Saal
2.	**Trommel:**	Reise	**Orchester**	*Ausstellung*
3.	**Pistole:**	*Frieden*	Café	**Krieg**
4.	**Maurerkelle:**	Kühlschrank	**Baustelle**	*Praxis*
5.	**Schreibmaschine:**	**Büro**	*Markt*	Kirche

4. Zuordnung zu einer bestimmten Funktion

B4	Hund:	krähen	bellen	einkaufen
1.	Sanduhr:	rieseln	*fallen*	schlafen
2.	Flugzeug:	*schwimmen*	**fliegen**	nähen
3.	Bett:	**liegen**	kochen	*rennen*
4.	Bild:	*riechen*	**betrachten**	essen
5.	Spaziergang:	essen	*sitzen*	**gehen**

5. Zuordnung zu einer Eigenschaft

B5	Nacht	*hell*	**dunkel**	klein
1.	Bügeleisen:	**heiß**	schwer	*kalt*
2.	Wurst:	*süß*	holzig	**salzig**
3.	Biene:	groß	*faul*	**fleißig**
4.	Rechnung:	*arm*	**teuer**	faul
5.	Blume:	**welk**	laut	*kaputt*

4.3.3.1.4 Relationales Satzverständnis

Aufgabenaufbau: 27 Lückensätze:
9 Lückensätze mit Nomina,
9 Lückensätze mit Verben,
9 Lückensätze mit Adjektiven

Nr.	Lückensatz	Zielitem	1. Ablenker	2. Ablenker
B1	Die Wäsche wäscht man mit	Wasser	Öl	Sand
B2	In der Nacht ist es meistens	dunkel	hell	kalt

Lückensätze mit Nomina: 1-3 Teil-Ganzes; 4-6 Antonyme; 7-9 Synonyme

Nr.	Lückensatz	Zielitem	1. Ablenker	2. Ablenker
1.	Zu einem Gewitter gehört immer ein	Blitz	Schneesturm	Erdbeben
2.	Ein Baum hat immer	Wurzeln	Früchte	Schatten
3.	Zu einer Mahlzeit gehört/gehören immer	Lebensmittel	Tisch	Gedeck
4.	Das Gegenteil von "Krieg" ist	Frieden	Kampf	Gefecht
5.	Das Gegenteil von "Verrat" ist	Treue	Liebe	Tapferkeit
6.	Das Gegenteil von "Lob" ist	Tadel	Verbot	Not
7.	Ein Kaninchen hat am meisten Ähnlichkeit mit einem	Hasen	Hund	Eichhörnchen
8.	Das Wort "Erlaubnis" hat am meisten Ähnlichkeit mit dem Wort	Genehmigung	Verbot	Nachfrage
9.	Das Wort "Leid" hat am meisten Ähnlichkeit mit dem Wort	Kummer	Tränen	Verlierer

Lückensätze mit Verben: 1-3 Funktion; 4-6 Antonyme; 7-9 Synonyme

Nr.	Lückensatz	Zielitem	1. Ablenker	2. Ablenker
1.	Wenn etwas schlecht riecht, dann tut es	stinken	duften	dampfen
2.	Wenn man ein Geheimnis preis gibt, dann tut man es	verraten	erläutern	überraschen
3.	Wenn man etwas nicht mehr findet, dann muß man es	suchen	verlegen	vergessen
4.	Das Gegenteil von "lachen" ist	weinen	seufzen	grinsen
5.	Das Gegenteil von "lieben" ist	hassen	mögen	nehmen
6.	Das Gegenteil von "verlieren" ist	gewinnen	vergessen	verkaufen
7.	Das Wort "bekennen" hat am meisten Ähnlichkeit mit dem Wort	gestehen	aussagen	singen
8.	Das Wort "klauen" hat am meisten Ähnlichkeit mit dem Wort	stehlen	kaufen	leihen
9.	Das Wort "sprechen" hat am meisten Ähnlichkeit mit dem Wort	reden	singen	lachen

Lückensätze mit Adjektiven: 1-3 Eigenschaft; 4-6 Antonyme; 7-9 Synonyme

Nr.	Lückensatz	Zielitem	1. Ablenker	2. Ablenker
1.	Jemand der bedürftig ist, ist	arm	genügsam	sparsam
2.	Etwas das unbezahlbar ist, ist	teuer	reich	groß
3.	Die Aussage, daß der Mond aus Silber besteht, ist	absurd	hinterlistig	irreführend
4.	Das Gegenteil von "fleißig" ist	faul	eifrig	gehorsam
5.	Das Gegenteil von "arm" ist	reich	teuer	kostspielig
6.	Das Gegenteil von "großzügig" ist	geizig	arm	verschwenderisch
7.	Das Wort "lustig" hat am meisten Ähnlichkeit mit dem Wort	spaßig	tragisch	freundlich
8.	Das Wort "farbig" hat am meisten Ähnlichkeit mit dem Wort	bunt	schwarz	dumpf
9.	Das Wort "willig" hat am meisten Ähnlichkeit mit dem Wort	fügsam	dreist	wendig

4.3.3.2 Semantisches System mit visuellem Input

4.3.3.2.1 Beurteilung von Objektabbildungen mit fehlenden Details
Aufgabeaufbau:
15 Items mit fehlenden Details

Nr.	Referenzbild	fehlendes Detail
B1	Tür	Griff
1.	Blume	Stengel
2.	Auto	Rad
3.	Säge	Zacke
4.	Rock	Falte
5.	Trommel	ein Schlegel
6.	Pistole	Lauf
7.	Robbe	Auge
8.	Artischocke	Spitze
9.	Bügeleisen	Kabel
10.	Regentonne	ein Griff
11.	Motorrad	Benzintank
12.	Sanduhr	Sand
13.	Hosenträger	ein Klipp
14.	Schaukelstuhl	eine Kufe
15.	Maurerkelle	Griff

4.3.3.2.2 Bild-Bild-Zuordnung

Aufgabenaufbau:

16 Bildertriaden mit einem Referenzbild

Nr.	Referenzbild	Zielitem	Ablenker
B1	Maus	Katze	Hund
1.	Blume	Vase	Eimer
2.	Auto	Garage	Stall
3.	Säge	Wald	Feld
4.	Rock	Mädchen	Junge
5.	Trommel	Notenheft	Buch
6.	Pistole	Räuber	König
7.	Robbe	Schiff	Auto
8.	Artischocke	Topf	Pfanne
9.	Bügeleisen	Bügelbrett	Tisch
10.	Regentonne	Gärtner	Maurer
11.	Motorrad	Helm	Hut
12.	Tortenheber	Kaffeetasse	Milchglas
13.	Sanduhr	Ei	Käse
14.	Hosenträger	Mann	Frau
15.	Schaukelstuhl	Haus	Kirche
16.	Maurerkelle	Baustelle	Haus

4.3.3.3 Semantisches System und artikulatorischer Output

4.3.3.3.1 Benennen von Objekten
Aufgabenaufbau:
8 einfache Nomen: 4 hochfrequent - 4 niederfrequent;
8 Verben: 4 hochfrequent - 4 niederfrequent;
8 zusammengesetzte Nomen: 4 hochfrequent - 4 niederfrequent;
8 Homonyme: 4 hochfrequent - 4 niederfrequent

2 Beispielitems

Nr.	Zielitem
B1	Huhn
B2	blühen

1. Durchgang: 16 Items, hochfrequent

Nr.	Zielitem
1.	Blume
2.	Auto
3.	Säge
4.	Rock
5.	fliegen
6.	gehen
7.	essen
8.	arbeiten
9.	Bügeleisen
10.	Regentonne
11.	Motorrad
12.	Tortenheber
13.	(Vorhänge-) Schloß
14.	(Schrauben-) Mutter
15.	(Zimmer-) Decke
16.	(Wasser-) Hahn

2. Durchgang: 16 Items, niederfrequent

Nr.	Zielitem
1.	Trommel
2.	Pistole
3.	Robbe
4.	Artischocke
5.	schreiben
6.	zahlen
7.	betrachten
8.	scheinen
9.	Sanduhr
10.	Hosenträger
11.	Schaukelstuhl
12.	Maurerkelle
13.	(Triller-) Pfeife
14.	(Stuben-) Fliege
15.	(Vogel-) Strauß
16.	(Turn-) Pferd

4.3.3.3.2 Reime finden

Aufgabenaufbau:
20 Bildertriaden ohne Referenzbild

Nr.	Reimwörter		Ablenker
B1	Tasche	Flasche	Wecker
1.	Schlüssel	Schüssel	Pfeife
2.	Vase	Nase	Säge
3.	Hose	Rose	Schiff
4.	Rock	Stock	Tasche
5.	Brett	Bett	Pfanne
6.	Bahn	Zahn	König
7.	Knopf	Topf	Eimer
8.	Kanne	Tanne	Auto
9.	Wecker	Stecker	Pistole
10.	Fliege	Ziege	Blume
11.	Horn	Dorn	Käse
12.	Tasse	Kasse	Hut
13.	Wippe	Lippe	Buch
14.	Tonne	Sonne	Haus
15.	Wiege	Liege	Hund
16.	Tisch	Fisch	Ei
17.	Locke	Socke	Vase
18.	Dolch	Molch	Robbe
19.	Strauß	Maus	Topf
20.	Bus	Nuß	Löffel

4.3.3.3.3 Homonyme-Entdeckungsaufgabe
Aufgabeaufbau:
15 Bildertriaden ohne Referenzbild

Nr.	Homonym	Zielitem 1	Zielitem 2	Ablenker
B1	Schloß	Märchenschloß	Vorhängeschloß	Vase
1.	Mutter	Schraubenmutter	Frau + Baby	Bus
2.	Decke	Zimmerdecke	Wolldecke	Dolch
3.	Hahn	Wasserhahn	Gockel	Hobel
4.	Pfeife	Trillerpfeife	Raucherpfeife	Kissen
5.	Fliege	Zimmerfliege	Selbstbinder	Blume
6.	Strauß	Vogel	Blumenstrauß	Kette
7.	Pferd	Turngerät	Tier	Möhre
8.	Bahn	Rennbahn	Bundesbahn	Stuhl
9.	Bank	Geldinstitut	Parkbank	Fußball
10.	Star	Musikstar	Vogel	Wecker
11.	Barren	Turngerät	Goldbarren	Feder
12.	Kiefer	Unterkiefer	Baum	Knopf
13.	Schalter	Lichtschalter	Kassenschalter	Torte
14.	Kelle	Maurerkelle	Suppenkelle	Zigarette
15.	Ball	Fußball	Tanzball	Gießkanne

4.3.3.3.4 Beschreiben von Situationen/Handlungen

Aufgabenaufbau: Intendierte Zielsätze:
10 Aktivsätze mit kanonischer Konstituentenfolge;
2 Aktivsätze mit kanonischer Konstituentenfolge mit Präposition;
2 Aktivsätze mit Negation;
6 Komplexere Situationen, die mit Satzergänzung beschrieben werden müssen

1. Durchgang: 10 Aktivsätze

Nr.	Zielsatz
B1	Das Mädchen küßt die Puppe.
B2	Die Frau liest Zeitung.
1.	Der Mann ißt eine Suppe.
2.	Die Frau liest einen Brief.
3.	Der Mann geht spazieren.
4.	Das Mädchen weckt den Vater.
5.	Der Baum verliert seine Blätter.
6.	Der Junge küßt das Mädchen.
7.	Die Frau gibt der Katze Milch.
8.	Der Bauer verjagt den Räuber.
9.	Der Junge pflückt den Apfel.
10.	Der Mann redet mit den Kindern.

2. Durchgang: Präposition, Negation und Satzergänzung

Nr.	Zielsatz
1.	Die Flasche steht auf dem Tisch.
2.	Der Hund springt von der Mauer.
3.	Der Mann hat leere Taschen.
4.	Das Auto hat keine Räder mehr.
5.	Die Frau sitzt auf einem Stuhl, ißt einen Apfel und liest einen Brief.
6.	Der Junge schubbst das Mädchen zu der Gummiente in die Wanne.
7.	Der Junge nimmt den Apfel, der auf dem Tisch liegt.
8.	Der Mann, der den Hut trägt, gießt das Beet.
9.	Das Mädchen wird von dem Jungen geküßt, der eine Mütze trägt.
10.	Der Räuber, der weglaufen wollte, wird von dem Bauern verjagt.

Darstellung der Ergebnisse

Anamnesebogen

Persönliche Daten:		
Name:	geb.:	Alter:
Neurologische Befunde: Ätiologie und Lokalisation:		
Zeitpunkt der Schädigung: Informationen aus Vorbefunden:		
AAT-Klassifikation:		
Kognitive Leistungen: - Aufmerksamkeit: - Gedächtnis: - Planen/Problemlösen:		
Motorik:		
Sehen:		
Hören:		
Händigkeit:		
Psychosoziale Daten:		
Familienstand:	Angehörige:	
Berufstätigkeit:	Muttersprache:	
Freizeitinteressen:		

Auswertungsprofil: *Spontansprache und Kommunikationsverhalten*

	0	1	2	3
1. Flüssigkeit	o	o	o	o
2. Satzsyntax	o	o	o	o
3.1 Wortfindung	o	o	o	o
3.2 sem. Paraphasien	o	o	o	o
3.3 phonem. Paraphasien	o	o	o	o
3.4 Neologismen	o	o	o	o
3.5 Jargon	o	o	o	o
4.1 Sprachautomatismen	o	o	o	o
4.2 Echolalie	o	o	o	o
5.1 Kommunikationsverhalten	o	o	o	o
5.2 subj. Kommunikationsverhalten	o	o	o	o
6. nonverbaler Ausdruck	o	o	o	o
7. Situationsverständnis	o	o	o	o

Ergebnisprotokoll

Aufgabe	Punkte	%
4.3.2 Ergebnisse der phonologischen Prozesse		
4.3.2.1 Auditiver Input		
4.3.2.1.1 Phonemdiskrimination: Wort - Wort	/ 10	
4.3.2.1.2 Phonemdiskrimination: Neologismus - Neologismus	/ 10	
4.3.2.1.3 Lexik. Entscheidungsaufgabe: Wort - Neologismus	/ 20	
4.3.2.2 Auditiver Input und artikulatorischer Output		
4.3.2.2.1 Nachsprechen von Wörtern	/ 60	
4.3.2.2.2 Nachsprechen von Neologismen	/ 60	
4.3.2.2.3 Nachsprechen von Sätzen	/ 60	
4.3.3 Ergebnisse der semantischen Prozesse		
4.3.3.1 Semantisches System mit auditivem Input		
4.3.3.1.1 Referentielles Wortverständnis		
1. Durchgang:	/ 48	
2. Durchgang:	/ 48	
4.3.3.1.2 Referentielles Satzverständnis		
1. Durchgang:	/ 45	
2. Durchgang:	/ 45	
4.3.3.1.3 Relationales Wortverständnis	/ 75	
4.3.3.1.4 Relationales Satzverständnis	/ 81	
4.3.3.2 Semantisches System mit visuellem Input		
4.3.3.2.1 Beurteilung von Objektabb. mit fehlenden Details	/ 45	
4.3.3.2.2 Bild-Bild-Zuordnung	/ 48	
4.3.3.3 Semantisches System und phonologischer Output		
4.3.3.3.1 Benennen von Objekten		
1. Durchgang:	/ 48	
2. Durchgang:	/ 48	
4.3.3.3.2 Reime finden	/ 48	
4.3.3.3.3 Homonyme-Entdeckungsaufgabe	/ 45	
4.3.3.3.4 Beschreiben von Situationen/Handlungen		
1. Durchgang:	/ 30	
2. Durchgang:	/ 30	

Darstellung der Ergebnisse im Leistungsprofil

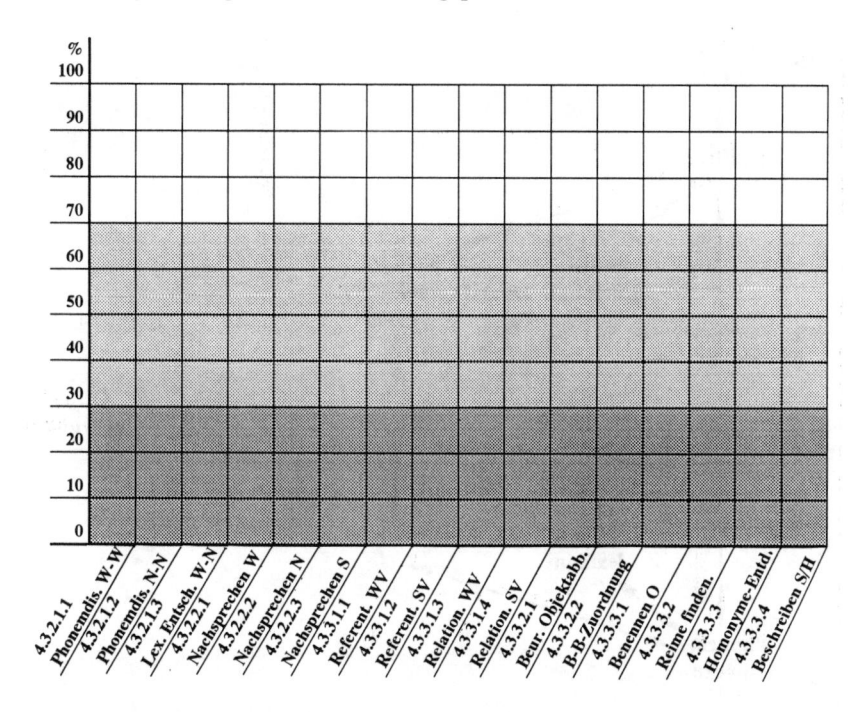

%																		
100																		

Kategorien (x-Achse):
4.2.2.1.1, Phonemdis. W-W, 4.3.2.1.2, Phonemdis. N-N, 4.3.2.1.3, Lex. Entsch. W-N, 4.3.2.2.1, Nachsprechen W, 4.3.2.2.2, Nachsprechen N, 4.3.2.2.3, Nachsprechen S, 4.3.3.1.1, Referent. WV, 4.3.3.1.2, Referent. SV, 4.3.3.1.3, Relation. WV, 4.3.3.1.4, Relation. SV, 4.3.3.2.1, Beur. Objektabb., 4.3.3.2.2, B-B-Zuordnung, 4.3.3.3.1, Benennen O, 4.3.3.3.2, Reime finden, 4.3.3.3.3, Homonyme-Entd., 4.3.3.3.4, Beschreiben S/H

213

Darstellung der Beeinträchtigungen anhand des Modells

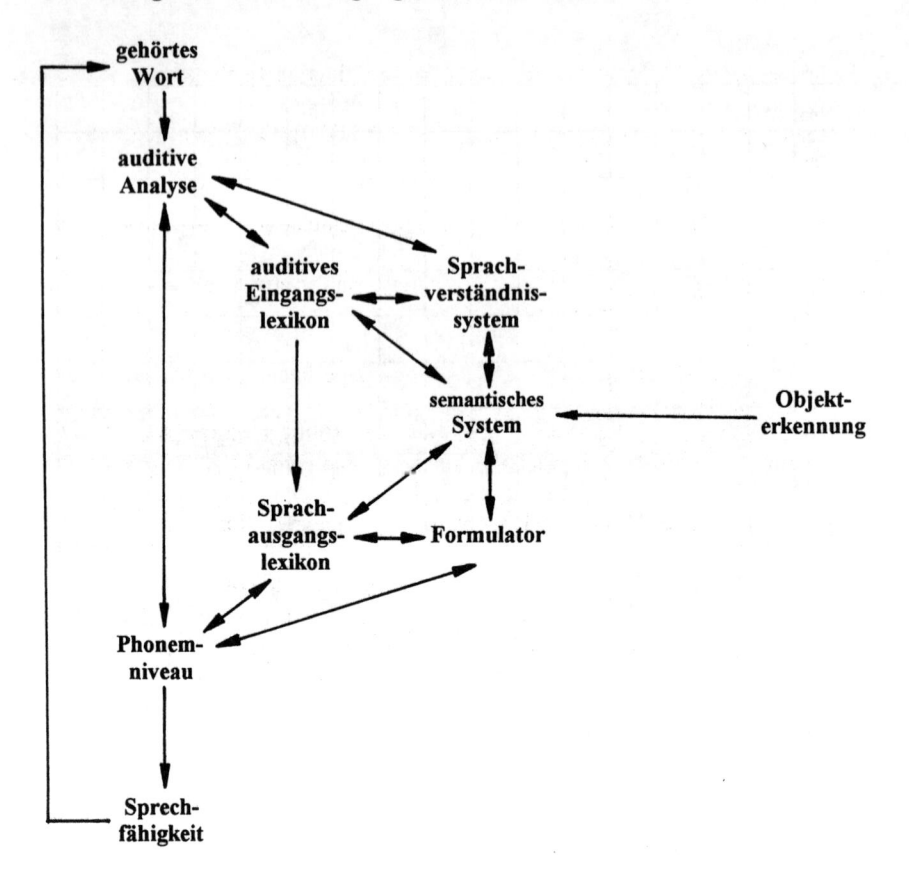

```
        gehörtes
          Wort
            │
            ▼
        auditive ◄──────┐
         Analyse ───────┼──────┐
            ▲           │      │
            │       auditives    Sprach-
            │       Eingangs- ◄──► verständnis-
            │        lexikon ◄──  system
            │           │  ▲       ▲
            │           │  │       │
            │           ▼  │       ▼
            │              semantisches  ◄────── Objekt-
            │              System                erkennung
            │           ▲    ▲
            │           │    │
            │        Sprach- │
            │       ausgangs- ◄──► Formulator
            │        lexikon
            │           │  ▲       │
            │           ▼  │       │
        Phonem- ◄───────────────────┘
        niveau
            │
            ▼
        Sprech-
        fähigkeit
```

Literatur

Aitchison, J (1987): Words in the mind: an introduction to the mental lexicon. Oxford: Blackwell.
Amthauer, R (1970): Intelligent-Struktur-Test (IST-70). Göttingen: Hogrefe.
Anderson, JR (1976): Language, memory and thought. Hillsdale, New York: Lawrence Erlbaum Associates Ltd.
Anderson, JR (1989): Kognitive Psychologie. Heidelberg: Spektrum-d.-Wiss.-Verlag.
Anderson, JR; Bower, GH (1972): Recognition and retrival processes in free recall. Psychological Review, 79:97-123.
Bartlett, FC (1932): Remembering: A study in experimental and social psychology. Cambridge: Cambridge University Press.
Basso, A; Razzano, C; Fagliono, P; Zanobio, ME (1990): Confrontation naming, picture description and action naming in aphasic patients. Aphasiology, 4-2, 185-195
Bay, E (1960): Zur Methodik der Aphasieuntersuchung, Nervenarzt, 31, 145-154.
Bayer, J (1985): Die linguistische Bewertung aphasischer Spontansprache. Eine Anleitung für die Praxis. In: Springer, L & Kattenbeck, G (Hrsg.): Aphasien. München tuduv-Verlagsgesellschaft
Bayer, J; De Bleser, R & Dronsek, C (1987): Form und Funktion von Kasus bei Agrammatismus. In: Bayer, J (Hrsg.): Grammatik und Kognition. Wiesbaden: Westdeutscher Verlag.
Berndt, RS; Caramazza, A (1980): A redefinition of the syndrome of Broca's aphasia: implications for a neuropsychological model of language. Appl. Psycholing., 1, 225-278.
Blanken, G (1988a): Anmerkungen zur Methodologie der Kognitiven Neurolinguistik. Neurolinguistik 1988/2: 127-147.
Blanken, G (1988b): Zur Ausgrenzbarkeit der linguistischen Formulierungsprozesse. In: Blanken, G; Dittmann, J; Wallesch, CW (Hrsg.): Sprachproduktionsmodelle. Neuro- und psycholinguistische Theorien zur menschlichen Spracherzeugung. Freiburg: HochschulVerlag
Blanken, G (1991): Einführung in die linguistische Aphasiologie Theorie und Praxis. Freiburg: HochschulVerlag.
Blanken, G; Dittmann, J & Wallesch, CW (1988): Sprachproduktionsmodelle. Neuro- und psycholinguistische Theorien zur menschlichen Spracherzeugung. Freiburg: HochschulVerlag.
Bock, K (1982): Toward a cognitive psychology of syntax: Information processing contributions to sentence formulation. Psychological Review, 89, 1:1-47.

Bowerman, M & Meyer, A (Ed., 1991): Annual Report, 12, Max-Planck-Institut für Psycholinguistik.
Bransford, JD & Franks, JJ (1971): The abstraction of linguistic ideas. Cognitive Psychology, 2, 331-350.
Bühler, K (1965): Sprachtheorie. Stuttgart: Fischer Verlag.
Bussmann, H (1990): Lexikon der Sprachwissenschaft. Stuttgart: Kröner Verlag.
Butterworth, B (1980): Language production. London: Academic Press.
Butterworth, B; Howard, D; McLoughlin, P (1984): The semantic deficit in aphasia: The relationship between semantic errors in auditory comprehension and picture naming. Neuropsychologia 22: 409-426.
Broca, P (1861): Remarques sur le siege de la faculte du langage articule, suivies d'une observation d'aphemie. Bull. Soc. Anatom.,36:330-357
Bub, DN; Black, S; Howell, J; Kertesz, A (1987): Speech output process and reading. In: Coltheart, M; Sartori, G; Job, R (eds.): The Cognitive Neuropsychology of Language. London: Lawrence Erlbaum.

Campbell, R (1987): Cognitive neuropsychology. In Claxton, G (Ed.): New directions in cognition. London: Routledge and Kegan Paul.
Caplan, D (1985): Syntactic and semantic structures in agrammatism. In Kean, M-L (Ed.) Agrammatism. Academic Press, Orlando San Diego u.a., 125-152.
Caplan, D (1987): Neurolinguistics and Linguistic Aphasiology. An Introduction. Cambridge, Mass.: University Press.
Caramazza, A (1984): The logic of neuropsychological research and the problem of patient classification in aphasia. Brain and Language, 21:9-20.
Caramazza, A (1986): On drawing interferences about the structure of normal cognitive systems from the analysis of patterns of impaired performance: The case for single-patient studues. Brain and Cognition, 5:41-66.
Caramazza, A; Berndt, RS; Brownwell, HH (1982): The semantic deficit hypotheseis: perceptual parsing and objekt classification by aphasic patients. Brain and Language, 15:161-189.
Caramazza, A & McCloskey, M (1988): The case for single-patient studies. Cognitive Neuropsychology, 5, 517-528
Chomsky, N (1965): Aspects of the Theory of Syntax. Cambridge, Mass.: MIT Press.
Chomsky, N (1980): Rules and reprsentations. In: The behavioural and brain sciences 3:1-61.
Chomsky, N (1986): Changing Perspectives on Knowledge and Use of Knowledge. Leuvense Bijdragen 75:1-71.
Cohen, R; Kelter, S; Koemeda-Lutz, M; Meier, E (1988): Sprache und Denken. Beiträge aus der Aphasieforschung. In: v. Stechow, A; Schepping, M-T (Hrsg.): Fortschritte in der Semantik. Weinheim, VCH Verlagsgesellschaft.

Cohen, R; Kelter, S (1979): Cognitive impairement in aphasics in a colour-to-picture task. Cortex, 15, 235-245.

Cohen, R; Kelter, S; Woll, G (1980): Analytical competence and language impairement in aphasia. Brain and Language, 10, 331-347.

Collins, AM; Loftus, ER (1975): A sreading-activation theory of semantic processing. Psychological Review, 82:407-428.

Collins, AM; Quillian, MR (1969): Retrival Time from Semantic Memory. J. of verbal learning and verbal behavior 8:240-247.

Collins, AM; Quillian, MR (1972): Experiments on semantic memory and language comprehension. In: Gregg, LW (Hrsg.): Cognition in Learning and memory. New York

Coltheart, M (1984): Editorial. Cognitive Neuropsychology 1, 1-8.

Coltheart, M (1986): Cognitive neuropsychology. In Posner, M & Marin, OSM (Eds.) Attention and Performance, XI, Hillsdale, NJ: Lawrence Erlbaum Associates Inc.

Coltheart, M; Satori, G & Job, R (1987): The cognitive psychology of language. Hillsdale, NJ: Lawrence Erlbaum.

De Bleser, R; Schuster, A (1987): Störungen der Wortfolge bei Aphasie. Neurolinguistik, 1, 1-26.

De Bleser, R; Bayer, J (1986): German word formation and aphasia. The Linguistic Review, 5, 1-40.

Dell, GS (1986): A spreading-activation theory of retrieval in sentence production. Psychological Review, 93:283-321.

Dell, GS (1988): The retrieval of phonological forms in production: Tests of predictions from a connectionist model. Journal of Memory and Language, 27:124-142.

Dittmann, J (1988): Einleitung: Über die Erforschung der menschlichen Sprachproduktion. In: Blanken, G u.a. (1988).

Ellis, AW (1983). Syndroms, slips and structures. Bulletin of thr British Psychological Society, 36, 372-374.

Ellis, AW (1985): The production of spoken words: A cognitive neuropsychological perspective. In: Ellis, AW (ed): Progress in the Psychology of Language. Vol.2. London: Lawrence Erlbaum Associates Ltd.

Ellis, AW & Young, AW (1991): Einführung in die Kognitive Neuropsychologie. Bern u.a.: Verlag Hans Huber.

Engelkamp, J (1973): Semantische Struktur und die Verarbeitung von Sätzen. Bern u.a.: Verlag Hans Huber.

Engelkamp, J (1991): Das menschliche Gedächtnis. Göttingen: Hogrefe.

Fodor, JA (1983): The Modularity of Mind. Cambridge, Mass.: MIT Press.

Forster, KI (1979): Levels of processing and the structure of of the language processor. In: Cooper, WE; Walker T (ed.): Sentence processing. Hillsdale, N.J.: Erlbaum.
Forster, KI; Chambers, SM (1973): Lexical access and naming time. Journal of Verbal Learning and Verbal Behavior, 12, 627-635.
Franklin, S (1989): Dissociations in auditory word comprehension; evidence from nine fluent aphasic patients. Aphasiology, 3, 189-209.
Frauenfelder, UH & Tyler, LK (1987): The process of spoken word recognition. An introduction. Cognition 25:1-20.
Friederici, AD (1982): Syntactic and semantic processes in aphasic deficits: The availability of prepositions. Brain and Language, 15, 249-258.
Fromkin, VA (1971): The non-anomalous nature of anomalous utterances. Language,47:27-52.
Fromkin, VA (1973): Speech errors as linguistic evidence. The Hague: Mouton.

Garner, WR; Hake, HW; Eriksen, CW (1956): Operationalism and the concept of perception. Psychological Review, 63:149-159.
Garrett, MF (1980): Levels of processing in sentence production. In B BUTTERWORTH (Ed.): Language production, vol.1: Speech and talk. London: Academic Press.
Garrett, MF (1982): Production of speech: Observations from normal and pathological language use. In: Ellis, AW (Ed.): Normality and pathology in cognitive functions. London: Academic Press.
Garrett, MF (1984): The organization of processing structure for language production. Applications to aphasic speech. In: Caplan, D; Lecours, AR & Smith A (eds.): Biological Perspectives on Language. Cambridge, Mass.: MIT Press.
German, DJ (1989): A diagnostic model and test to assess word-finding skills in children. British Journal of Disorders of Communication, 24, 21-39.
Glindemann, R; v. Cramon, DY (1995): Kommunikationsstörungen bei Patienten mit Frontalhirnläsion. Sprache-Stimme-Gehör, 19, 1-7.
Goodglass, H (1976): Agrammatism. In Whitaker, H; Whitaker, HA (Eds.) Studies in Neurolinguistics, Vol.I, Academic Press, New York, 237-260.
Goodglass, H; Wingfield, A; Hyde, MR, Theurkauf, JC (1986): Category specific dissociations in naming and recognition by aphasic patients. Cortex, 22:87-102.
Günther, H (1989): Wörter im Kopf? Gedanken zu einem Buch von Jean Aitchison. In: Kegel, G, u.a. (Hrsg): Sprechwissenschaft und Psycholinguistik. Opladen. Westdeutscher Verlag.
Gräbniz, V (1982): Häufigkeitsuntersuchungen zum Korpus der deutschen Gegenwartssprache. Magisterarbeit, Institut für Phonetik und Sprachliche Kommunikation, Ludwig.Maximilians-Universität München

Greitemann, G (1988): Sprache. In: v. Cramon, D & Zihl, J (Hrsg.): Neuropsychologische Rehabilitation. Berlin u.a.: Springer-Verlag.

Grodzinsky,Y; Swinney D; Zurif, E (1985): Agrammatism: Structural deficits and antecedent processing disruptions. In Kean, M-L (Ed.) Agrammatism. Academic Press, Orlando San Diego u.a., 65-81.

Hamster, W; Langner, W; Mayer, K (1980): Tübinger-Luria-Christensen neuropsychologische Untersuchungsreihe, Weinheim: Beltz.

Hart, J; Berndt, RS & Caramazza, A (1985): Category-specific naming deficit following cerebral infarction. Nature, 316:439-440.

Herrmann, T (1982): Über begriffliche Schwächen kognitivistischer Kognitionstheorien: Begriffsinflation und Akteur-System-Kontamination. Sprache & Kognition, 1, 3-14.

Herrmann, T (1985): Allgemeine Sprachpsychologie: Grundlagen und Probleme. München: Urban & Schwarzenberg.

Hillert, D (1990): Sprachprozesse und Wissensstrukturen. Opladen: Westdeutscher Verlag.

Hörmann, H (1976): Meinen und Verstehen. Frankfurt am Main: Suhrkamp.

Hörmann, H (1981): Einführung in die Psycholinguistik. Darmstadt: Wissenschaftlich Buchgesellschaft.

Hoffmann, J (1983): Das aktive Gedächtnis. Berlin u.a.: Springer-Verlag.

Howard, D & Hatfield, FM (1987): Aphasia therapy. London: Lawrence Erlbaum Associates Ltd.

Howard, D & Orchard-Lisle, V (1984): On the origin of semantic errors in naming: Evidence from the case of a global aphsic. Cognitive Neuropsychology 1: 163-190.

Howard, D; Patterson, K (1992): The Pyramids and Palm Trees Test: a test of semantic access from words and pictures. Bury St. Edmunds: Thames Valley Test Company.

Huber, W (1989): Alexie und Agraphie. In: Poeck, K (hrsg.): Klinische Neuropsychologie. Stuttgart, Thieme.

Huber, W; Poeck, K; Weninger, D; Willmes, K (1983): Der Aachener Aphasietest. Göttingen: Hogrefe.

Jackendoff, R (1983): Semantics and Cognition. Cambridge, Mass.: MIT Press.

Johnson-Laird, PN (1980): Mental models in cognitive science. Cognitive Science, 4, 72-115.

Johnson-Laird, PN (1987): The mental representation of the meaning of words. In: Frauenfelder, UH; Tyler, LK (Eds.): Spoken Word Recognition. Cambridge Mass. London: MIT Press.

Kaplan, E; Goodglass, H; Weintraub, S (1983): Boston Naming Test. Philadelphia: Lea and Febinger

Katz, JJ & Fodor, JA (1963): The structure of a semantic theory. Language. 39: 170-210.
Kay, J & Ellis, AW (1987): A cognitive neuropsychological case study of anomia: Implications for psychological models of word retrival. Brain, 110:613-629.
Kay, J; Lesser, R; Coltheart, M (1992): Psycholinguistic Assessment of Language Processing in Aphasia (PALPA). East Sussex: Lawrence Erlbaum Associates.
Kean, M-L (1985): Agrammatism. Academic Press, Orlando San Diego u.a.
Kelter, S (1990): Aphasie. Hirnorganisch bedingte Sprachstörungen und Kognitive Wissenschaft. Stuttgart u.a.: Verlag W. Kohlhammer.
Kempen, G & Huijbers, P (1983): The lexicalisation process in sentence production and naming: Indirect election of words. Cognition, 14:185-209.
Kempen, G & Hoenkamp, E (1987): An incremental procedural grammar for sentence formulation. Cognitive Science, 11, 201-258.
Kintsch, W (1974): The Representation of meaning in Memory. Hillsdale, New York: Lawrence Erlbaum Associates Ltd.
Kintsch, W & van Dijk, TA (1978): Toward a model of text comprehension and production. Psychological Review, 85, 363-394.
Kleist, K (1934): Gehirnpathologie. Leipzig: Barth.
Klix, F (1971): Information und Verhalten. Kybernetische Aspekte der organismischen Informationsverarbeitung. Einführung in naturwissenschaftliche Grundlagen der allgemeinen Psychologie. Bern u.a.: Huber-Verlag.
Klix, F (1976): Psychologische Beiträge zur Analyse kognitiver Prozesse. München. Kindler Verlag.
Koemeda-Lutz, M (1985): Struktur und Abruf von semantischem Wissen bei Aphasikern. Dissertation, Konstanz
Kolk, HHJ, van Grunsven, MJF, Keyser, A (1985): On parallelism between production and comprehension in agrammatism. In Kean, M-L (Ed.) Agrammatism. Academic Press, Orlando San Diego u.a., 165-206.

Labov, W (1973): The bounderies of words and their meanings. In: Bailey, Ch-J N; Shuy, RW: New ways of analysing variation in English. Washington, D.C.: Georgetown University Press.
Laine, M; Kujala, P; Jussi, N; Uusipaikka, E (1992): On the nature of naming difficulties in aphasia. Cortex, 28, 537-554.
Lakoff, G (1987): Women, Fire, and Dangerous Things. What Categories Reveal about the Mind. Chicago: The University of Chicago Press.
Langacker, RW (1988): (1) An Overview of Cognitive Grammar:3-48. (2) A View of Linguistic Semantics:49-90. In: Rudzka-Ostyn, B (Hrsg.): Topics in Cognitive Linguistics. Amsterdam: J. Benjamins.
Lecours, AR (1982): On neologisms. In: Mehler, J; Walker, ECT; Garrett,M. (eds.): Perspectives on Mental Representations. Hillsdale, N.Y.: Erlbaum.

Leischner, A (1979): Aphasien und Sprachentwicklungsstörungen. Stuttgart: Thieme.
Lesser, R (1974): Verbal comprehension in aphasia: An English version of three Italian tests. Cortex, 10,247-263.
Lesser, R (1989): Some issues in the neuropsychological rehabilitation of anomia. In: Seron, X; Deloche, G (eds.): Cognitive Approaches in Neuropsychological Rehabilitation. London, Lawrence Erlbaum.
Levelt, WJM (1989): Speaking. From Intention to Articulation. Cambridge, Mass. MIT Press.
Lhermitte, F; Derouesne, J; Lecours, AR (1971): Contribution à l'étude des troubles sémantiques dans l'aphasie. Rev. Neurol. 125, 81-101.
Lichtheim, L (1884): Ueber Aphasie. Deutsches Archiv für Klinische Medicin 36:104-268
Lindsay, PH & Norman, DA (1972): Human information processing. New York: Academic Press.
Linebarger, MC; Schwartz, MF;0 Saffran, EM (1983a): Sensitivity to grammatical structure in so-called agrammatic aphasics. Cognition, 13, 361-392
Linebarger, MC; Schwartz, MF;0 Saffran, EM (1983b): Syntactic processing in agrammatism: A reply to Zurif and Grodzinsky. Cognition, 15, 215-225.

Mannes, SM; Kintsch, W (1991): Routine computing tasks: Planning as understanding. Cognitive Science, 15, 305-342.
Marr, D (1976): Early processing of visual information. Philosophical Transactions of the Royal Society (London), B275, 483-524.
Marr, D (1982): Vision. San Francisco: W. H. Freeman.
McClelland, JL & Rumelhart, DE; PDP-Group Research, Hrsg. (1986): Parallel Distributed Processing. Vol 1, 2. Cambridge,Mass: MIT Press.
Merdian, G (1984): Semantische Störungen bei Aphasikern. Frankfurt u.a.: Peter Lang Verlag.
Messing, Jürgen (1986): Bedeutung und Wort - Folgen einer aktivitätsorientierten und intermodalen Behandlung von Bedeutung. In: Kegel, G. u.a. (Hrsg.): Sprechwissenschaft und Psycholinguistik. Opladen. Westdeutscher Verlag.
Miller, GA & Johnson-Laird,PN (1976): Language and perception. Cambridge, Mass.: Harvard University Press.
Morton, J; Patterson, K (1980): A new attempt at an interpretation, or, an attempt at a new interpretation. In: Coltheart, M; Patterson, K; Marshall, JC (ed.): Deep Dyslexia. London: Routledge and Kegan Paul.

Naeser, MA; Marzurski, P; Goodglass, H; Peraino, M; Laughlin, S; Leaper, WC (1987): Auditory syntactic comprehension in nine aphasia groups (with CT scans) and children: Differences in degree but not order of difficulty observed. Cortex, 23, 359-380.

Neisser, U (1967): Cognitive psychology. Engelwood Cliffs, N.J.: Prentice-Hall.
Newell, A & Simon, H (1972): Human problem solving. Englewood-Cliffs, New York: Prentice Hall.
Norman, DA & Rumelhart, DE (1975): Explorations in cognition. San Francisco: Freeman.

Oeser, E & Seitelberger, F (1988): Gehirn, Bewußtsein und Erkenntnis. Darmstadt. Wissenschaftliche Buchgesellschaft.

Parisi, D; Pizzamiglio, L (1970): Syntactic comprehension in aphasia. Cortex, 6, 204-215.
Poeck, K (1989): Klinische Neuropsychologie. Stuttgart. Thieme Verlag.
Powell, TPS (1981): Certain aspects of the intrinsic organization of the cerebral cortex. In: Pompeiano, O; Ajmone Marsan, C (Ed.): Brain mechanisms of perceptual awareness and purposful behavior. New York: Raven Press.
Putnam, H (1976): Reference and Understanding. In: Margalit. A. (ed.): Meaning and Use. Dordrecht: Reidel.

Reitz, J (1994): Erworbene Schriftsprachstörungen. Eine neurolinguistische Aufgabensammlung zur Erfassung schriftsprachlicher Leistungen. Opladen: Westdeutscher Verlag.
Rickheit, G; Mellies, R; Winnecken, A (1992): Linguistische Aspekte der Sprachtherapie - Forschung und Intervention bei Sprachstörungen. Opladen: Westdeutscher Verlag.
Rickheit, G; Strohner, H (1993): Grundlagen der kognitiven Sprachverarbeitung.München: Francke Verlag.
Rosch, E (1977): Human Categorization. In: Warren, N (ed.): Studies in Cross-Cultural Psychology. Vol 1. London: Academic Press.
Rosch, E (1978): Principles of categorization. In: Rosch, E; Lloyd, BB (Hrsg.): Cognition and Categorization. Hillsdale, NY.: Lawrence Erlbaum Associates Ltd.
Rumelhart, DE (1975): Notes on a schema for stories. InDG BOBROW & AM COLLINGS (Eds.) Representation and understanding: Studies in cognitive science. New York: Academic Press.
Rumelhart, DE (1980): Schemata: The building blockes of cognition. In B SPIRO, BC BRUCE & WF BREWER (Eds.): Theoretical issues in reading comprehension. Hillsdale: Erlbaum.
Rumelhart, DE; Hinton, GE; McClelland, JL (1986): A general framework for parallel distributed processing. In: Rumelhart, DE, McClelland, JL: PDP Research Group (Hrsg.): Parallel Distributed Processing. Vol 1. Cambridge u.a.: MIT Press.

Saffran, EM; Schwartz, MF & Marini, OSM (1980): Evidence from aphasia: Isolating the components of a production model. In: Butterworth (Ed.): Language Production, Vol 1. Speech and Talk. London: Academic Press.

Saussure, F de (1967): Grundfragen der allgemeinen Sprachwissenschaft. Bally, Ch; Sechehaye, A (Hrsg.). Berlin: de Gruyter.

Schank, RC & Abelson, RP (1977): Scripts, plans, goals, and understanding. Hillsdale: Erlbaum.

Schmidt, SJ (1991): Gedächtnis. Frankfurt am Main. Suhrkamp.

Schwartz, MF (1987): Patterns of speech production deficit within and across aphasia syndromes: Application of a psycholinguistic model. In: Coltheart, M; Sartori, G & Job, R (eds.): The Cognitive Neuropsychology of Language. London. Academic Press.

Schwartz, MF; Saffran, EM; Marini, OSM (1980): The word order problem in agrammatism. I. Comprehension. Brain and Language, 10, 249-262.

Schwarz, M (1992): Einführung in die Kognitive Linguistik. Tübingen: Francke Verlag.

Selman, B (1989): Connectionist systems for natural language understanding. Artificial Intelligence Review, 3, 23-31.

Sergent, J (1984): Inferences from unilateral brain damage about normal hemispheric functions in visual pattern recognition. Psychological Bulletin, 96, 99-115.

Seron, X (1982) Introduction toward a cognitive neuropsychology. International Journal of Psychology 17, 149-156.

Shallice, T (1979): Case-study approach in neuropsychological research. Journal of Clinical Neuropsychology, 1:183-211.

Shallice, T (1981): Neurological impairment of cognitive processes. British Medical Bulletin, 37:187-192.

Shallice, T (1984): More functionally isolable subsystems but fewer "modules"? Cognition, 17:243-252.

Shallice, T (1988): From Neuropsychology to Mental Structure. Cambridge: University Press.

Sinn, H; Blanken, G (1995): Das Nachsprechen von Wörtern und Nichtwörtern bei Aphasie. Manuskript. Universität Freiburg.

Smith, EE; Shoben, EJ; Rips, LJ (1974): Structure and process in semantic memory. Psychological Review. Vol. 81.214-241.

Snodgrass, JG (1984): Concepts and their surface representations. J. of Verbal Learning and Verbal Behavior 23: 3-22.

Snodgrass, JG; Vanderwart, M (1980): A Standardized Set of 260 Pictures: Norms for Name Agreement, Image Agreement, Familiarity, and Visual Complexity. J. of experimental psychology: Human Learning and Memory. Vol.6, No.2; 174-215.

Springer, L & Kattenbeck, G (1985, Hrsg.): Aphasien. München tuduv-Verlagsgesellschaft

Squire, LR; Zola-Morgan, S (1988): Memory: brain systems and behavior. Trends in Neurosciences 11: 170-175.

Stadie, N; Cholewa, J; De Bleser, R & Tabatabaie, S (1994): Das neurolinguistische Expertensystem LeMo. I. Theoretischer Rahmen und Konstruktionsmerkmale des Testteils Lexikon. Neurolinguistik, 8 (1), 1-25.

Stark, J; Stark, HK (1991): On the processing of compound nouns by a Wernicke's aphasic. Grazer Linguistische Studien, 35, 95-113.

Stemberger, JP (1984): Structural errors in normal and agrammatic speech. Cognitiv Neuropsychology, 1, 281-313.

Stemberger, JP (1985a): Bound morpheme loss errors in normal and agrammatic speech: One mechanism or two? Brain and Language, 25, 246-256.

Stemberger, JP (1985b): An interactive activation model of language production. In: Ellis, AW (Hrsg.):Progress in the Psychology of language. Vol 1. London, New York.: Lawrence Erlbaum Associates Ltd.

Vogel, M; Ziegler, W; Morasch H (1988): Sprechen. In: v. Cramon, D; Zihl, J (Hrsg.): Neuropsychologische Rehabilitation. Springer-Verlag

Warrington, EK & Shallice, T (1984): Category-specific semantic impairments. Brain, 107:829-854.

Wechsler, D (1955): Wechsler adult intelligence scale. New York: Psychological Corp.

Werani, A (1993): Zur Sprachverarbeitung im kognitiven System: Wortrepräsentationen und deren Störungen. Magisterarbeit. Ludwig-Maximilian Universität München.

Wernicke, C (1906): Der aphasische Symptomencomplex. In: von Leyden, E & Klemperer, F (Hrsg.): Die deutsche Klinik am Eingange des zwanzigsten Jahrhunderts, Bd. VI, Berlin/Wien: Urban & Schwarzenberg.

Whitaker, HA (1983): Towards a brain model of automatization: A short essay. In Magil, RA (ed.): Memory and control of action. Amsterdam: North Holland.

Wessells, MG (1990): Kognitive Psychologie. München: Reinhardt Verlag.

Williams, SE; Canter, GJ (1982): The influence of situational context on naming performance in aphasic syndroms. Brain and Language, 17, 92-106.

Williams, SE; Canter, GJ (1987): Action naming performance in four syndromes of aphasia. Brain and Language, 32, 124-136.

Wittgenstein, L (1984): Werkausgabe in 8 Bänden. Band 1: Tractatus logico-philosophicus. Tagebücher 1914-1916. Philosophische Untersuch-ungen. Frankfurt am Main. Suhrkamp.

Woll, G; Cohen, R; Heister, G (1980): Zur semantischen Organisation des Lexikons bei Aphasikern. Nervenarzt 51, 561-567.

Wundt, W (1904; 2. Auflage): Völkerpsychologie. Bd.1: Die Sprachen. Leipzig, Engelmann.

Wundt, W (1918; 13. Auflage): Grundriß der Psychologie. Leipzig, Körner.

Yeni-Komshian, GH; Ludlow, CL; Rosenberg, J; Fair, C & Salazar, A (1986): Lesions locations associated with speech perception deficits following penetrating head injury. Neuropsychologia, 24, 632-647

Aus dem Programm
Psycholinguistik

Dieter Hillert
**Sprachprozesse
und Wissensstrukturen**
Neuropsychologische Grundlagen der Kognition
1990. 314 S. Kart.
ISBN 3-531-12217-7
Dieses Buch stellt aktuelle Fragen der Aphasieforschung vor und analysiert gestörte Sprachprozesse auf der Grundlage psycholinguistischer Modellvorstellungen.

Gert Rickheit / Rüdiger Mellies /
Andreas Winnecken (Hrsg.)
**Linguistische Aspekte
der Sprachtherapie**
Forschung und Intervention bei Sprachstörungen
1992. VI, 309 S. (Psycholinguistische Studien, hrsg. von Gert Rickheit und Dieter Metzing) Kart.
ISBN 3-531-12345-9
Probleme der Klinischen Linguistik werden in letzter Zeit immer häufiger in den Medien diskutiert, da offenbar das Interesse an Methoden der Aphasiediagnose und -therapie gestiegen ist. Die therapeutische Behandlung von Aphasikern stand auch im Mittelpunkt einer Fachtagung, die vom Bundesverband „Klinische Linguistik" initiiert und von der Universität Bielefeld durchgeführt worden ist. Die auf dieser Tagung gehaltenen Vorträge sind in überarbeiteter und erweiterter Form in diesen Band aufgenommen worden. Sie geben einen guten Überblick über den derzeitigen Stand der Aphasieforschung, wobei Fragen der Therapie im Vordergrund stehen, aber auch Probleme der Aphasiediagnose behandelt werden.

Barbara Höhle
**APHASIE UND
SPRACHPRODUKTION**
SPRACHSTÖRUNGEN BEI BROCA-
UND WERNICKE-APHASIKERN

Westdeutscher Verlag

Barbara Höhle
Aphasie und Sprachproduktion
Sprachstörungen bei Broca- und
Wernicke-Aphasikern
1995. 206 S. (Psycholinguistische Studien, hrsg. von Gert Rickheit und Dieter Metzing) Kart.
ISBN 3-531-12617-2
In diesem Band werden die Erscheinungsformen und die möglichen Ursachen morpho-syntaktischer Beeinträchtigungen in der Sprachproduktion von Aphasikern thematisiert. Den Kern der Arbeit bildet eine breite empirische Untersuchung an deutschsprachigen Broca- und Wernicke-Aphasikern, in der Unterschiede und Gemeinsamkeiten bei der Produktion flektierter Wortformen bei diesen Patientengruppen experimentell überprüft wurden. Die Ergebnisse zeigen erstaunlich gute und parallele Leistungen beider Patientengruppen.

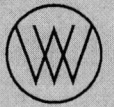

WESTDEUTSCHER VERLAG
Abraham-Lincoln-Str. 46 · 65189 Wiesbaden
Fax (06 11) 78 78 - 420

Aus dem Programm Psycholinguistik

Jela Reitz
ERWORBENE SCHRIFTSPRACHSTÖRUNGEN
EINE NEUROLINGUISTISCHE AUFGABEN-SAMMLUNG ZUR ERFASSUNG SCHRIFTSPRACHLICHER LEISTUNGEN

Westdeutscher Verlag

Jela Reitz
Erworbene Schriftsprachstörungen
Eine neurolinguistische Aufgabensammlung zur Erfassung schriftsprachlicher Leistungen
1994. 226 S. Kart.
ISBN 3-531-12591-5
„Erworbene Schriftsprachstörungen" gibt einen Einblick in die Variationsbreite möglicher schriftsprachlicher Störungen und vermittelt die Notwendigkeit für ein differenziertes Untersuchungsprogramm. Da es im deutschsprachigen Raum nur wenige Untersuchungsverfahren gibt, die erworbene Schriftsprachstörungen zu erfassen vermögen, bietet dieses Buch eine detaillierte Anleitung für eine neurolinguistische Aufgabensammlung zur Erfassung schriftsprachlicher Leistungen.

Ulla Beushausen
Sprechangst
Erklärungsmodelle und Therapieformen
1996. 256 S. (Beiträge zur psychologischen Forschung, Bd. 26) Kart.
ISBN 3-531-12838-8
Was trägt zur Entstehung von Sprechangst bei, wie äußert sie sich und wie läßt sie sich von anderen Ängsten abgrenzen? Gibt es eine besondere Persönlichkeitsstruktur Sprechängstlicher? Diesen Fragen widmet sich der Band unter Aspekten der Selbstdarstellung und kognitiver Bewertungsprozesse. Situative und persönlichkeitsspezifische Einflüsse werden dabei gleichermaßen berücksichtigt.

Dieter Hillert (Ed.)
Linguistics and Cognitive Neuroscience
Theoretical and Empirical Studies on Language Disorders
1994. 271 S. (Linguistische Berichte, Sonderheft 6/94) Kart.
ISBN 3-531-12600-8
Das Sonderheft „Linguistics and Cognitive Neuroscience" enthält insgesamt vierzehn, in englischer Sprache verfaßte Beiträge. Die Autoren untersuchen, wie sprachliche Einheiten im menschlichen Gehirn unter normalen und neurologisch gestörten Bedingungen verarbeitet werden. Die Untersuchungsmethoden sind linguistischer und psychologischer Natur, und die Ergebnisse werden stets unter Berücksichtigung von Theorien, Hypothesen, experimentellen Ergebnissen und Beobachtungen interpretiert.

WESTDEUTSCHER VERLAG
Abraham-Lincoln-Str. 46 · 65189 Wiesbaden
Fax (06 11) 78 78 - 420

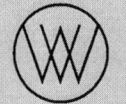